# 传染病护理

（供护理、助产等专业用）

主　编　汪芝碧　安晓倩
副主编　郑　丹　李　君
编　者　（以姓氏笔画为序）
　　　　王　静（漯河医学高等专科学校）
　　　　王兴兰（遵义医药高等专科学校）
　　　　安晓倩（遵义医药高等专科学校）
　　　　李　君（四川中医药高等专科学校）
　　　　汪芝碧（重庆三峡医药高等专科学校）
　　　　沈　娇（重庆三峡医药高等专科学校）
　　　　郑　丹（江苏医药职业学院）
　　　　唐　芳（长沙卫生职业学院）

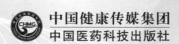
中国健康传媒集团
中国医药科技出版社

## 内 容 提 要

本教材为"全国高等职业院校护理类专业第二轮教材"之一。本教材根据《高等职业学校专业教学标准》《职业教育专业目录（2021）》要求，以临床传染病护理实践应用需求为导向，以高等职业传染病护理课程标准及护士执业资格考试大纲为依据。全书由总论、正文、附录三部分组成，内容共有七个章节，包括传染病总论、病毒感染性疾病患者的护理、细菌感染性疾病患者的护理、钩端螺旋体病患者的护理、立克次体感染性疾病患者的护理、原虫感染性疾病患者的护理、蠕虫感染性疾病患者的护理。

本书主要供全国高等职业院校护理、助产等专业使用。

**图书在版编目（CIP）数据**

传染病护理/汪芝碧，安晓倩主编. —北京：中国医药科技出版社，2023.1

全国高等职业院校护理类专业第二轮教材

ISBN 978 - 7 - 5214 - 3541 - 2

Ⅰ.①传…　Ⅱ.①汪…②安…　Ⅲ.①传染病 - 护理 - 高等职业教育 - 教材　Ⅳ.①R473.5

中国版本图书馆 CIP 数据核字（2022）第 257369 号

美术编辑　陈君杞
版式设计　友全图文

出版　**中国健康传媒集团** | 中国医药科技出版社

地址　北京市海淀区文慧园北路甲 22 号

邮编　100082

电话　发行：010 - 62227427　邮购：010 - 62236938

网址　www. cmstp. com

规格　889×1194mm $^1/_{16}$

印张　12 $^1/_4$

字数　348 千字

版次　2023 年 1 月第 1 版

印次　2023 年 1 月第 1 次印刷

印刷　北京市密东印刷有限公司

经销　全国各地新华书店

书号　ISBN 978 - 7 - 5214 - 3541 - 2

定价　**39.00 元**

获取新书信息、投稿、为图书纠错，请扫码联系我们。

为贯彻落实《国家职业教育改革实施方案》《职业教育提质培优行动计划（2020—2023年）》《关于推动现代职业教育高质量发展的意见》等有关文件精神，不断推动职业教育教学改革，对标国家健康战略、对接医药市场需求、服务健康产业转型升级，支撑高质量现代职业教育体系发展的需要，中国医药科技出版社在教育部、国家药品监督管理局的领导下，在本套教材建设指导委员会主任委员西安交通大学医学部李小妹教授，以及长春医学高等专科学校、江苏医药职业学院、江苏护理职业学院、益阳医学高等专科学校、山东医学高等专科学校、遵义医学高等专科学校、长沙卫生职业学院、重庆医药高等专科学校、重庆三峡医药高等专科学校、漯河医学高等专科学校、皖西卫生职业学院、辽宁医药职业学院、天津生物工程职业技术学院、承德护理职业学院、楚雄医药高等专科学校等副主任委员单位的指导和顶层设计下，通过走访主要院校对2018年出版的"全国高职高专院校护理类专业'十三五'规划教材"进行了广泛征求意见，有针对性地制定了第二版教材的出版方案，旨在赋予再版教材以下特点。

**1. 强化课程思政，体现立德树人**

坚决把立德树人贯穿、落实到教材建设全过程的各方面、各环节。教材编写应将价值塑造、知识传授和能力培养三者融为一体，在教材专业内容中渗透我国医疗卫生事业人才培养需要的有温度、有情怀的职业素养要求，着重体现加强救死扶伤的道术、心中有爱的仁术、知识扎实的学术、本领过硬的技术、方法科学的艺术的教育，为人民培养医德高尚、医术精湛的健康守护者。

**2. 体现职教精神，突出必需够用**

教材编写坚持现代职教改革方向，体现高职教育特点，根据《高等职业学校专业教学标准》《职业教育专业目录（2021）》要求，以人才培养目标为依据，以岗位需求为导向，进一步优化精简内容，落实必需够用原则，以培养满足岗位需求、教学需求和社会需求的高素质技能型人才准确定位教材。

**3. 坚持工学结合，注重德技并修**

本套教材融入行业人员参与编写，强化以岗位需求为导向的理实教学，注重理论知识与岗位需求相结合，对接职业标准和岗位要求。在教材正文适当插入临床案例，起到边读边想、边读边悟、边读边练，做到理论与临床相关岗位相结合，强化培养学生临床思维能力和操作能力。

**4. 体现行业发展，更新教材内容**

教材建设要根据行业发展要求调整结构、更新内容。构建教材内容应紧密结合当前临床实际要求，注重吸收临床新技术、新方法、新材料，体现教材的先进性。体现临床程序贯穿于教学的全过程，培养学生的整体临床意识；体现国家相关执业资格考试的有关新精神、新动向和新要求；满足以学生为中心而开展的各种教学方法的需要，充分发挥学生的主观能动性。

**5. 建设立体教材，丰富教学资源**

依托"医药大学堂"在线学习平台搭建与教材配套的数字化资源（数字教材、教学课件、图片、视频、动画及练习题等），丰富多样化、立体化教学资源，并提升教学手段，促进师生互动，满足教学管理需要，为提高教育教学水平和质量提供支撑。

本套教材凝聚了全国高等职业院校教育工作者的集体智慧，体现了凝心聚力、精益求精的工作作风，谨此向有关单位和个人致以衷心的感谢！

尽管所有参与者尽心竭力、字斟句酌，教材仍然有进一步提升的空间，敬请广大师生提出宝贵意见，以便不断修订完善！

# 数字化教材编委会

主　编　汪芝碧　安晓倩
副主编　郑　丹　李　君
编　者　（以姓氏笔画为序）
　　　　王　静（漯河医学高等专科学校）
　　　　王兴兰（遵义医药高等专科学校）
　　　　安晓倩（遵义医药高等专科学校）
　　　　李　君（四川中医药高等专科学校）
　　　　汪芝碧（重庆三峡医药高等专科学校）
　　　　沈　娇（重庆三峡医药高等专科学校）
　　　　郑　丹（江苏医药职业学院）
　　　　唐　芳（长沙卫生职业学院）

# 前言 PREFACE

为贯彻落实《国家职业教育改革实施方案》《职业教育提质培优行动计划（2020～2023 年)》《关于推动现代职业教育高质量发展的意见》等有关文件精神，不断推动职业教育教学改革，提升职业教育对国家健康战略的贡献，实现高等职业教育与产业需求及传染病护理岗位胜任能力无缝对接，我们编写了本教材。本教材的编写坚持现代职教改革方向，体现高职教育特点，根据《高等职业学校专业教学标准》《职业教育专业目录（2021)》要求，以临床传染病护理实践应用需求为导向，以高等职业传染病护理课程标准及护士执业资格考试大纲为依据，以培养高素质技术技能型护理人才为目标，优化整合课程内容、叙化知识模块，构建了本教材的编写体系，旨在培养学生综合职业素养和岗位职业能力。本教材编写模式及亮点：①强化课程思政，实现课程全程立德树人。在教材各章节相应知识点融入思政小案例，以培养有温度、有情怀的健康守护者。②体现职教精神，坚持工学结合，注重德技并修。本教材编写以临床传染病护理岗位需求为导向，注重理论知识与岗位需求相结合，对接职业标准和岗位要求，在教材编写中邀请了临床传染病护理一线工作人员参与编写，同时在各章节中增设"情景导入"以培养学生临床思维能力和操作能力。③丰富教学资源，满足师生教学要求。本教材配有丰富的数字化资源，包括数字教材、教学课件、图片、视频、练习题库等，为提升教学手段，提高教育教学水平和质量提供支撑。④本教材的编写内容以护理程序为主线，体现传染病的特点，按照病原学及发病机制、流行病学、护理评估、护理问题、护理措施和健康指导六个方面进行编写，全书共七个章节。⑤教材每章前有学习目标，章节后有目标检测及章小结，涉及执业护士资格考试相应的考题，供学生巩固知识，加深学生对教学内容的理解和把握，强化知识应用能力。本书主要供高等职业院校护理、助产等专业使用，也可供在职护理人员参考。

本教材在编写过程中借鉴和参考了《传染病护理》《传染病学》《传染病护理学》等国内外有关教材、图书的观点，同时得到了编者所在学校及医院护理专家和同行们的诸多帮助与支持，在此谨对各被引用内容的相关作者与编者表示衷心的感谢。由于编撰时间与水平有限，书中难免有疏漏之处，敬请使用本教材的师生、读者、护理同仁提出宝贵意见和建议，以便及时修订。

编　者
2022 年 10 月

CONTENTS 目录

# 第一章 总 论

◎ 学习目标

　　1. 通过本章学习，重点把握传染病的基本特征和临床特点、常见护理问题及护理要点；把握传染病感染过程的五种表现及传染病的预防措施等。

　　2. 学会正确实施传染病相应的隔离与消毒措施，具有对传染病常见症状提出护理问题并制定相应护理措施的能力。

　　3. 能运用所学知识，深刻理解勇敢逆行的医者精神、科研创新精神及大医精诚品质。

》情境导入

　　**情景描述**　1962 年 7 月 26 日，甘肃省会宁县农民郭某家中养的一只猫突然死亡，3 天后郭某自觉全身不适，并出现高热、头痛、胸痛、咳血痰，于 8 月 1 日死亡。其后郭某的妻子、女儿、儿媳等看护人相继出现与郭某同样症状并相继死亡。这期间郭家的远亲近邻来家探病或参与丧事者又有多人出现同样症状而发病死亡。疫情共波及 4 个生产队，总计发病 26 例，死亡 11 例，病死率 42.31%。本次疫情最终确诊为肺鼠疫暴发。

　　**讨论**　1. 本次鼠疫流行过程中有哪些基本条件？

　　　　　2. 传染病的基本特征有哪些？针对本次鼠疫流行应采取哪些措施预防鼠疫传播？

　　传染病是由病原微生物和寄生虫感染人体后引起的具有传染性的疾病。常见的病原微生物有细菌、病毒、真菌、立克次体、衣原体、支原体、螺旋体等，寄生虫有原虫、蠕虫等。由原虫和蠕虫感染人体后引起的疾病又称寄生虫病。传染病属于感染性疾病，但感染性疾病不一定有传染性，感染性疾病中有传染性的疾病才能称为传染病。

　　在人类历史上，一些传染病如鼠疫、天花、霍乱、疟疾、血吸虫病等曾对人类造成重大的灾难。时至今日，霍乱时有流行，结核病卷土重来，艾滋病有蔓延之势。中华人民共和国成立后，在"预防为主，防治结合"的卫生方针指引下，天花已被消灭，脊髓灰质炎已接近被消灭，许多传染病如乙型脑炎、麻疹、白喉、百日咳和新生儿破伤风等，发病率明显下降，但也有一些传染病如病毒性肝炎、感染性腹泻、肾综合征出血热、结核病、狂犬病等仍广泛存在并威胁着人民群众的健康。近年来，一些新发传染病，如艾滋病、传染性非典型肺炎、人禽流行性感冒、手足口病等不断出现，因此，传染病的防治工作仍任重道远。

　　传染病护理学除研究传染病的一般规律外，重点是研究护理人员如何配合医生做好传染病的防治工作，促进传染病患者康复的一门临床学科，是传染病防治工作中的重要组成部分。多数传染病由于起病急、病情重、变化快、易播散等特点，因此，要求护理人员不仅要有高度的责任感和敏锐的洞察力，及时发现疫情，履行疫情报告职责，防止疫情扩散，积极参与抢救过程，还应熟练掌握消毒隔离技术，积极开展传染病相关卫生宣教，让广大群众掌握传染病的相关防治知识，以防止传染病的扩散。

　　学习传染病护理学的目的在于利用已学过的传染病基础理论知识，把握传染病的发生、发展及转归的基本规律，把握传染病的诊疗方法和预防；重点把握常见传染病的护理技能，促进传染病患者的康复；学会正确评估常见传染病患者的身心状况，具有对常见传染病患者进行护理评估、提出护理问题并制定相应护理措施的能力。

## 素质提升

### 菊梅礼赞——缅怀我国著名传染病专家

陈菊梅 1925 年 11 月 10 日出生于浙江天台，1950 年 7 月参加工作，1960 年 9 月入伍到原解放军第三〇二医院工作。她扎根传染病防治一线 63 年，准确诊断并成功救治了近 60 种感染性疾病患者达数十万人；先后领衔研制十余种肝病治疗新药，独创的中西医结合诊疗技术和方法进入传染病诊治《规范》；首创乙型脑炎后遗症患者的"鞘内注射法"，首个发现并应用"五味子降酶"，创造了慢性重型病毒性肝炎死亡率由 85% 以上降至 38% 的惊人奇迹。2008 年四川汶川发生了一场大地震，83 岁的陈菊梅坚持亲自赴灾区实地指导。当有人问她："教授，您都 83 岁了，你还到前线去，你不担心自己的身体吗？"陈菊梅和没事一样，还是那么平平常常地说："83 岁算什么，我还是一名战士，只要还有一点力气，我就要到第一线去。"91 岁时，仍坚持每周五天出诊。她这种敬业精神、科研创新精神和大医精诚的品质深深地影响着我们。

# 第一节　感染与免疫

PPT

## 【感染的概念】

感染是病原体侵入人体后与人体相互作用或斗争的过程。感染与传染含义不完全相同，传染属于感染的范畴，而感染不一定有传染性。人类在漫长的生物进化过程中，不断与各种病原微生物、寄生虫接触，逐渐产生高度的适应性和斗争能力。有些病原体与人体之间达到了互相适应、互不损害的共生状态，如肠道中的大肠埃希菌等，但这种平衡是相对的，当人体防御能力低下时，病原体便在人体内生长、繁殖并致病，或机械损伤使病原体离开其固有的寄生部位而到达其他部位，如大肠埃希菌进入泌尿道时，也会引起人体的损伤，并产生机会性感染。病原体作为外因只是一种致病条件，能否发病主要取决于人体的免疫、防御能力。

临床可发生各种形式的感染情况。临床表现明显的感染只占全部感染的一部分，大多数病原体感染以隐性感染为主，但有些病原体感染则以显性感染为主，如汉坦病毒、麻疹病毒、水痘病毒和流行性腮腺炎病毒等。人体初次被某种病原体感染称为首发感染。人体在被某种病原体感染的基础上再次被同一种病原体感染称为重复感染。人体同时被两种或两种以上的病原体感染称为混合感染。人体在被某种病原体感染的基础上再被新的病原体感染称为重叠感染，如慢性乙型肝炎病毒重叠感染戊型肝炎病毒。发生于原发感染后的其他病原体感染称为继发性感染，如麻疹继发细菌、真菌感染。

感染在机体内的发生、发展与转归的过程，称为感染过程。构成感染过程需要三个条件，即病原体的致病性、机体的反应性、外界环境的影响。

## 【感染过程的各种表现】

病原体通过各种途径进入人体后就开始了感染过程，感染后的表现主要取决于病原体的致病力和人体的免疫功能，以及内、外界因素（如药物、放射治疗等）的干预。常见传染病的感染过程有以下五种形式。

**1. 病原体被清除**　病原体侵入人体后，被机体通过非特异性免疫屏障或特异性被动免疫将病原体清除，亦可由预防注射或感染后获得的特异性主动免疫而清除，如皮肤黏膜的屏障作用、血脑屏障、胃酸的杀菌作用、体液的溶菌杀菌作用、吞噬细胞的吞噬作用、抗体的抗感染作用等。整个过程不产生病理变化，也不引起任何临床表现，无特异性免疫产生。

**2. 病原携带状态**　指病原体侵入机体后，可有轻度的病理损害，没有明显临床症状，但病原体可存在于机体的一定部位，并不断排出体外引起传播的状态。按病原体种类分为病毒携带者、细菌携带者及原虫携带者等。按其发生的时期不同，分为潜伏期携带者、恢复期携带者或慢性携带者。客观上不易察觉的无或有轻微临床表现的携带状态为潜伏期携带；恢复期携带亦称病后携带，即一般临床症状已消失，病理损伤得到修复，而病原体仍暂时或持续存在于机体内。按其携带病原体持续时间长短（一般以3个月为限），分为急性携带者（持续3个月以下）和慢性携带者（持续3个月以上）。很多传染病如伤寒、痢疾、霍乱、乙型肝炎等由于病原携带者持续排出病原体但没有明显临床症状，不易被注意，从而成为重要的传染源。但并非所有传染病都有病原携带者，如麻疹和流感，病原携带者较少见。

**3. 隐性感染**　也称亚临床感染，是病原体侵袭机体后，仅使机体发生特异性免疫应答，不出现或只出现轻微病理损害并产生特异性免疫应答，而不出现明显的临床表现和生化改变，只能通过免疫学检测方能发现这一感染过程，是最常见的感染过程。隐性感染过程结束后，多数患者可获得不同程度的特异性主动免疫，病原体被清除。少数患者转为病原携带状态，病原体持续存在于体内，称为无症状携带者，如流行性乙型脑炎、脊髓灰质炎、伤寒、菌痢、乙型肝炎等常有该类型的存在。

**4. 显性感染**　也称临床感染，是指病原体侵入人体后，引起机体免疫功能的改变，致使病原体不断生长繁殖，并产生毒素，导致组织损伤，机体出现病理变化和特有的临床表现。在大多数传染病中，显性感染只占全部受感染者的小部分，在少数传染病中（如麻疹、天花），大多数感染者表现为显性感染。显性感染过程结束后，病原体可被清除，而感染者可获得巩固免疫（如麻疹）。有些传染病如菌痢的感染者在其感染后获得免疫并不巩固，容易再次受感染发病。小部分显性感染者则转变为病原携带者，称为恢复期携带者。

**5. 潜伏性感染**　病原侵入人体后，长期潜伏于人体的一定部位，当机体免疫功能足以将病原体局限而不引起发病，但又不足以将病原体清除时，病原体便长期潜伏下来，当机体免疫功能下降时即引起显性感染。并不是每一种传染病都存在潜伏性感染，常见的潜伏性感染有带状疱疹、单纯疱疹、疟疾、结核等。潜伏性感染期间，病原体一般不排出体外，没有传染性，这是与病原携带状态不同之处。

以上五种感染表现形式，在不同的传染病中各有侧重，且在一定条件下，可相互转变。一般说来，隐性感染最常见，病原携带状态次之，显性感染出现比例最低，但一旦出现则容易识别。

【感染过程中病原体的作用】

在感染过程中人体免疫反应在抵御病原体致病方面起主导作用，但病原体的侵袭力、毒力、数量和变异性在感染过程中也起重要作用。病原体的致病能力包括以下四个方面。

**1. 侵袭力**　是指病原体侵入机体并在体内生长、繁殖的能力。有些病原体可直接侵入人体，如钩端螺旋体、血吸虫尾蚴和钩虫丝状蚴等；有些病原体则需经呼吸道、消化道进入人体，先黏附在呼吸道和消化道黏膜表面，再进一步侵入组织细胞，产生毒素和酶引起病变，如溶血性链球菌的透明质酸酶等；有些病原体如破伤风杆菌，侵袭力较弱，需经伤口进入人体；病毒性病原体常通过与细胞表面的受体结合进入细胞。

**2. 毒力**　包括毒素和其他毒力因子。毒素包括外毒素与内毒素。外毒素主要指革兰阳性球菌在生长繁殖过程中分泌到细胞外具有酶活性的毒性蛋白，如破伤风外毒素和白喉外毒素。外毒素通过与靶细胞的受体结合，进入细胞内而起作用。内毒素主要是革兰阴性菌细胞壁中的一种脂多糖，菌体自溶或死亡后裂解释放出来，通过激活吞噬细胞，释放细胞因子而起作用。其他毒力因子中，有些具有穿透能力如钩虫丝状蚴，有些具有侵袭能力如痢疾杆菌，有些具有溶组织能力如溶组织内阿米巴原虫。

**3. 数量** 在同一种传染病中，入侵病原体的数量一般与致病能力成正比，但在不同传染病中，能引起疾病的最低病原体数量可有较大差异，如伤寒需要 10 万个菌体，而菌痢仅需 10 个菌体即可致病。

**4. 变异性** 病原体可因环境、遗传、药物等因素而发生变异。一般来说，经过人工培养多次传代培养，可使病原体的致病力减弱，如预防结核病的卡介苗。在宿主之间反复传播的病原体可使致病力增强，如肺鼠疫。病原体的抗原变异可逃避机体的特异性免疫作用而引起疾病，如流行性感冒病毒、丙型肝炎病毒和人类免疫缺陷病毒等。

**【感染过程中机体免疫反应的作用】**

机体的免疫应答对感染过程的表现及转归起着重要作用。人体的免疫反应分为保护性免疫应答和变态反应两类。免疫反应是机体的一种保护性反应，有利于机体抵抗病原体入侵与破坏，分为非特异性免疫应答和特异性免疫应答。变态反应则能促进病理生理过程及组织损伤，对人体多有害。

**（一）非特异性免疫**

非特异性免疫又称先天性免疫或自然免疫，是人类在长期进化过程中形成的，出生时即有的较为稳定的免疫，可遗传给子代，是机体清除进入体内异物的一种机制。不牵涉对抗原的识别和二次免疫应答的增强。主要表现在以下三方面的功能。

**1. 天然屏障** 包括外部屏障和内部屏障。外部屏障如皮肤、黏膜及其分泌物（如气管黏膜上的纤毛、溶菌酶、胃酸）等；内部屏障如血脑屏障、胎盘屏障等。

**2. 吞噬作用** 存在于肝脏、脾脏、骨髓、淋巴结、肺泡及血管内皮的吞噬细胞及存在于血液中游走的单核细胞、中性粒细胞，均具有强大的非特异性吞噬功能，可清除体内病原体。

**3. 体液因子** 血液、各种分泌液与组织液含有补体、溶菌酶、干扰素、各种细胞因子等杀伤物质，这些体液因子可直接或通过免疫调节作用清除病原体。

**（二）特异性免疫**

特异性免疫又称获得性免疫，是对抗原特异性识别而产生的免疫。不同病原体所具有的抗原绝大多数是不相同的，因此特异性免疫通常只针对一种传染病，具有特异性，不能遗传，但能抵抗同一种微生物的重复感染，感染和接种疫苗均能产生特异性免疫。感染后的免疫分为细胞免疫与体液免疫两类，分别由 T 淋巴细胞和 B 淋巴细胞来介导。

**1. 细胞免疫** T 细胞被某种病原体的抗原刺激后，转化为致敏 T 细胞。致敏 T 细胞与相应抗原再次相遇时，分化增生并释放多种可溶性活性物质，通过细胞毒性和淋巴因子来杀伤病原体及其所寄生的细胞。T 细胞按其表面抗原分为 CD4$^+$ 和 CD8$^+$ 两个亚群，CD4$^+$ 细胞辅助和促进其他细胞的免疫功能，CD8$^+$ 主要抑制其他细胞的免疫功能和杀伤靶细胞。寄生于细胞内的细菌（如结核杆菌、伤寒沙门氏菌）、病毒（如麻疹病毒）、真菌（如念珠菌）和立克次体等感染中，细胞免疫起着重要的作用。辅助性 T 细胞与抑制性 T 细胞还参与调节体液免疫。

**2. 体液免疫** B 细胞是参与体液免疫的致敏细胞。当被某种病原体抗原致敏的 B 细胞再次受抗原刺激后，发生增殖、分化，转化为浆细胞，并产生能与相应抗原相结合的特异性抗体，即免疫球蛋白（Ig），如 IgG、IgM、IgA、IgE、IgD 等。抗体有中和病毒颗粒和外毒素、促进吞噬细胞吞噬、参与溶解和杀伤被感染细胞等作用。在感染过程中最早出现的 IgM，具有调理、杀菌、凝集作用，但持续时间短暂，是近期感染的标志，因此有早期诊断意义。由于其分子量最大，故不能通过胎盘。IgG 在感染后临近恢复期时出现，持续时间较长，多用于回顾性诊断或流行病学调查。IgG 在体内含量最高，能通过胎盘，具有抗菌、抗病毒、抗毒素等特性，对毒性产物起中和、沉淀作用，是临床上用于防止某些传染病的丙种球蛋白及抗毒血清的主要成分。IgA 主要存在于呼吸道和消化道黏膜的局部抗体，其作用是将病原体黏附于黏膜表面，阻止扩散。IgE 可致敏肥大细胞和嗜碱性粒细胞，使之脱颗粒，释放组胺，主要作用于入侵的原虫和蠕虫。

### （三）变态反应

抗原抗体在体内的相互作用中，转变为对人体不利表现，出现异常免疫反应，即变态反应，在传染病和寄生虫病的发病机制中起重要作用。变态反应分为四型，其中Ⅲ型变态反应（免疫复合物型）和Ⅳ型变态反应（迟发型）损伤最为常见。

**1. 第Ⅰ型变态反应（速发型）**　如血清过敏性休克、青霉素过敏反应、寄生虫感染时的过敏反应。

**2. 第Ⅱ型变态反应（细胞溶解型）**　如输血反应、药物过敏性血细胞减少。

**3. 第Ⅲ型变态反应（免疫复合物型）**　如流行性出血热、链球菌感染后肾小球肾炎。

**4. 第Ⅳ型变态反应（迟发型）**　细胞内寄生的细菌性疾病如结核病、布氏杆菌病、某些真菌感染等。

PPT

## 第二节　传染病的流行过程及影响因素

传染病的流行过程是指传染病在人群中的发生、发展和转归的过程。构成传染病流行过程需要三个基本条件，即传染源、传播途径和人群易感性，而流行过程本身也受社会因素和自然因素的影响。

**【流行过程的基本条件】**

### （一）传染源

传染源是指病原体已在体内生长繁殖并能排出病原体的人和动物，包括患者、隐性感染者、病原携带者、受感染的动物等。

**1. 患者**　是重要传染源，不同病期的患者，传染性的强弱各不相同。急性期患者体内有大量的病原体生长繁殖，可借其排泄物或呕吐物引起病原体的播散，成为主要传染源。隐性感染者或轻型患者因症状轻或无症状，不易被发现，而且人数多，是极重要的传染源。慢性患者排出的病原体时间长，活动范围大，与易感者接触机会多，也是重要的传染源。

**2. 病原携带者**　因病原携带者没有临床表现而不易被发现，但其体内不断排出病原体，因而也是重要的传染源，对某些传染病如慢性肝炎、慢性伤寒等具有重要的流行病学意义。

**3. 隐性感染者**　因其无临床表现，在某些传染病如流行性脑脊髓膜炎、脊髓灰质炎等中有重要的流行病学意义。

**4. 受感染的动物**　以动物为传染源传播的疾病，称为动物性传染病，如狂犬病、布氏杆菌病等。以野生动物为传染源的传染病，称为自然疫源性传染病，如流行性出血热、鼠疫等。

### （二）传播途径

病原体从传染源排出体外，经一定的方式，到达另一易感者的过程。其方式分为以下几种。

**1. 消化道传播**　病原体借粪便排出体外，污染水和食物，易感者因进食被病原体污染的食物或进食患病动物的肉、乳、蛋等而感染，或饮用被病原体污染的水及使用污染食具而感染。以消化道为传播途径的常见传染病如细菌性痢疾、伤寒、霍乱、甲型病毒性肝炎等通过此方式传播。

**2. 呼吸道传播**　通过污染的空气、飞沫、尘埃传播，是呼吸道传染病的主要传播途径。传染源通过咳嗽、喷嚏、谈话排出的分泌物和飞沫中含有病原体，使易感者吸入感染。以呼吸道为传播途径的常见传染病如流行性脑脊髓膜炎（简称流脑）、流行性感冒、麻疹等通过此方式传播。

3. **虫媒传播** 病原体在昆虫体内繁殖，通过不同的侵入方式进入易感者体内。主要见于以吸血节肢动物如蚊、蜱、蚤、恙虫、蝇等为重要传播媒介。如疟疾、乙型脑炎、斑疹伤寒、鼠疫、恙虫病等。

4. **日常生活接触传播** 通过手、用物、玩具接触传播，可引起消化道传染病（如伤寒、痢疾），也可引起呼吸道传染病（如传染性非典型肺炎、白喉）。有直接接触与间接接触两种方式，如皮肤炭疽、狂犬病等为直接接触感染；多种肠道传染病通过污染的手间接接触传播。

5. **血液、体液传播** 通过输液、输血或唾液、黏液等传播，如乙型肝炎、艾滋病等。

6. **母婴传播** 病原体通过母亲的胎盘、产道及哺乳方式传染给胎儿或婴儿，又称为垂直传播。受感染孕妇体内的病原体可经胎盘血液使胎儿遭受感染，如艾滋病、麻疹、乙型肝炎等。产妇在分娩过程中，胎儿经过母体产道时，胎儿的皮肤、黏膜、呼吸道接触母体的分泌物和血液等可遭受病原体感染，如艾滋病、淋病等。分娩后病原体可通过母乳喂养感染婴儿，如艾滋病、乙型肝炎等。

7. **其他传播** 经污染的土壤或疫水传播，当病原体的芽孢（如破伤风杆菌、炭疽杆菌）或幼虫（如钩虫）、虫卵（如蛔虫）污染土壤或水时，土壤和水可成为这些疾病的传播途径。

**（三）人群易感性**

人群易感性指某一特定人群对某种传染病病原体的易感程度或免疫水平。对某一传染病缺乏特异性免疫力的人称易感者。人群易感性决定于人群中个体的免疫状态。人群易感性高低受许多因素的影响，如易感者的数量以及易感人口的流动情况等。易感者的比例在人群中达到一定水平，如果又有传染源和适当的传播途径，则传染病容易流行。某些病后获得免疫、人工免疫，均使人群易感性降低，传染病流行不易发生或发病率低。

**【影响流行过程的因素】**

1. **自然因素** 地理因素、气候因素和生态环境等条件对流行过程的发生和发展有着重要作用。感染性疾病的地区性和季节性与自然因素关系密切。大部分虫媒传染病和某些自然疫源性传染病，有较严格的地区性和季节性。水网地区、气候温和、雨量充沛、草木丛生，适宜于储存宿主，也适宜啮齿动物、节肢动物的生存繁衍。寒冷季节易发生呼吸道传染病，夏、秋季节易发生消化道传染病。

2. **社会因素** 主要与社会制度、人民的文化生活水平、社会卫生保健事业的发展与普及、风俗习惯等密切相关。生活水平低，工作与卫生条件差，可致机体抗病能力低下，无疑会增加感染的机会，亦是构成传染病流行的条件之一。新中国成立以来消灭了烈性传染病和控制了部分寄生虫病的流行，并使呼吸道传染病发病率降低，显然与优越的社会主义制度息息相关。

# 第三节　传染病的特征

PPT

**【传染病的基本特征】**

传染病与其他疾病的主要区别在于有下列四个基本特征，但这些基本特征不要孤立地而应综合地加以考虑。

**（一）有特异性病原体**

任何一种传染病都是由其特异的病原体引起，这些病原体包括病毒、立克次体、细菌、真菌、螺旋体、原虫等，其中以细菌和病毒最常见，如甲型肝炎的病原体是甲型肝炎病毒（HAV），艾滋病的病原体是人免疫缺陷病毒（HIV）、疟疾的病原体是疟原虫等。从患者体内的组织、血液、体液、分泌物及排泄物中发现病原体是确诊传染病的依据。

## （二）有传染性

病原体从宿主排出体外，通过一定方式到达新的宿主体内的特性称为传染性，这是传染病与其他感染性疾病的最主要区别。其传染强度与病原体种类、数量、毒力、易感者免疫状态等有关。一般在潜伏期末即具有传染性，发病初期和极期传染性最强，恢复期传染性逐渐减弱。传染病患者有传染性的时期称传染期，每种传染病的传染期相对固定，可以此作为隔离患者的依据之一。

## （三）有流行病学特征

传染病在人群中传播，引起不同程度蔓延的特性称为流行性。传染病的流行过程在自然和社会因素的影响下，表现出各种流行病学特征。

**1. 流行性** 按传染病的流行强度和广度可分为散发、流行、大流行、暴发。

（1）散发 指传染病发病率在某地处于近年来发病率的一般水平。

（2）流行 指某种传染病的发病率显著高于历年的一般水平。

（3）大流行 指某传染病在一定时间内迅速蔓延，波及范围广泛，超出国界或洲界。

（4）暴发 指某一局部地区或单位，在短时间（数日，通常为该病的潜伏期内）集中发生大量同一种传染病病例，这些病例多由同一传染源或共同的传播途径所引起。

**2. 季节性** 由于受气温、湿度、雨水等环境因素影响，某些传染病的发生和流行在每年的一定季节出现发病率升高的现象称为季节性，如呼吸道传染病以冬、春季节多见，消化道传染病以夏、秋季节多见；虫媒传染病也有明显的季节性，如流行性乙型脑炎在夏、秋季（每年的7、8、9月）蚊子活跃时发病率升高。

**3. 地方性** 因地理气候等自然因素或人们生活习惯等社会因素的影响，某些传染病仅局限在一定的地区内发生，这种传染病称为地方性传染病，如血吸虫病多发生于存在钉螺繁殖的水网地区如长江以南地区，华支睾吸虫病多见于嗜食生鱼地区等。以野生动物为主要传染源的疾病，称为自然疫源性传染病或人兽共患病，如流行性出血热、鼠疫、钩端螺旋体病、传染性非典型肺炎。存在这种疾病的地区称为自然疫源地，人进入此地区就有受感染的可能，自然疫源性传染病也属于地方性传染病。

## （四）感染后免疫

感染后免疫指免疫功能正常的人体经显性感染或隐性感染某种病原体后，能产生针对该病原体及其产物的特异性免疫。人体感染病原体后，无论显性感染或隐性感染所获得免疫及疫苗、菌苗、类毒素等接种后所获得的免疫都属于主动免疫。感染后免疫可通过血清特异性抗体检测而获知。感染后免疫的持续时间在不同传染病中有很大差异。一般来说，病毒性传染病如麻疹、脊髓灰质炎、流行性乙型脑炎等感染后的免疫持续时间最长，可保持终身；但也有例外，如流行性感冒持续时间短。细菌（如细菌性痢疾）、螺旋体（如钩端螺旋体病）、原虫性传染病（如阿米巴病）感染后的免疫持续时间较短，仅为数月至数年，但也有例外（如伤寒）。蠕虫病感染后通常不产生保护性免疫，因而往往产生重复感染，如血吸虫病、钩虫病、蛔虫病等。由于各种传染病的免疫强度和持续时间不同，可出现以下现象。

**1. 再感染** 传染病痊愈后经过一段时间免疫力逐渐下降又感染同一种病原体，称为再感染，多见于流行性感冒、细菌性痢疾等。

**2. 重复感染** 传染病尚未痊愈又受到同一种病原体感染，称为重复感染，多见于寄生虫病如血吸虫病、钩虫病等。

**【传染病的临床特点】**

**（一）病程发展的阶段性**

按传染病的发生、发展及转归，通常可分为以下四期。

**1. 潜伏期** 是指从病原体侵入人体起，至开始出现临床症状为止的时期，称为潜伏期。本期相当于病原体在体内定位、繁殖、转移，引起组织损伤和功能改变，导致临床症状出现之前的感染过程。不同传染病的潜伏期长短不一，即使同一种传染病，各患者潜伏期长短也不尽相同，短至数小时，长至数月乃至数年，如细菌性食物中毒潜伏期较短，仅数小时；狂犬病、获得性免疫缺陷综合征的潜伏期可长达数年。了解潜伏期有助于传染病的流行病学调查，是确定隔离、医学观察、留验等检疫期的重要依据。

**2. 前驱期** 是指起病至开始出现典型症状的时期。在此期间患者可出现头痛、发热、疲乏、食欲不振、肌肉酸痛等非特异性表现，一般持续 1~3 天。起病急骤者则无前驱期。

**3. 症状明显期** 是指前驱期后，患者出现该传染病所特有的症状、体征，如典型的热型，具有特征性的皮疹，肝、脾肿大，黄疸，脑膜刺激征等。由于此期症状由轻到重，逐渐或迅速达高峰，因此本期又可分为症状上升、极期和缓解期。此期极易产生各种并发症，传染性强。但某些传染病如脊髓灰质炎、乙型脑炎等大部分患者随即进入恢复期，仅少部分转入症状明显期。经症状明显期后，大部分患者随即转入恢复期。

**4. 恢复期** 随着患者免疫力的提高，体内病理生理过程基本终止，临床症状及体征基本消失，直至完全康复，临床上称为恢复期。在此期间体内产生的功能失调和组织损伤等病理改变逐步恢复，食欲和体力均逐渐恢复，血清中的抗体效价亦逐渐上升至最高水平，但病原体还未完全清除，许多患者的传染性还要持续一段时间，可复发或成为病原携带者。此期也可发生并发症，部分患者转为慢性。

（1）**复发** 某些传染病病情已转入恢复期或接近痊愈，由于潜伏于体内的病原体再度繁殖，使原有症状再度出现称复发，如伤寒、疟疾。

（2）**再燃** 如疾病进入恢复期后，体温尚未正常而又再上升，症状重新出现者称再燃，如伤寒等。

传染病患者在恢复期结束后，机体功能仍长期未能复常者称为后遗症，多见于中枢神经系统传染病，如脊髓灰质炎、脑膜炎等。

**（二）传染病常见的症状和体征**

**1. 发热及热型** 发热为许多传染病的共同表现，是传染病最常见、最突出的症状。但不同传染病的热度与热型又不尽相同。其发热过程分为体温上升期、极期、体温下降期三个阶段。按热度高低可呈低热、中度热、高热和超高热。传染病常见热型又分为稽留热、弛张热、间歇热、波状热、回归热、双峰热、不规则热等。稽留热多见于伤寒等；弛张热多见于伤寒缓解期、败血症以及化脓性感染性疾病等；间歇热多见于疟疾、败血症等；波状热见于布氏杆菌病；回归热，见于回归热病；双峰热多见于黑热病；不规则热多见于结核病。

**2. 发疹** 许多传染病在发热的同时伴有不同程度的皮疹，称为发疹性感染，是传染病特征之一。发疹包括皮疹（外疹）和黏膜疹（内疹）。不同传染病皮疹的形态、出疹时间、分布部位、出疹顺序、疹的消退及伴随症状等方面都有其特点，对传染病的诊断和鉴别诊断有重要参考价值。

（1）**出疹时间** 水痘、风疹多发生于病程第 1 天，猩红热第 2 天，天花第 3 天，麻疹第 4 天，斑疹第 5 天，伤寒第 6 天等。

（2）**出疹顺序** 各种传染病出疹的顺序不同。如麻疹自耳后发际开始，渐及前额、面部、颈部，然后自上而下蔓延至胸部、腹部、、背部及四肢，最后蔓延至手掌和足底。水痘的皮疹先见于躯干、头部，逐渐蔓延至面部，最后达四肢。

（3）皮疹分布  皮疹的分布特点对传染病的诊断与鉴别有重要价值。如水痘皮疹多集中于躯干，呈向心性分布；天花皮疹多集中于四肢，面部、躯干少见，呈离心分布；伤寒皮疹多见于胸部和上腹部，呈不规则分布。

（4）皮疹种类  皮疹按形态可分以下几种：①斑疹：呈红色，既不高起也无凹陷，见于斑疹伤寒、猩红热等。②丘疹：呈红色，突出皮肤，见于麻疹、猩红热等。③斑丘疹：斑疹和丘疹同时存在，在斑疹的底盘上出现丘疹，见于猩红热、风疹、伤寒等。④玫瑰疹：稍隆起于皮肤的充血性皮疹，色鲜红似玫瑰，散在分布，数量不多，压之褪色，见于伤寒。⑤黏膜疹：为黏膜上的充血性或出血性斑点，如麻疹出现在口腔黏膜上的针头大小的灰白色小点，周围有红晕，见于麻疹前驱期。⑥疱疹：为高出于皮肤、黏膜的小水疱，疱内有液体，见于水痘、单纯疱疹、带状疱疹等病毒性疾病，若合并细菌感染称为脓疱疹。⑦出血疹：又叫瘀点或瘀斑。若出血斑点直径＜2mm 称为瘀点；直径为 3～5mm 者，称为紫癜；直径＞5mm 者，称为瘀斑。特点是局部皮肤青紫，压之不褪色，一般不隆起于皮面，见于流行性出血热、败血症、流行性脑脊髓膜炎等。⑧荨麻疹：又称风团，为暂时性水肿性隆起，大小不等，形态不一，呈苍白色或淡红色，发生快，消失快，见于血清病、过敏性疾病、急性血吸虫病等。

**3. 感染中毒症状**  病原体及其毒素进入血循环乃至扩散全身，可使机体出现多种形式的中毒症状。

（1）毒血症  是指病原体在局部繁殖，所产生的内毒素与外毒素进入血循环，使全身出现中毒症状者。

（2）菌血症  是指病原菌在感染部位生长繁殖并不断入血，只作短暂停留，不出现明显临床症状。病毒侵入血循环称病毒血症，其他病原体亦然，如立克次体血症、螺旋体血症等。

（3）败血症  病原菌在局部生长繁殖，不断侵入血循环并继续繁殖，产生毒素，引起全身出现明显中毒症状及其他组织器官明显损伤的临床症状。

（4）脓毒血症  病原体由血流扩散，到达某一或几个组织器官内繁殖，使之损害，形成迁徙性化脓性病灶者。

**4. 单核－吞噬细胞系统反应**  在病原体及其代谢产物的作用下，单核－吞噬细胞系统可出现充血、增生等反应，临床上表现为肝、脾和淋巴结的肿大。

**（三）临床类型**

传染病的临床类型有助于诊断、判断病情变化及转归等。根据起病缓急及病程长短，分为急性、亚急性和慢性（包括迁延型）。按病情轻重分为轻型、普通型、重型及暴发型。按病情特点分为典型与非典型。

# 第四节  传染病的诊断与治疗原则

PPT

**【传染病的诊断】**

早期正确诊断传染病，是防止疫情扩散和有效治疗的先决基础。传染病的诊断要综合分析以下三方面的资料。

**（一）临床资料**

传染病的临床资料需通过全面、准确地询问病史、系统的体格检查及密切地动态观察临床变化及病情演变，对确定诊断具有重要意义。根据疾病潜伏期长短、起病的缓急、发热特点、皮疹特点、中毒症状、特殊症状及体征等可作出初步诊断，如麻疹的口腔黏膜斑，伤寒的玫瑰疹，脊髓灰质炎的肢体弛缓性瘫痪等。

## （二）流行病学资料

传染病流行病学资料在传染病诊断中具有重要的价值，包括发病地区、发病季节、卫生情况、饮食情况、当地人群传染病发病情况、既往传染病情况、接触史、家族史、预防接种史、输血史等；年龄、性别、籍贯、职业、流行地区旅居史等在疾病诊断中也应考虑。某些传染病在发病地区、年龄、职业及季节上有高度选择性，应根据每个传染病的流行病学特征重点询问，如流行性乙型脑炎好发于夏、秋季节，注意询问蚊子叮咬、疫苗接种史、当地人群发病情况等；血吸虫病有一定的地区分布特点，重点询问疫水接触史、当地钉螺发现情况等。

## （三）辅助检查

辅助检查对传染病的诊断有特殊意义，尤其是病原体的检查和分离培养可直接确定诊断，而免疫学检查也可提供重要依据。

**1. 一般实验室检查** 包括血液、尿液、粪便三大常规检查和生化检查。在大部分细菌性传染病患者中白细胞总数及中性粒细胞增多，但伤寒患者白细胞总数及中性粒细胞减少，布氏杆菌病患者则减少或正常。绝大多数病毒性传染病中白细胞总数减少且淋巴细胞比例增高，但流行性出血热、流行性乙型脑炎白细胞总数增高。血中出现异型淋巴细胞，见于流行性出血热、传染性单核细胞增多症。原虫病白细胞总数降低或正常。尿常规有助于流行性出血热、钩端螺旋体病的诊断。大便常规有助于感染性腹泻的诊断。生化检查有助于病毒性肝炎的诊断。

**2. 病原学检查** 许多传染病可通过显微镜或肉眼检出病原体而对疾病做出诊断，如从大便涂片中检出寄生虫卵及阿米巴原虫。细菌、病毒、螺旋体、立克次体感染可通过血液、尿液、脑脊液、骨髓等进行病原体分离，从而对疾病做出诊断。在进行病原学检查时，护士必须正确采集各种标本，以提高病原体的阳性检出率。

（1）采集标本时应严格注意规范操作，根据要求选用清洁或无菌容器采集标本。

（2）注意标本采集时间，病程不同采集标本时间不同，如疟疾标本最佳采集时间应在体温的高峰期或稍后一点时间采血，败血症应在寒战、发热时采血。

（3）采集标本尽量在应用抗病原体药物之前采集。

（4）尽可能采集病变明显部位的材料，如细菌性痢疾患者取其有脓血或黏液的粪便等。

（5）标本采集后尽快送检。

**3. 免疫学检查** 是目前最常用于传染病和寄生虫病的检查技术。

（1）血清学检查 特异性抗原的检查可较快提供诊断依据。常用于检测血清或体液中特异性抗原的免疫检查方法有凝集试验、酶联免疫吸附试验、放射免疫测定、免疫荧光检查等。特异性抗体在传染病早期滴度较低，在病程后期或恢复期抗体滴度增高，一次用急性期或恢复期双份血清检测其抗体由阴转阳或滴度升高 4 倍以上具有重要诊断意义。特异性 IgM 型抗体的检查有助于对近期感染的诊断。

（2）皮肤试验 通过对个体皮内注射特异性抗原的方法，了解其体内是否存在相应抗体。常用于日本血吸虫病、并殖吸虫病等的流行病学调查，此法目前临床较少应用。

（3）T 细胞亚群和免疫球蛋白测定 可了解机体免疫功能状态。

**4. 其他检查** 如诊断性穿刺、乙状结肠镜检查、活体组织检查、X 线检查、超声波检查、放射性核素扫描检查、电子计算机体层扫描（CT）等检查。

## 【传染病的治疗】

### （一）治疗原则

传染病治疗的目的不仅在于促进患者康复，还应控制传染源，防止疾病传播。在治疗中坚持早期治疗、综合治疗、防治结合、中西医结合治疗的原则。

**（二）治疗方法**

**1. 一般治疗及支持治疗**　一般治疗包括消毒、隔离等措施，应根据传染病的种类做好相应消毒隔离工作。支持治疗包括给予患者营养丰富、清淡的饮食，重症患者需鼻饲，必要时可通过静脉输入营养物质等，以保证热量及营养素供给，提高机体抗病能力。

**2. 对症治疗**　对症治疗不仅可以减轻或消除患者的某些痛苦症状，而且可以降低机体消耗，调节各系统功能及保护重要脏器，使患者度过危险期，为进一步治疗赢得时间，促进康复。如高热者及时降温，抽搐时给予镇静治疗，休克时给予扩容、纠酸等治疗，心力衰竭时给予强心、利尿等治疗，呕吐者应及时止泻等。

**3. 病原治疗**　也称特异性治疗，具有清除病原体，根除或控制传染源的目的，常用药物有抗生素、抗病毒治疗、抗寄生虫治疗等。

**4. 免疫治疗**　感染会常常削弱免疫功能，造成免疫系统的紊乱。低下的免疫力可使感染蔓延，易继发感染；过强的免疫可导致组织损伤。目前免疫治疗主要包括细胞因子类（如白细胞介素类、干扰素、胸腺素等）、免疫球蛋白、免疫抑制剂等。

**5. 中医中药治疗**　中医药治疗传染病不仅对病原体有一定的抑制或杀灭作用，而且在清除毒素、解热镇痛、调整免疫功能等方面具有独特的优势。

**7. 康复治疗**　某些传染病，如病毒性脑炎、脊髓灰质炎等可引起后遗症，需要采取针灸治疗、物理治疗、高压氧治疗等康复治疗，以促进机体康复。

# 第五节　传染病的预防

传染病的预防是临床护理工作一项重要任务。传染病患者多数由临床工作者发现，因此及时报告、隔离、治疗患者是临床护理工作者的重要责任。传染病的预防应针对传染病流行过程的三个基本环节，采取综合性防疫措施，同时根据各个传染病的特点针对主导环节重点采取预防措施的原则。其主要预防措施如下所述。

**【管理传染源】**

对传染源的管理应做到早发现、早诊断、早报告、早隔离、早治疗的原则。传染病的报告制度是早期发现、控制传染病的主要措施，也是医护工作者的重要职责。根据《中华人民共和国传染病防治法》《突发公共卫生事件与传染病疫情监测信息报告管理办法》《传染病信息报告管理规范（2015 版）》，国家及省级相关行政部门依据疾病预防控制工作需要可调整传染病监测报告病种和内容。

**1. 报告人**　执行职务的医护人员、检疫人员、疾病预防控制人员、乡村医生、个体开业医生等均为责任疫情报告人，必须按照传染病防治法的规定进行疫情报告，履行法律法规的义务。

**2. 报告种类**　目前法定传染病分甲、乙、丙 3 类 39 种。

（1）甲类　包括鼠疫、霍乱。

（2）乙类　包括传染性非典型肺炎、人感染高致病性禽流感、病毒性肝炎、细菌性和阿米巴痢疾、伤寒与副伤寒、艾滋病、淋病、梅毒、脊髓灰质炎、麻疹、百日咳、白喉、流行性脑脊髓膜炎、猩红热、流行性出血热、狂犬病、钩端螺旋体病、布氏杆菌病、炭疽、流行性乙型脑炎、疟疾、登革热、肺结核、新生儿破伤风、血吸虫病、人感染 $H_7N_9$ 禽流感等。2009 年甲型 $H_1N_1$ 流感被列入乙类传染病。

（3）丙类　包括丝虫病、包虫病、麻风病、流行性感冒、流行性腮腺炎、风疹、流行性和地方性斑疹伤寒、黑热病，除霍乱、痢疾、伤寒和副伤寒以外的感染性腹泻、急性出血性结膜炎等。2008年手足口病也被列入其中。

**3. 报告时限** 甲类传染病应强制管理，乙类传染病要严格管理，丙类传染病要监测管理。任何人发现传染病或疑似传染病患者时，均应及时向卫生防疫机构报告。

责任报告单位和责任报告人若发现甲类传染病，乙类传染病中传染性非典型肺炎、肺炭疽、脊髓灰质炎、人感染高致病性禽流感和甲型 $H_1N_1$ 流感的患者、病原携带者和疑似病例，国家卫健委规定的不明原因肺炎患者，应在2小时内完成网络直报。发现其他乙类、丙类传染病患者、病原携带者和疑似病例应在24小时内通过传染病疫情监测信息系统进行报告。

对餐饮服务行业、托幼机构工作人员应定期检查，发现患者和病原携带者，应予以及时治疗、管理和调换工作；除患者外的其他相关接触者也应做好相应的医学观察、留观、集体检疫等措施；对动物传染源有经济价值的动物隔离治疗，必要时宰杀，无经济价值的动物给予捕杀，并做好消毒处理。

【切断传播途径】

切断传播途径是预防传染病流行的重要措施，尤其是对消化道传染病、虫媒传染病等。除大力开展卫生宣传和群众性卫生运动外，采取严格、有效、规范的消毒、隔离和个人防护措施能有效地降低传染病发生和流行。医务工作者应根据传染病的不同传播途径，采取不同措施切断传播途径，如对肠道传染病，做好床边隔离、吐泻物消毒，加强饮食卫生及个人卫生，作好水源及粪便管理；对呼吸道传染病，保持室内空气流通，定时进行空气消毒、戴口罩、做好个人防护；对虫媒传染病应使用防虫设备，并采用药物杀虫、防虫、驱虫，消灭动物媒介等。消毒是切断传播途径的重要措施，要坚持做好疫源地消毒和预防性消毒工作。

【保护易感人群】

要提高人群的特异性和非特异性免疫力，加强个人防护、药物预防、紧急接种可预防传染病的发生和流行。

**1. 提高非特异性免疫力** 包括加强体育锻炼、调节饮食、养成良好的卫生生活习惯、改善居住条件、保持愉悦心情等措施，可以提高机体非特异性免疫力，以增强人群对传染病的抵抗力。

**2. 提高特异性免疫力**

（1）人工主动免疫 通过有重点、有计划地进行预防接种疫苗、菌苗、类毒素，提高人群主动特异性免疫力，接种后免疫力在1~4周内出现，持续数月至数年。主动免疫是控制传染病的主要措施之一。

（2）人工被动免疫 将特异性抗体或免疫血清注入人体，使其迅速中和进入人体的病原体和毒素，使人体获得特异性被动免疫保护作用，免疫力持续时间短暂，一般维持2~4个月即消失，可用于治疗或易感接触者的紧急预防。常用制剂有白喉抗毒素、破伤风抗毒素、丙种球蛋白、胎盘球蛋白、高效免疫球蛋白等。

**3. 药物预防** 对某些尚无特异性免疫方法或免疫效果尚不理想的传染病在流行期间可给易感者口服预防药物，对于降低发病率和控制流行有一定作用，如口服磺胺嘧啶预防流行性脑脊髓膜炎，口服乙胺嘧啶预防疟疾等。

【卫生检疫】

卫生检疫是预防传染病的一项有效措施，分为国境卫生检疫及疫区检疫。

**1. 国境卫生检疫** 国境卫生检疫机关依照《国境卫生检疫法》以及有关的法律、法规，在国家的海港、机场、边境、国界口及河进出口岸，负责对进出国境的人员、交通工具、行李和货物等实施医学检查、卫生检查和必要的卫生处理，以防止传染病由国外传入和由国内传出。我国规定的国境卫生检疫的传染病及其检疫期如下：鼠疫6天、霍乱5天、黄热病6天。

**2. 疫区检疫** 当某地发生甲类传染病或危害严重的急性传染病时，经核实并报请上级机关批准后实行疫区检疫，其措施是封锁疫区，限制疫区和非疫区人员及物品的来往，及时对疫区的传染源进行隔离治疗，对接触者实行医学观察和留验，对易感者预防接种和药物预防，对疫区进行消毒、杀虫。疫区的检疫期，应至最后一位患者或病原携带者的接触者的该病最长潜伏期结束为止。

# 第六节　传染病的护理

PPT

**【传染病护理工作特点及要求】**

传染病一旦造成传播，对人类健康造成极大危害，因此作为护理人员做好传染病的护理工作有着重要意义。

1. 从事护理工作的人员也是传染病的法定报告人之一，应熟悉传染病报告制度，及时、准确向有关部门报告疫情。

2. 传染病起病急、变化快、病情重、并发症多、死亡率高，这就要求从事传染病护理工作的人员除有高度的责任感外还应有过硬的专业知识，能准确地观察病情，及时发现病情变化，配合医生积极采取措施，挽救患者生命。

3. 严格实行消毒、隔离制度是传染病护理工作的重点。严格实行消毒、隔离制度对控制传染病的传播及扩散有重要作用。所以要求从事传染病护理工作的人员必须熟悉传染病相关专业知识，掌握各种消毒、隔离技术。

4. 传染病护理和其他疾病护理一样，除疾病本身护理外，还要注意患者及家属的心理护理，并做好传染病预防的宣传工作。

**【传染病区域划分】**

传染病科区域分为清洁区、污染区和潜在污染区，简称传染病房的"三区"。进入传染病院或综合医院传染病科工作时，护理人员必须熟练掌握分区情况，并严格遵守分区工作规范，防止交叉感染。

**1. 清洁区** 未被病原微生物污染的区域称为清洁区，如医护人员值班室、示教学习室、会议室、医务人员配餐间、男女更衣室、库房、工作人员使用的厕所等，清洁区不允许患者进入。

**2. 污染区** 已被病原微生物污染或被患者直接接触和间接接触的区域称为污染区，这些区域是患者生活的地方及被患者排泄物、用物等污染的地方，如病房、患者使用的厕所、浴室和清洁间（污物处理室）等。

**3. 潜在污染区（半污染区）** 位于清洁区与污染区之间，有可能被患者血液、体液和病原微生物污染的区域，如医护人员办公室、更衣室、治疗室及处置间、患者配餐间、卫生处置间、实验室、消毒室、走廊、楼梯和电梯等。

**【传染病的隔离】**

隔离是指为防止传染病播散，把传染病患者或病原携带者安排在特定地点，使其与健康人和非传染患者隔开，进行集中治疗和护理。

**（一）隔离管理制度**

1. 凡传染病医院、综合医院的传染病科室必须划分清洁区、潜在污染区及污染区，即三区两通道，隔离单位应有标记，病室门口挂隔离衣，走廊设消毒液，门口要有消毒脚垫及门把套。

2. 各类传染病患者均应在指定的各自范围内活动，不得请假外出，如需去其他科室进行检查应由医护人员陪同，并采取相应的隔离措施。

3. 按不同病种使用医疗器械，如体温表、血压计、听诊器等，并严格消毒。

4. 住院传染病患者不准家属陪护，甲类传染病患者禁止探视，其他传染病患者可定时在指定地点隔栏探视或电视探视。对必须探视及陪护的人员应指导他们执行相应消毒隔离制度。

5. 患者出院、转科、死亡应进行终末消毒。传染病患者使用或接触过的物品均应严格消毒。

6. 医务人员必须严格遵守消毒隔离制度，做到在病区内不吸烟、不进食，双手接触患者或污染物后必须消毒，不倚靠墙壁，不坐患者床凳，巡视患者不带病历卡等，要定期体检并接受有关的预防注射或服药。

**（二）隔离的种类及要求**

**1. 呼吸道隔离（蓝色标志）**　适用于各种呼吸道传染病，如麻疹、流行性腮腺炎、流行性脑脊髓膜炎等。隔离措施为：①相同病种住同一房间，床与床之间距离为 2m。必要时屏风遮挡。②接触患者时应戴口罩、帽子，必要时穿隔离衣和戴手套。③患者的呼吸道分泌物需经消毒处理后再弃去或焚烧。④患者如果要到其他科室做检查必须戴口罩。⑤病室每天进行空气消毒两次，保持空气流通和室内适宜的温度、湿度；地面用消毒液每天擦洗两次。

**2. 消化道隔离（棕色标志）**　适用于通过消化道传播的疾病，如伤寒、甲型肝炎、细菌性痢疾等。隔离措施为：①按病种分室收治患者，不同病种同居一室时，病床之间必须实行床边隔离，并挂上"床边隔离"标记，两床距离大于 2m 以上。②接触患者时要穿隔离衣，护理不同病种时要更换隔离衣，操作完毕要严格消毒洗手。③患者的餐具、便器要专用，并严密消毒，患者的呕吐物及排泄物要进行消毒处理。④患者不能随意离开隔离区，不与其他患者之间进行物品交换。⑤做好病室的防蝇、灭蝇及灭蟑螂工作。

**3. 严密隔离（黄色标志）**　适用于甲类传染病及传染性强、传播途径不明、死亡率高的传染病，如霍乱、鼠疫和传染性非典型性肺炎等。隔离措施为：①收住单房，禁止探视和陪护。②病房内所有设备物品专用，一切物品进入病室即为污染，应严格消毒处理。③进入室内必须戴帽子、口罩、手套，穿隔离衣及换隔离鞋。④患者的食具、便器、排泄物及分泌物均按不同的处理方法严格消毒处理。⑤病室每天需消毒 1～2 次，患者出院或死亡，其病室需进行终末消毒。

**4. 接触隔离（橙色标志）**　适用于病原体直接或间接地接触皮肤、黏膜而引起的传染病，如破伤风、狂犬病等。隔离措施为：①不同病种应分室收治。②接触患者时应戴帽子、口罩、手套，穿隔离衣，护理不同病种的患者时，需更换隔离衣、手套并洗手。③已被污染的用具和敷料应严密消毒或焚烧。

**5. 血液、体液隔离（红色标志）**　适用于通过血液、体液及血制品传播的疾病，如乙型肝炎、艾滋病、梅毒等。隔离措施为：①同病种患者可同居一室。②接触患者的血液、体液时需戴手套，必要时穿隔离衣及戴护目镜。③接触患者后应消毒双手。④被患者血液或体液污染的医疗器械或物品，应销毁或装入污物袋中，做好标记，并进行彻底消毒处理或焚烧。⑤检查护理患者或接触患者的血液、体液后，要消毒双手才能再检查护理其他患者。

**6. 虫媒隔离**　适用于以昆虫作媒介的传染病，如流行性乙型脑炎、丝虫病、斑疹伤寒等。隔离措施为：①病室要有严密的防蚊、灭蚊设备；②由虱子传播的传染病，患者需洗澡、更衣灭虱处理后才能进入病室，患者衣被需灭虱消毒。

**7. 结核病隔离（灰色标志）**　适用于有传染性的肺结核患者。隔离措施为：①同疗程者可住一室。②病室应有特别通风装置。③密切接触者时应戴好口罩。④接触患者或污染物后要洗手。⑤患者用过的物品及分泌物应充分消毒后处理。

【传染病的消毒】

消毒是指用物理或化学方法消灭停留在不同传播媒介物上的病原体。目的是切断传播途径，阻止和控制传染的发生。

**（一）消毒种类**

**1. 预防性消毒**　是对可能有传染源存在或可能被病原体污染的场所和物品所进行的消毒，以预防传染病的发生，如医院环境日常消毒卫生处理，餐具及饮用水消毒，饭前便后洗手等。

**2. 疫源地消毒**　是指对有传染源的地域进行消毒，以防止病原体传播到外界，可分为随时消毒和终末消毒两种。

（1）随时消毒　是指传染源还在疫源地，对其排泄物、分泌物及其所污染的物品及时进行消毒，目的是及时、迅速杀灭从机体中排出的病原体。

（2）终末消毒　是指传染源因住院、转移、死亡而离开疫点或终止传染状态后，对疫点进行的一次彻底消毒。目的是完全消灭患者所播散的、遗留在居室和各种物体上的存活的病原体，使疫点无害化。

**（二）消毒方法**

**1. 物理消毒法**　多利用加热、过滤和各种辐射等方法将物理因子作用于病原微生物，将其杀灭或清除。

（1）机械消毒　采用机械方法从物体表面、水、空气、人、畜体表面除掉污染的有害微生物。常用的方法有冲洗、刷洗、清扫、拍打、通风和过滤等。

（2）热力消毒　包括燃烧、煮沸、流动蒸汽、高热蒸汽等，使病原体蛋白凝固变性，使其失去正常代谢机能。

（3）辐射消毒　包括非电离辐射（紫外线、红外线和微波等）和电离辐射（射线、高能电子束）。

**2. 化学消毒法**　是指用化学消毒剂作用于病原微生物，使其蛋白质凝固、变性或使其失去活性而死亡。目前常用的有含氯消毒剂、氧化消毒剂、碘类消毒剂、醛类消毒剂、酚类消毒剂、醇类消毒剂、季胺类消毒剂等。

（1）凝固蛋白消毒剂　包括酚类、酸类和醇类。酚类消毒剂有特殊气味，杀菌力有限，对皮肤有一定的刺激；酸类消毒剂对细菌繁殖体及芽孢均有杀灭作用，易损伤物品。

（2）溶解蛋白消毒剂　主要为碱性药物，有氢氧化钠、石灰等，有腐蚀性。

（3）氧化蛋白类消毒剂　包括含氯消毒剂和过氧化物类消毒剂，消毒力强，是应用较广的一类消毒剂。

（4）烷基化消毒剂　常用福尔马林和戊二醛。有较强的杀菌作用，但刺激性大。

（5）阳离子表面活性剂　主要有季铵盐类消毒剂，常用新洁尔灭、消毒宁等。此类消毒剂有效杀菌浓度低，毒性和刺激性小，无腐蚀作用，无臭、稳定、水溶性好。

【传染病的护理】

不同传染病的临床表现虽然有所差异，但在病原体及相关代谢产物作用下，患者可出现一些共同症状和体征，如发热、皮疹等，严重者可致呼吸衰竭、循环衰竭等，甚至导致患者死亡。

**（一）护理评估**

**1. 流行病学资料**

（1）病史　包括患者的一般资料、传染病接触史、预防接种史、现病史、既往史等。

（2）起病情况　了解患者起病时有无明显诱因及缓解方式，有无传染病特有的基本特征等。

**2. 身心状况**

（1）临床资料　通过全面的问诊和系统检查，了解患者的一般情况和各系统的症状体征。应注意患者有无特征性的症状、体征，如伤寒的玫瑰疹，麻疹的科氏斑等。

（2）心理社会资料　了解患者对所患传染病的认识程度，有无因隔离产生孤独、焦虑、约束、遗弃等心理；了解疾病是否对患者的工作、学习、生活等各方面造成影响；了解患者患病后社会的支持情况等。

**3. 实验室检查资料**　包括一般常规检查、病原学检查、免疫学检查等。检查结果对疾病的诊断具有非常重要的意义，医护人员必须了解常用检查的注意事项及实验结果的临床意义。

**（二）传染病常见护理问题**

**1. 有传播感染的危险**　与病原体排出有关。

**2. 体温过高**　与病原体感染有关。

**3. 有体液不足的危险**　与体温增高、呼吸加快、皮肤水分丢失增多有关。

**4. 皮肤完整性受损**　与皮疹有关。

**5. 营养失调**　低于机体需要量。与食欲不振、呕吐、腹泻等有关。

**6. 恐惧**　与疾病缺乏、隔离、担心疾病预后等有关。

**7. 潜在的并发症**　呼吸衰竭、消化道出血穿孔、肝功能衰竭、颅内高压等。

**（三）护理措施**

**1. 及时报告疫情**　护士是传染病的法定报告人之一，一旦发现疫情，配合医生及时、准确地向防疫部门上报疫情。

**2. 严格执行隔离消毒制度**　这是传染病护理的特征之一，是防止疾病传播扩散的重要措施。这就要求护士要了解各种病原体的性质，各种传染性疾病的传播途径，掌握隔离消毒技术，协助医生进行正确的处理。

**3. 一般护理**　嘱患者注意休息，必要时卧床休息。保持适宜的室温和室内空气流通，定时进行空气消毒。给予营养丰富、易消化的流质或半流质饮食，注意补充足够的液体，不能进食者应给予静脉输液，以维持水、电解质平衡。避免辛辣刺激食物。

**4. 病情观察**　注意观察生命体征、意识、瞳孔的变化，发热者注意发热引起的身心反应的变化、治疗及护理效果等。皮疹者注意观察皮疹消长情况及治疗护理效果等。

**5. 对症护理**

（1）高热护理　①卧床休息，病室应保持适宜的温度、湿度，保持通风，避免噪声。②饮食护理：保证足够的热量和液体的摄入，给予高热量、高维生素、高蛋白、易消化的流质饮食，每天保证摄入1500～2000ml的液体，维持水、电解质平衡，必要时静脉输液。③监测患者的生命体征，重点观察体温变化。实施降温措施后，及时评价降温效果，观察患者有无虚脱等表现。④降温措施：以物理降温为主，药物降温为辅。中枢神经系统传染性疾病引起的高热者，可用冰帽、冰袋冷敷头部或者大动脉处降温；对高热、烦躁、四肢肢端燥热的患者可用25%～50%的酒精擦浴；对高热伴寒战、四肢肢端厥冷的患者采用温水擦浴；中毒性痢疾患者可用盐水灌肠；幼儿、年老体弱者可遵医嘱给予小剂量肾上腺皮质激素治疗；高热伴惊厥抽搐者可遵医嘱采用冬眠疗法或者亚冬眠疗法。⑤口腔、皮肤护理：协助患者饭后、睡前漱口，病情危重者给予口腔护理，避免口腔感染。患者大量出汗后，应及时用温水擦拭，更换内衣、被单，保持皮肤的清洁、干燥，增进患者的舒适感。

（2）皮疹护理　①病情观察：密切观察生命体征、意识状态，注意出疹的进展情况及消退情况，皮疹消退后有无脱屑、脱皮、结痂、色素沉积等变化。②皮肤护理：保持皮肤清洁，用温水清洗皮肤，禁用肥皂水、酒精等擦拭皮肤；衣着应宽松，勤换洗，床褥保持清洁、松软、干燥；避免搔抓皮肤，皮肤瘙痒者可用炉甘石洗剂；皮疹结痂后让其自行脱落或用消毒剪刀剪去痂皮，不可强行剥离；翻身时应注意保护皮疹，防止皮疹部皮肤擦伤发生破溃，并应防止大、小便浸渍以免发生感染；若皮疹发生破溃应用消毒纱布包扎给予保护，如有感染定时换药处理；发生在口腔的黏膜疹，应做好口腔护理，进食后用温水漱口，每天用温 0.9% 氯化钠溶液或多贝尔溶液彻底清洗口腔 2 ~ 3 次，以保持口腔清洁、黏膜湿润。

（3）腹泻的护理　①腹泻频繁、全身症状明显者宜卧床休息。能进食者应给予少渣、易消化的流食或半流食，忌食生冷及刺激性饮食，注意少量多餐。伴有呕吐者应禁食，及时静脉补液。腹泻好转后应逐渐增加饮食量，以维持机体营养。②记录 24 小时出入液量，观察有无脱水表现。轻度脱水者可采用口服补液，中度及重度脱水时应及时给予静脉补液。补液过程中，应根据电解质检查结果及时调整补液的质和量，并注意观察心率及肺部变化，防止发生急性肺水肿。③对排便频繁者，应注意肛周皮肤护理，便后宜用软纸擦拭肛门，以免损伤肛门周围皮肤。注意保持肛门周围皮肤清洁、干燥，每天用温水或 1∶5000 高锰酸钾水坐浴。局部皮肤发红者可涂氧化锌软膏保护。勤换内裤及床单，并保持内裤、床单清洁和干燥。④应严格按医嘱使用药物治疗，治疗过程中应注意观察药物的疗效及不良反应，并及时向主管医生反映。⑤按检查的要求嘱腹泻患者正确留取粪便标本，并及时送检。以提高粪便检查阳性率。

**6. 心理护理**　对入院患者应热情接待，介绍病区环境和传染性疾病有关制度。介绍隔离、消毒对疾病预防与控制的重要性，使其主动与医护人员配合做好相关治疗、护理工作，消除患者因隔离、消毒等所引起的焦虑、恐惧心理。

**7. 治疗护理**　按医嘱进行病因治疗，严格按规定用药，注意观察疗效及药物副作用。

PPT

# 第七节　传染病区医务人员的分级防护

医务人员的职业防护一般根据工作环境、性质及患者的实际情况，将医务人员的防护分为一般防护和分级防护。传染病区的医务人员职业防护执行分级防护原则，其防护措施对保证自身安全和预防传染病的播散具有十分重要的意义。

**【医务人员分级防护原则】**

传染病区医务人员的分级防护依据工作需要分为三级防护。

**（一）一级防护**

一级防护适用于门（急）诊医务人员，具体要求如下所述。

1. 严格遵守标准预防的原则和消毒隔离的各项规章制度。

2. 在一般防护基础上，根据需要穿工作服、隔离衣，戴工作帽、有效口罩和乳胶手套。

3. 严格执行洗手和手消毒制度。

4. 下班时进行个人卫生处置，并注意呼吸道与黏膜的防护。

**（二）二级防护**

二级防护适用于进入甲类或按甲类传染病管理的乙类传染病患者或疑似病例的隔离病区或隔离观察室的医务人员，还包括接触患者、采集标本、处理其分泌物、排泄物及处理、转运死亡患者尸体的医护人员和司机等。具体要求如下所述。

1. 严格遵守标准预防的原则和消毒隔离的各项规章制度。

2. 根据传染病的传播途径、诊疗及护理的危险程度，采取相应的隔离措施，按相关规定正确穿戴和脱摘防护用品，如医务人员在接触传染性非典型性肺炎患者时必须戴 N95 口罩（图 1-1）或 12 层以上的棉纱口罩（图 1-2），每 4 小时更换一次或潮湿时更换，并戴手套、帽子、鞋套、穿隔离衣，近距离操作时要戴防护眼镜（图 1-3）。

3. 严格执行手卫生规范。

4. 下班时进行个人卫生处置，并注意呼吸道与黏膜的防护。

（三）三级防护

三级防护主要适用于为实施吸痰、气管切开和气管插管的医务人员或患者密切接触者。具体要求如下所述。

1. 除应采取二级防护外，还应戴面罩或全面型呼吸防护器（图 1-4）。

2. 隔离观察室、隔离病区、传染性非典型肺炎 ICU 需配耐穿刺、防渗漏的锐器盒，预防医务人员锐器伤。

3. 医务人员避免过度劳累，并及时监测健康情况，如体温和呼吸系统症状。

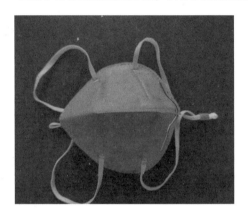

图 1-2  N95 口罩

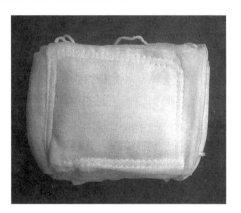

图 1-1  棉纱口罩

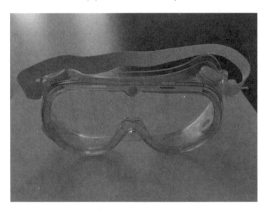

图 1-3  防护眼镜

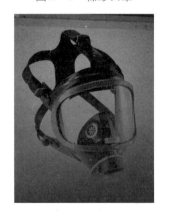

图 1-4  全面型呼吸防护器

【医护人员的防护方法】

（一）手卫生

在医院感染传播途径中，医务人员的手是造成医院内感染的重要原因。规范洗手及手消毒方法，加强手部卫生的监管力度，是控制医院感染的一项重要措施，也是对患者和医务人员双向保护的有效手段。

**1. 医务人员手卫生基本原则** 如手部有血液或其他体液等肉眼可见的污染，应用洗手液或肥皂和流动水洗手；手部没有肉眼可见的污染时，宜使用速干手消毒剂消毒双手代替洗手。

**2. 手卫生指征**

（1）在下列情况下，医务人员应根据上述原则选择洗手或使用速干手消毒剂：①直接接触患者前后，从同一患者身体的污染部位移动到清洁部位时。②接触患者黏膜、破损皮肤或伤口前后，接触患者的血液、体液、分泌物、排泄物和伤口敷料等之后。③穿脱隔离衣前后，摘手套后。④进行无菌操作，接触清洁、无菌物品之前。⑤接触患者周围环境及物品后。⑥处理药物或配餐前。

（2）在下列情况下，医务人员应先洗手，然后进行卫生手消毒：①接触患者的血液、体液和分泌物以及被传染性致病微生物污染的物品后。②直接为传染病患者进行检查、治疗、护理或处理传染患者污物之后。

**3. 手卫生方法**

（1）洗手 是医务人员预防和控制医院感染最简单、有效的方法。医务人员必须按照七步洗手法进行洗手，洗手液或肥皂揉搓双手每步骤至少15秒钟，并用流动水冲洗至少10秒钟，洗手总体时间不少于2分钟。

（2）卫生手消毒 取适量的速干手消毒剂于掌心，严格按照医务人员洗手法进行揉搓，保证手消毒剂完全覆盖手部皮肤，直至手部干燥。

**4. 手卫生的注意事项** ①保持手的完好和指甲周围组织的清洁。②在整个手消毒过程中应保持双手位于胸前并高于肘部。③洗手与消毒可使用海绵、手刷等揉搓用品或双手相互揉搓。④清洁指甲用具、揉搓用品用后应放到指定的容器中，每日清洁与消毒。揉搓用品应每人使用后消毒或者一次性使用。⑤禁止将洗手液直接添加到未使用完的取液器中，取消用含氯制剂浸泡手消毒。

**5. 手卫生的管理与基本要求** 手卫生应加强以下监督管理：①严格按照洗手指征的要求进行规范洗手和手消毒。②使用正确的洗手（七步洗手法）和手消毒方法，并保证足够的洗手时间。③确保消毒剂的有效使用浓度。④定期进行手的细菌学检测。⑤定期与不定期监控各护理单元护理人员手卫生情况，对存在的问题提出改进意见。

**（二）正确使用各种防护用品**

**1. 帽子** 进入污染区或洁净环境前、进行无菌操作时均应戴帽子，帽子应尽可能遮盖所有的头发。帽子被患者血液、体液污染时，应立即更换；布质帽子应保持清洁、干燥，定期更换与清洁；一次性帽子应一次性使用。

**2. 口罩** 应根据不同的操作要求选用不同种类的口罩。一般医疗活动，可佩戴纱布口罩或医用外科口罩。纱布口罩应保持清洁、干燥，定期更换与消毒。接触经空气、飞沫传播的呼吸道传染病患者时，应戴医用防护口罩或全面型呼吸防护器，其效力能维持6~8小时，遇污染或潮湿，应及时更换。

**3. 护目镜、防护面罩** 下列情况应使用护目镜、防护面罩：①在进行诊疗、护理操作时可能被传染病患者的血液、体液、分泌物等喷溅时。②近距离接触经飞沫传播的传染病患者时。③为呼吸道传染病患者进行气管切开、气管插管等近距离操作，可能发生患者血液、体液、分泌物喷溅时，应使用全面型防护面罩。使用护目镜、防护面罩前应检查有无破损，佩戴装置有无松懈。用后应及时清洁与消毒。

**4. 隔离衣、防护服** 根据诊疗工作需要，选用隔离衣和防护服。

（1）隔离衣 下列情况应穿隔离衣：①接触经接触传播的传染病患者、多重耐药菌感染患者等时。②对需要实行保护性隔离的患者（如大面积烧伤、骨髓移植等）进行诊疗、护理时。③可能受到患者血液、体液、分泌物、排泄物喷溅时。

（2）防护服　下列情况应穿防护服：①接触甲类或按甲类传染病管理的传染病患者时。②接触经空气或飞沫传播的传染病患者，并可能受到患者血液、体液、分泌物、排泄物喷溅时。

（3）注意事项　①隔离衣和防护服只限在规定区域内穿脱；接触多个同类患者时可连续应用，接触不同种类传染病患者或疑似病例时必须更换。②穿前应检查隔离衣或防护服有无破损或渗漏，如有应及时更换。遇污染也应及时更换。③穿时勿使衣袖触及面部及衣领，脱时动作轻缓，避免污染。④布制隔离衣每天更换、清洗与消毒，一次性隔离衣或防护服只能一次性使用。

**5. 防水围裙**　根据材质分为复用的塑胶围裙及一次性使用防水围裙。可能有患者的血液、体液、分泌物及其他污染物质喷溅、进行复用医疗器械的清洗时应穿防水围裙。一次性防水围裙应一次性使用，受到明显污染时应及时更换；重复使用的塑胶围裙，用后应及时清洗与消毒；遇有破损或渗透时，应及时更换。

**6. 手套**　根据操作的需要选择合适的手套。接触患者的血液、体液、分泌物、排准物、呕吐物及污染物品时，应戴清洁手套；进行手术等无菌操作、接触患者破损皮肤黏膜时，应戴无菌手套。一次性手套应一次性使用，戴无菌手套时应防止手套污染。诊疗、护理不同的患者之间应更换手套，手套破损时应及时更换。手上有破损时应戴双层手套，戴手套不能替代洗手。操作完成脱手套后必须洗手，必要时进行手消毒。

**7. 鞋套**　鞋套应具有良好的防水性能，并一次性应用。下列情况应穿鞋套：①在区域隔离预防，从潜在污染区进入污染区时；②负压病房的隔离预防，从缓冲区进入病房时。鞋套应在规定区域内穿，离开该区域时应及时脱掉鞋套。发现破损应及时更换。

**（三）医务人员防护用品穿脱程序**

**1. 穿戴防护用品应遵循的程序**　[e] 微课1

（1）清洁区进入潜在污染区　洗手→戴帽子→戴医用防护口罩→穿工作衣裤→换工作鞋→进入潜在污染区。手部皮肤破损的戴乳胶手套。

（2）潜在污染区进入污染区　穿隔离衣或防护服→戴护目镜/防护面罩→戴手套→穿鞋套→进入污染区。

**2. 脱防护用品应遵循的程序**　[e] 微课2

（1）医务人员离开污染区进入潜在污染区前　摘手套、消毒双手→摘护目镜/防护面罩→脱隔离衣或防护服→脱鞋套→洗手和/或手消毒→进入潜在污染区，洗手或手消毒。用后物品分别放置于专用污物容器内。

（2）从潜在污染区进入清洁区前：洗手和/或手消毒→脱工作服→摘医用防护口罩→摘帽子→洗手和/或手消毒后，进入清洁区。

（3）离开清洁区：沐浴、更衣→离开清洁区。

**（四）处理污染物、标本和废物时的防护**

**1. 锐物处理**　戴手套处理用过的针头或其他锐器，及时放入专门的容器中，以免他人在清理器械或物品时被刺伤。

**2. 血标本处理**　化验标本应放在带盖的试管内，再放到密闭的容器内戴手套送检，在送检过程中防止标本溢出。

**3. 血渍清理**　处理地面、墙壁、家具上的血渍时，先用1∶10的漂白水浸润15~30分钟，再戴手套用抹布擦拭，擦后立即彻底洗手。

**4. 医疗废物的处理**　所有废弃的医疗用品，如各种废弃的标本、污染敷料及一次性的锐利器械等均应放在有标记的专门容器内，送往规定地点进行焚烧处理。

### （五）针刺伤的防护

针刺伤已成为严重危害护士健康的问题，也成为血源性疾病传播的主要途径。目前已证实有 20 多种病原体可经针刺伤接种传播，其中最常见的危害是乙肝（HBV）、丙肝（HCV）、艾滋病（HIV）等。有调查发现，护士、医生、医技人员及后勤人员中，由于护士接触锐器机会多，被刺伤的人数最多，其中被针头刺伤后感染 HIV 的概率为 0.3%，HBV 为 6% ~30%，HCV 为 1.8%。针刺伤引起的交叉感染防护措施包括以下几个方面。

**1. 安全处理使用过的针头**　用过的针头应立即丢入利器箱，不要人工毁损、弯曲或双手套回针帽，改掉操作后回套针帽的习惯，以防刺破手指。

**2. 护理人员被刺伤时的处理**　护理人员在工作中不慎被刺伤进而被患者血液、体液污染时，应立即从近心端向远心端反复挤压受伤部位，挤出部分血液，然后用流动的水冲洗，碘酒、乙醇擦拭消毒伤口，待干燥后贴上无菌敷料，且进行相关病毒血清检查和采取有关的治疗措施。

## 目标检测

答案解析

1. 关于消化道隔离，下列错误的是
   - A. 最好同一种患者收住同一病房
   - B. 工作人员密切接触患者时应穿隔离衣、戴帽子及口罩、穿隔离鞋
   - C. 患者的用品、食具、便器、排泄物、呕吐物均需消毒
   - D. 病室应有防蝇及灭蝇设施
   - E. 患者可交换使用物品

2. 确定一种传染病的隔离期是根据
   - A. 该病传染性的大小
   - B. 病程的长短
   - C. 病情的严重程度
   - D. 潜伏期的长短
   - E. 以上都不是

3. 传染病的法定报告人不包括
   - A. 检疫人员
   - B. 疾病预防控制人员
   - C. 护士
   - D. 乡村医生
   - E. 护工

4. 下列不属于乙类传染病的是
   - A. 传染性非典型肺炎
   - B. 人感染高致病性禽流感
   - C. 霍乱
   - D. 艾滋病
   - E. 病毒性肝炎

5. 下列不属于传染病的基本特征的是
   - A. 有病原体
   - B. 有传染性
   - C. 有流行病学特征
   - D. 有免疫性
   - E. 以上说法都错

6. 下列传染病按甲类传染病管理的是
   - A. 传染性非典型肺炎
   - B. 病毒性肝炎
   - C. 艾滋病
   - D. 肺结核
   - E. 伤寒

7. 病原体侵入人体后，寄生在机体的某些部位，机体免疫功能使病原体局部化，但不足以将病原体清除，待机体免疫功能下降时，才引起疾病。此种表现是
   - A. 机会性感染
   - B. 隐性感染
   - C. 显性感染
   - D. 病原携带状态
   - E. 潜伏性感染

8. 下列不属于传染源的是
   A. 患者　　　　　　　B. 易感者　　　　　　C. 病原携带者
   D. 隐性感染者　　　　E. 受感染的动物

9. 下列关于隐性感染的说法不正确的是
   A. 无或仅有轻微组织损伤　　　　　B. 无症状、体征
   C. 无法通过免疫学检查发现　　　　D. 大多数获得不同程度的主动免疫
   E. 少数可转变为病原携带者

10. 传染病最常见的表现是
    A. 发热　　　　　　　B. 皮疹　　　　　　　C. 腹泻
    D. 毒血症　　　　　　E. 以上都是

（沈　娇　王兴兰）

书网融合……

本章小结　　　　　　微课1　　　　　　微课2　　　　　　题库

# 第二章　病毒感染性疾病患者的护理

≫ 情境导入

　　**情景描述**　患者李某，男，45岁，因"发热、食欲减退、恶心2周，皮肤黄染1周"入院。2周前无明显诱因发热，伴全身不适、乏力、食欲减退、恶心及右上腹隐痛，1周前出现皮肤黄染，尿色黄，大便正常。体检：肝肋下3cm，上腹部轻度压痛，皮肤巩膜黄染，余（－）。实验室检查：肝功能：ALT 1100U/L，总胆红素120μmol/L；白蛋白40g/L，球蛋白30g/L；血清标志物检测除抗HAV–IgM阳性外，其余指标均为阴性。

　　**讨论**　1. 该患者可能的医疗诊断是什么？

　　　　　　2. 主要护理问题有哪些？根据护理问题制定相应的护理措施。

## 第一节　病毒性肝炎患者的护理

PPT

　　病毒性肝炎简称肝炎，是由多种肝炎病毒引起的以肝脏病变为主的一组全身性传染疾病。包括甲型肝炎、乙型肝炎、丙型肝炎、丁型肝炎及戊型肝炎等。各型病毒性肝炎的病原学有所不同，但临床表现基本相似，主要临床表现为乏力、恶心、厌油腻食物、食欲减退、肝肿大、肝功能异常等，部分病例可出现黄疸。甲型及戊型主要表现为急性肝炎，而乙型、丙型及丁型易转为慢性肝炎，少数可发展为肝硬化，甚至发生肝癌。我国为病毒性肝炎的高发区，其中以甲型肝炎、乙型肝炎最为多见，两者都可通过接种疫苗进行预防。

【病原学及发病机制】

**1. 病原学** 🅔微课1

　　（1）甲型肝炎病毒（HAV）　属于嗜肝小RNA病毒科，球形。感染后病毒在肝细胞内复制，随胆汁经肠道排出体外。HAV感染后早期出现IgM型抗体，一般持续8~12周，少数病例可延续6个月。IgG型抗体可长期存在。HAV抵抗力较强，耐低温、耐酸碱，在贝壳类动物、污水、海水、淡水、泥土中可存活数月，但对紫外线、热力及消毒剂敏感。

（2）乙型肝炎病毒（HBV）　HBV属于嗜肝DNA病毒科。HBV有以下三种病毒颗粒：①大球形颗粒：是完整的HBV颗粒，由胞膜和核心两部分组成。②小球形颗粒。③管状颗粒。小球形颗粒、管状颗粒是不完整的病毒颗粒，是HBV的包膜蛋白部分。HBV在肝细胞内合成后释放入血，还可存在于唾液、精液、阴道分泌物等体液中。HBV抵抗力很强，对热、低温、干燥、紫外线及一般浓度的消毒剂均能耐受，但煮沸10分钟、高压蒸汽、2%戊二醛及含氯消毒剂等均可使其灭活。

（3）丙型肝炎病毒（HCV）　属于黄病毒科，为RNA病毒，球形。HCV易变异，不易被机体清除。一般消毒剂、加热100℃5分钟、紫外线、高压蒸汽灭菌等可使其灭活。

（4）丁型肝炎病毒（HDV）　HDV是一种必须与HBV共存才能复制、增殖的缺陷病毒，大多数情况下是在HBV感染的基础上引起重叠感染或与HBV同时感染。

（5）戊型肝炎病毒（HEV）　为无包膜RNA病毒，主要在肝细胞内复制，经胆道随粪便排出体外。HEV在碱性环境下较稳定，对三氯甲烷敏感。

**2. 发病机制**

（1）甲型肝炎　HAV经口进入机体后，由肠道进入血液，形成短暂的病毒血症，约1周后进入肝细胞内复制，两周后由胆汁排出。HAV引起细胞损伤的机制尚未完全阐明，目前认为HAV对肝细胞的直接作用和免疫反应在致肝细胞损害中起重要作用。

（2）乙型肝炎　HBV发病机制较复杂。HBV侵入人体后，未被单核－巨噬细胞系统清除的病毒迅速通过血流到达肝脏和其他器官，如胰腺、肾脏、脾脏、淋巴结等，并在肝脏及相应组织细胞内复制，引起肝脏及肝外相应组织的病理改变和免疫功能改变，多数以肝脏病变最为突出。HBV虽在肝细胞内复制，但并不引起明显的肝细胞损伤。肝细胞损伤主要是机体一系列免疫反应所致，即机体的免疫反应在清除HBV的过程中造成肝细胞的损伤，其慢性化机制可能与免疫耐受有关。

（3）丙型肝炎　HCV引起肝细胞损伤的机制可能与病毒直接致病作用及免疫损伤有关，感染后易转为慢性，可能与HCV在血中水平低、抗原性弱、高度变异性等特点有关。急性丙型肝炎的主要原因可能是HCV的直接致病造成肝细胞损害，慢性丙型肝炎的主要原因为免疫损伤。HCV的发病机制也与HBV感染相似，主要是病毒诱发人体免疫反应导致对肝细胞的免疫损伤。

（4）丁型肝炎　HDV的复制效率高，感染肝细胞内含大量的HDV。目前观点认为HDV本身及其表达产物对肝细胞有直接作用，但尚缺乏确切证据。

（5）戊型肝炎　HEV发病机制尚不清楚，可能与甲型肝炎相似。细胞免疫是引起肝细胞损伤的主要原因。

各型肝炎基本病变以肝细胞损害为主，肾、胰、脑、关节、皮肤及心血管系统也有一定损害，主要表现为弥漫性肝细胞变性、坏死、再生，炎症细胞浸润和间质增生。病毒性肝炎病理生理特点：①黄疸：以肝细胞黄疸为主，主要原因为肝细胞破坏；胆小管受压、破裂；肝细胞膜通透性增加；肝细胞对胆红素的摄取、结合、排泄等功能障碍。②肝性脑病：多见于重症肝炎和晚期肝硬化。③出血：严重肝功能受损时，合成凝血因子减少及弥散性血管内凝血导致凝血因子减少和血小板消耗引起出血。④腹水：主要见于重症肝炎和失代偿期肝硬化，主要与水钠潴留、门脉高压、低蛋白血症及淋巴回流障碍有关。⑤肝肾综合征：主要见于重症肝炎和晚期肝硬化。

【流行病学】

我国是病毒性肝炎的高发区。甲型肝炎人群流行率（HAV阳性）约80%。全世界HBsAg携带者约3.5亿，其中我国约有1.2亿。全球HCV感染者约1.85亿，我国人群抗HCV阳性占0.43%，约1000万。

**1. 传染源**　患者、亚临床感染者和病毒携带者是本病的传染源。

（1）甲型与戊型肝炎的传染源为急性肝炎患者和亚临床感染者，甲型肝炎患者在起病前的2周和起病后的1周，从粪便中排出HAV的数量最多，传染性最强，少数患者起病后30天仍排出HAV病毒。由于亚临床感染者数量较多，因此是最重要的传染源。

（2）乙型肝炎、丙型肝炎、丁型肝炎三种肝炎的传染源有急性肝炎患者、慢性肝炎患者、亚临床感染者和病毒携带者，其传染性贯穿整个病程。慢性患者及病毒携带者是HBV最主要的传染源，血中HBeAg、HBV-DNA、HBV-DNAP阳性的患者传染性最强。急性HCV在病程5~25天传染性最强，50%以上可转为慢性，因此慢性患者是HCV的主要传染源。HDV患者发生于HBV感染的基础上，主要传染源为慢性患者和病毒携带者。

**2. 传播途径**

（1）HAV、HEV 以粪-口传播途径为主，其传播途径有：①日常生活接触是散发性发病的主要传播方式，主要通过污染的手、用具、玩具等污染食物或直接经口传播。②水源、食物污染传播：水源污染，毛蚶、生蚝贝壳类食物等受污染是暴发流行的主要传播途径。③苍蝇、蟑螂等起一定的媒介传播作用。

（2）HBV、HCV、HDV 以血液和体液传播途径为主，其传播途径有：①血液传播是最主要的传播方式，如输注含肝炎病毒的血液和血制品。此外可通过接种疫苗、使用带病毒的医疗器械、血液透析、脏器移植、意外针刺等造成血液传播。HDV传播与HBV相似。HCV主要通过输血传播。②生活接触传播：主要与接触唾液、乳汁、精液和阴道分泌物等各种体液和分泌物有关。此外，共用牙刷和剃刀、纹眉、纹身等同样可造成感染。③母婴传播：主要经胎盘、产道分娩、哺乳和喂养方式等传播，是HBV传播的重要途径。

**3. 易感人群** 人类对各型肝炎病毒普遍易感。甲型肝炎以幼儿、学龄前儿童发病最多，其次为青年人，但暴发流行时各年龄组均可发病，感染后可获得持久免疫力。HBV感染多发生于婴幼儿及青少年，我国30岁以上的成人抗-HBs阳性率达50%。丙型肝炎各个年龄组普遍易感，不同HCV株间无交叉免疫反应。丁型肝炎普遍易感，目前仍未发现HDV的保护性抗体。戊型肝炎普遍易感，以青壮年较多，感染后免疫力不持久，孕妇感染后病情重，病死率较高。

**4. 流行特征** 甲型肝炎好发于秋、冬季，以散发为主，与人群生活条件、经济水平、卫生状况、饮食习惯等有关。戊型肝炎多发生于雨季或洪水后，在亚洲和非洲多见，呈地方性流行。乙型肝炎、丙型肝炎、丁型肝炎以散发为主，无明显的季节性。我国是乙型肝炎高发区，全球HBsAg阳性携带者有3.5亿，其中我国有1.2亿。近年来随着乙肝疫苗的广泛接种，乙型肝炎的发病率有所下降。

【护理评估】

（一）健康史

询问有无与肝炎患者密切接触史，有无血液及血液制品、注射、手术、血液透析等应用史；有无使用对肝脏有损害的药物及烟酒嗜好，是否接种过各型肝炎疫苗等；询问起病诱因，起病后有无恶心、呕吐、厌油腻食物、食欲减退、乏力等症状，皮肤黏膜及小便有无发黄等。

（二）身体状况

各型肝炎的潜伏期不同，甲型肝炎2~6周（平均4周）；乙型肝炎1~6月（平均3月）；丙型肝炎2周~6月（平均40日）；戊型肝炎2~9周（平均6周）。甲型肝炎和戊型肝炎主要表现为急性肝炎，乙型肝炎、丙型肝炎、丁型肝炎除急性肝炎外，主要表现为慢性肝炎。5种肝炎病毒可重叠感染或协同感染，使病情加重。

**1. 急性肝炎** 急性肝炎分急性黄疸型肝炎和急性无黄疸型肝炎。

（1）急性黄疸型肝炎　典型临床表现分为3期，总病程2～4个月。

1）黄疸前期　本期持续1~21天，平均5~7天。主要表现为：①病毒血症：畏寒、发热、疲乏及全身不适等。甲型肝炎、戊型肝炎起病较急，发热多在38℃以上。乙型肝炎、丙型肝炎、丁型肝炎起病较慢，多无发热或发热不明显。②消化系统症状：食欲减退、厌油、恶心、呕吐、腹胀、腹痛和腹泻等。③其他症状：如麻疹、斑丘疹、血管神经性水肿及关节痛等症状，部分患者以发热、头痛、四肢酸痛等症状为主，类似感冒。

2）黄疸期　本期持续2~6周。发热消退，自觉症状稍减轻，但尿色加深如浓茶样，黄疸可逐渐加深，1~3周达到高峰。临床上以巩膜和皮肤黄染为进入此期的标志。部分患者可有大便颜色变浅、皮肤瘙痒、心动过缓等。体检常见肝脏肿大，质地软，明显压痛及叩击痛。部分患者有轻度脾大。此期肝功能明显异常。

3）恢复期　本期持续2周~4个月，平均1个月。黄疸逐渐消退，症状减轻以至消失，肝、脾缩小，肝功能逐渐恢复正常。

（2）急性无黄疸型肝炎　较黄疸型肝炎多见。占急性肝炎病例的90%以上，病程约2~3个月。整个病程不出现黄疸，主要表现乏力、食欲减退、腹胀、肝区痛等症状，少数患者有短暂发热、呕吐及腹泻等症状。肝脏多有肿大，脾大少见。肝功轻、中度异常。临床症状较黄疸型肝炎轻且无特征性，因而不易被发现而成为重要的传染源。乙型肝炎、丙型肝炎、丁型肝炎患者易转为慢性。

**2. 慢性肝炎**　病毒性肝炎病程超过6个月或发病日期不明确而临床有慢性肝炎表现者，称为慢性肝炎，仅见于乙型肝炎、丙型肝炎、丁型肝炎。根据病情轻重可分为3度。

（1）轻度　反复出现疲乏、消化道及肝区不适等症状，肝脾轻度肿大，部分患者可无明显症状和体征，肝功能检查仅1项或2项轻度异常。

（2）中度　症状、体征、实验室检查介于轻度和重度之间。

（3）重度　有明显或持续的肝炎症状，如乏力、食欲减退、腹胀、尿黄、便溏；明显的慢性肝病体征，如肝面容、蜘蛛痣、肝掌或肝脾肿大，无门脉高压症；实验室检查肝功明显异常，如血清ALT反复或持续升高，A/G比值异常，白蛋白≤32g/L、血清胆红素高于85.5μmol/L，凝血酶原活动度降低（PTA40%~60%）等。

**3. 重型肝炎**　是病毒性肝炎中最严重的一种类型，发生率为0.2%~0.5%，预后差，病死率高达80%~90%以上。各型肝炎均可引起重型肝炎，可因劳累、精神刺激、营养不良、服用损肝药物、饮酒、重叠或合并感染等诱发。

（1）急性重型肝炎　亦称暴发型肝炎，以急性黄疸型肝炎起病，但病情发展迅速，起病10天内出现高热、极度乏力、严重的消化道症状及精神神经症状。主要表现：①黄疸迅速加深，呈"酶-胆分离"。②肝进行性缩小、肝臭。③出血倾向，PTA＜40%。④迅速出现腹水或中毒性鼓肠。⑤精神神经系统症状（Ⅱ度以上肝性脑病）。⑥肝肾综合征，出现少尿甚至无尿，血尿素氮升高等。病程一般不超过3周，常因肝性脑病、出血、感染、肝肾综合征等并发症而死亡。

（2）亚急性重型肝炎　亦称亚急性肝坏死，发病10天以上出现上述表现，肝性脑病多出现在疾病的后期，腹水明显。此型病程可长达3周至数月，易发展为坏死性肝硬化，一旦出肝肾综合征，预后不良。

（3）慢性重型肝炎　在慢性肝炎或肝炎后肝硬化基础上发生的重型肝炎。此型肝炎的特征为慢性肝炎或肝炎后肝硬化病史、体征、肝功能损害、亚急性重型肝炎的表现，预后差，病死率高。

**4. 淤胆型肝炎**　亦称毛细胆管型肝炎，病程持续时间较长，可达2~4个月或更长时间，起病类似急性黄疸型肝炎，主要表现为：①黄疸具有"三分离"特征，即黄疸深，但消化道症状轻，ALT升高不明显，PTA下降不明显。②具有较长期（3周以上）肝内梗阻性黄疸的表现，如皮肤瘙痒、粪便颜色变浅、肝脏肿大和梗阻性黄疸的化验结果。

### （三）心理、社会状况

注意询问患者对肝炎知识的了解程度；患者患病后对住院隔离和疾病预后的认识，有无焦虑、抑郁、悲伤及被人歧视、嫌弃或孤独感等心理反应；患病后是否对学习、工作、家庭造成影响；家庭经济情况；患者的应对能力；社会支持系统对患者的关心程度等。

### （四）辅助检查

**1. 肝功能检查**

（1）血清酶 以谷丙转氨酶（ALT）最为常用，急性肝炎在黄疸出现前3周，ALT即开始升高，黄疸消退后2~4周恢复正常；慢性肝炎可持续或反复升高；重型肝炎时因大量肝细胞坏死，ALT随黄疸迅速加深反而下降，呈胆-酶分离现象。门冬氨酸转氨酶（AST）也升高，意义与ALT相同。其他血清酶类，如ALP、γ-GT在肝炎时也可升高。

（2）血清蛋白 由于持续肝功能损害时，肝脏合成白蛋白（A）减少，出现A/G比值下降或倒置，对慢性肝炎或肝硬化的诊断有一定参考价值。

（3）血清和尿胆红素 黄疸型肝炎时血清总胆红素、直接胆红素和间接胆红素、尿胆原和尿胆红素均升高。淤胆型肝炎则以直接胆红素、尿胆红素增加为主，尿胆原减少或阴性。

（4）凝血酶原活动度（PTA） 对重型肝炎的临床诊断和预后判断有重要意义。PTA高低与肝损害程度成反比，重型肝炎时PTA < 40%。PTA越低，肝损害越重，预后越差。

**2. 肝炎病毒标记物检测**

（1）甲型肝炎 血清抗-HAV-IgM阳性是HAV近期感染的指标，是确诊甲型肝炎最主要的标记物；血清抗-HAV-IgG是保护性抗体，见于甲型肝炎疫苗接种后或既往感染HAV的患者。

（2）乙型肝炎 病毒标记物检测的临床意义见表2-1。

表2-1 乙型肝炎病毒血清标志物的临床意义

| 血清标志物 | 临床意义 |
| --- | --- |
| 乙型肝炎表面抗原（HBsAg） | 阳性表示HBV感染；如无任何临床表现，肝功能正常，而HBsAg持续6个月以上阳性者为慢性乙肝病毒携带者 |
| 乙型肝炎表面抗体（抗-HBs） | 为保护性抗体，阳性表示对HBV产生保护性免疫，见于接种乙型肝炎疫苗后或既往感染并产生免疫力的恢复者；阴性说明对HBV易感 |
| 乙型肝炎e抗原（HBeAg） | 阳性提示HBV复制活跃，传染性较强，持续阳性则易转为慢性 |
| 乙型肝炎e抗体（抗-HBe） | 阳性提示感染时间久，HBV复制减弱或传染性减低，或提示HBV-DNA与宿主DNA整合，长期潜伏于体内 |
| 乙型肝炎核心抗原（HBcAg） | 是HBV的主体，阳性表示HBV复制，但一般方法不易检出血液中的HBcAg |
| 乙型肝炎核心抗体（抗-HBc） | 抗-HBc-IgG阳性为过去感染的标志，可保持多年；抗-HBc-IgM阳性提示有HBV的急性感染或慢性感染急性发作期；高滴度抗-HBc-IgM阳性提示HBV有活动性复制 |

HBV-DNA和DNAP均位于HBV的核心部分，是反映HBV感染最直接、最特异和最敏感的指标，两者阳性提示体内HBV有活动性复制，传染性较大。

（3）丙型肝炎 检测血清中抗-HCV和HCV-RNA。①HCV-RNA在病程早期即可出现，治愈后很快消失。②抗-HCV不是保护性抗体，而是HCV感染的一种标志。抗-HVC-IgM见于丙型肝炎急性期或慢性活动期，治愈后可消失，急性病例一般可持续4~48周；高滴度抗-HVC-IgG提示HCV病毒感染，低滴度抗-HVC-IgG提示病毒处于静止状态，见于丙型肝炎恢复期。

（4）丁型肝炎 血清中除HBV感染的标记物阳性外，尚可检出丁型肝炎抗原HDAg和抗-HDV，血清或肝组织中 HDAg 或 HDV RNA 阳性有确诊价值。

（5）戊型肝炎 HEV 感染者血清中可检测出抗 – HEV – IgM 和抗 – HEV – IgG 两者阳性均可作为近期感染的指标。

【护理问题】

**1. 活动无耐力** 与肝功能受损、能量代谢障碍有关。

**2. 营养失调** 与摄入减少及消化吸收障碍有关。

**3. 焦虑** 与担心预后及隔离治疗等有关。

**4. 知识缺乏** 缺乏病毒性肝炎的防治知识。

**5. 潜在并发症** 出血、肝性脑病、感染、肝肾综合征等。

【护理措施】

（一）消毒与隔离

甲型肝炎、戊型肝炎从发病之日起按消化道隔离 3 周；急性乙型肝炎按血液（体液）隔离至 HBsAg 阴性；慢性肝炎（乙型、丙型）按病毒携带者管理。慢性肝炎及病毒携带者禁止献血，禁止从事食品加工、餐饮服务、饮水供应、托幼保育等工作，并定期监测各项指标。

（二）一般护理

**1. 休息与活动** 急性肝炎、重型肝炎、慢性肝炎活动期、ALT 升高者均应卧床休息。根据病变不同时期指导患者休息：①急性肝炎早期（发病后 1 个月内）安静卧床休息，症状好转，黄疸减轻，肝功能改善后，每日轻微活动 1 ~ 2 小时，以不感到疲劳为度。以后随病情进一步好转，指导逐渐增加活动量。肝功能正常后 1 ~ 3 个月可恢复日常活动和工作，但仍应避免过劳及重体力劳动。②慢性肝炎可根据病情及肝功能状况指导患者合理休息与活动，以不感到疲劳为度。③重型肝炎患者应绝对卧床休息，保持情绪稳定，做好口腔和皮肤护理。

**2. 饮食** 合理的营养、适宜的饮食可以改善患者的营养状况，促进肝细胞再生和修复，利于肝功能恢复。

（1）急性肝炎患者宜进食清淡、易消化、维生素丰富的饮食，如蛋羹、清肉汤、豆浆等。保证足够热量，每日碳水化合物 250 ~ 400g，多食水果、蔬菜等含维生素丰富的食物，如患者食欲差可喝糖水、果汁，或静脉补充 10% 葡萄糖液加维生素 C。蛋白质每日 1 ~ 1.5g/kg。伴腹胀时减少产气食物摄入，如牛奶、豆浆等。黄疸消退，食欲好转后，可逐渐增加饮食，但应避免暴饮暴食防止营养过剩。恢复期患者可过渡至普通饮食。

（2）慢性肝炎患者宜适当的高蛋白、高热量、高维生素、易消化食物。适当增加蛋白质摄入，每日 1.5 ~ 2.0g/kg，以优质蛋白为主，如牛奶、鸡蛋、瘦肉、鱼等。

（3）重症肝炎患者宜低脂、低盐、高糖、高维生素、易消化流质或半流饮食，少食多餐，注意食物色、香、味以增加患者的食欲。进食不足者，遵医嘱输入 10% ~ 15% 葡萄糖液，加适量胰岛素，总液量以 1500ml/d 为宜；有肝性脑病先兆者，应限制或禁止蛋白质摄入，每日蛋白质摄入 < 0.5g/kg；合并腹水、少尿者，应低盐或无盐饮食，钠限制在 500mg/d，进水量每日不超过 1000ml，以减少水钠潴留。

（4）各型肝炎患者均不宜长期摄入高糖、高热量饮食，尤其是肥胖和糖尿病倾向患者，以防诱发脂肪肝和糖尿病。各型肝炎患者均应戒烟和酒，以免加重肝损害。

（三）病情观察

密切观察生命体征、意识；消化道症状及黄疸程度；有无心悸、呼吸困难、腹水；皮肤黏膜有无瘀点、瘀斑，有无呕血、便血等出血倾向；血红蛋白、血小板计数、凝血酶原时间、凝血酶原活动度等指标；是否有肝性脑病、肾功能不全等早期表现；重型肝炎和肝衰竭患者应严格记录24小时出入液量，监测尿常规、尿比重、血清钾、血清钠、血肌酐、血尿素氮，一旦发现病情变化，及时报告医生，积极配合抢救。

### （四）对症护理

**1. 皮肤瘙痒**　黄疸型肝炎患者由于胆盐沉积刺激皮肤，引起皮肤瘙痒，具体护理措施为：①保持床单清洁、干燥，衣服宜柔软、宽松，经常换洗。②每日用温水清洗皮肤，不宜使用肥皂、化妆品等刺激性用品。③及时修剪指甲避免搔抓，防止皮肤破损；对已有破损者，则应保持局部清洁、干燥，预防感染。④瘙痒重者局部可涂擦止痒剂，也可口服抗组胺药。

**2. 呕吐、腹泻**　给予清淡、易消化饮食，少食多餐；纪录24小时出入液量；严重者暂禁食，遵医嘱静脉补充所需营养；保持床单元整洁，加强肛周皮肤护理。

### （五）心理护理

急性期患者由于对疾病的不了解、隔离治疗、活动受限等，易出现紧张、焦虑、恐惧心理；慢性病患者因病情反复、久治不愈，担心疾病预后等出现焦虑、悲观、孤独、抑郁等消极心理，表现为少言寡欢、情绪低落、自卑孤独、睡眠障碍等。在治疗护理中应注意介绍疾病相关知识，如主要症状、体征、治疗方法、护理措施、疾病预后及隔离的意义，鼓励患者与病友多交谈等以增加患者对疾病的了解；多与患者交流沟通，随时了解患者心理活动，鼓励其说出自己的想法和感受，及时进行疏导使患者产生安全感，消除其焦虑、抑郁等不良心理，使之保持豁达、乐观心情，增强其战胜疾病的信心，有利于患者早日康复。

### （六）治疗护理

**1. 治疗要点**　病毒性肝炎目前仍无特效治疗，原则为综合性治疗，以休息、营养为主，辅以适当的药物治疗，避免使用损害肝脏的药物等。

（1）急性肝炎　急性肝炎多为自限性，一般可完全恢复。治疗以休息、营养和对症为主。一般不需要抗病毒治疗，但急性丙型肝炎除外，急性丙型肝炎易转为慢性，早期需进行抗病毒治疗，常用药物如干扰素、利巴韦林等。

（2）慢性肝炎　除了进行适当休息和营养以外，可适当使用保肝药、抗病毒药、降转氨酶药、免疫制剂及中药等。

（3）重症肝炎　①一般支持疗法：绝对卧床休息，实施重症监护；维持体液平衡；保证热量，补充维生素；输注新鲜血浆、白蛋白、免疫球蛋白。②促进肝细胞再生：可用促肝细胞生长因子或胰高血糖素－胰岛素疗法。③对症治疗：防治肝性脑病、出血、继发感染、肝肾综合征等并发症。

**2. 用药护理**　指导患者按医嘱用药，向患者说明药物的名称、剂量、给药时间和方法，教会患者观察疗效和副作用。避免滥用药物如吗啡、苯巴比妥类、磺胺类及抗结核等药物以免加重肝脏损害。

**【健康指导】**

**1. 预防指导**

（1）控制传染源　急性期应隔离治疗，慢性患者和病毒携带者应定期检测各项传染指标，禁止献血和从事饮食、托幼等工作。

（2）切断传播途径　甲型肝炎做好"三管一灭"，搞好饮食、饮水及个人卫生，管理好粪便，消灭苍蝇，物品使用做到"一人一用一消毒制"等，防止传播疾病。乙型肝炎和丙型肝炎应加强血源管理，提倡使用一次性注射器，对医疗器械实行"一人一用一消毒制"等。

（3）保护易感人群　①主动免疫：甲型肝炎疫苗有减毒活疫苗和灭活疫苗两种。乙型肝炎应用乙肝疫苗，高危人群可每次 10～20μg，在第 0、1、6 个月分别注射 1 次；新生儿在首次接种（必须在出生后 24 小时内完成）后 1 个月和 6 个月再分别接种一次疫苗。②被动免疫：对因各种原因已暴露于 HBV 的易感者，包括 HBsAg 阳性母亲所分娩的新生儿，可用高效价 HBIg，使用剂量为新生儿 100IU，成人 500IU，1 次肌内注射，免疫力可维持 3 周。

### 素质提升

#### 意外暴露者的处理

在护理乙肝患者的过程中，如被 HBsAg 阳性血液污染的针头或其他锐利器械刺伤皮肤，应立即挤出少量血液，以流动水冲洗，再用碘伏消毒后包扎伤口；如污血溅于眼、鼻、口等黏膜内时，立即用生理盐水或清水冲洗。以上两种情况经初步处理后，若已知自己 HBsAg 或抗 - HBV 阳性则不需特殊处理；不清楚者，应尽早肌内注射 HBIg（乙型肝炎免疫球蛋白），并抽血查 HB-sAg 及抗 - HBs，如 HBsAg 及抗 - HBs 均为阴性，2 周后再接种乙肝疫苗。

**2. 疾病知识指导**　宣教各型肝炎的发病、传播途径、主要表现、转归、预防等知识；强调早期隔离的必要性，急性肝炎彻底治疗的重要性；减少探视和陪护，以免交叉感染。

**3. 生活指导**

（1）指导患者规律生活，劳逸结合，待症状消失、肝功能恢复 3 个月以上，可逐渐恢复原工作，坚持正常工作和学习，但应避免劳累。正确对待疾病，保持乐观情绪。

（2）加强营养，适当增加蛋白质的摄入，多食蔬菜、水果，但要避免长期高热量、高脂肪饮食。不吸烟、不饮酒。

（3）实施适当的家庭隔离，指导患者在家中实行分餐制，注意对食具、用具、衣被、排泄物的消毒。其排泄物、分泌物可用 3% 漂白粉消毒后弃去；家中密切接触者，可接种相应肝炎疫苗进行预防。

（4）凡接受输血、大手术应用血制品的患者，出院后应定期检查肝功能及肝炎病毒标记物，以便早期发现由血液和血制品为传染途径所致的各型肝炎。

**4. 用药指导**　指导患者按医嘱用药，向患者说明药物的名称、剂量、给药时间和方法，教会患者观察疗效和副作用。避免滥用药物，如吗啡、苯巴比妥类、磺胺类及抗结核等药物以免加重肝脏损害。指导患者定期复查，一旦发病应合理治疗，规则用药，忌乱投医，避免肝炎病毒重叠感染。

# 第二节　流行性感冒患者的护理

PPT

流行性感冒简称流感，是由流感病毒引起的急性呼吸道传染病。主要临床表现为高热、乏力、头痛、全身酸痛等全身中毒症状，而呼吸道症状相对较轻。婴幼儿、老年人及体弱者可引起严重的并发症。本病潜伏期短，传染性强、传播迅速。一般秋冬季是高发期。

**【病原学及发病机制】**

**1. 病原学**　流感病毒是一种有包膜的 RNA 病毒，呈球形或丝状，根据其感染的对象，可分为人、猪、马及禽流感病毒，其中人类流感病毒根据核蛋白抗原性分为甲、乙和丙三型，三型间无交叉免疫。流感病毒的最大特点是极易发生抗原变异，尤其是甲型流感病毒。流感病毒不耐热、酸和乙醚，对紫外线、甲醛、乙醇和常用消毒剂均敏感。

**2. 发病机制**　流感病毒主要通过感染呼吸道内各类细胞，并在细胞内复制导致细胞损伤和死亡而致病。受流感病毒感染的上皮细胞发生变性、坏死与炎症，引起呼吸道症状和全身中毒反应，大量病毒随分泌物排出体外，引起传播流行。单纯流感病毒主要损害呼吸道上部及中部气管黏膜，极少数可有病毒血症或肺外组织感染的情况。免疫力低下者如病毒侵袭全部呼吸道可出现流感病毒性肺炎，肺充血，肺泡细胞出血、脱落，重者可见支气管黏膜坏死、肺水肿以及毛细血管血栓形成。

【流行病学】

**1. 传染源**　患者和隐性感染者是主要传染源。甲型流感可有动物传染源，如猪、马、牛及鸟类等。发病初期传染性强，传染期为 5~7 天。

**2. 传播途径**　主要经飞沫传播。也可通过接触被污染的手、日常用具等间接传播。

**3. 易感人群**　人群普遍易感，一般以 5~20 岁发病率较高。感染后可获得对同型病毒的免疫力，但一般不超过一年。不同亚型间无交叉免疫性，易反复发病且易引起流行。

**4. 流行特征**　本病好发于冬、春季节。流感常突然发生，迅速蔓延，发病率高和流行过程短是本病流行特征。甲型流感病毒一般每隔 10~15 年就会产生一个新的亚型，可引起世界性大流行。

【护理评估】

（一）健康史

注意询问有无与患者接触史；发病年龄、季节；有无劳累、受凉、营养不良等抵抗力下降史等。

（二）身体状况

本病潜伏期一般为 1~4 天（数小时~4 天）。起病急，以全身中毒症状为主，呼吸道症状轻微或不明显。各型流感病毒所致症状基本表现一致，但可有轻重不同。根据临床表现分为以下几型。

**1. 典型（普通型）**　此型最常见。起病急，全身中毒症状重，呼吸道症状轻。主要表现为畏寒、高热、乏力、全身酸痛等，体温可达 39℃ 以上，部分患者可伴有鼻塞、流涕、咽痛、干咳等。体检可见面色潮红、眼结膜及咽部充血，肺部可闻及干啰音。4~7 天症状可逐渐减轻至消失，但乏力、咳嗽可持续 2 周以上。

**2. 轻型流感**　急性起病，症状较轻，类似普通感冒，轻或中度发热，全身及呼吸道症状轻，无明显体征，仅 X 线检查肺有炎性阴影，1~2 周后症状减轻，炎症消散，多见于成年人。

**3. 肺炎型**　较少见，主要见于老人、儿童及其他免疫力低下者。起病初期症状与典型流感相似，1~2 天内病情迅速加重，出现高热、剧烈咳嗽、血性痰液、呼吸困难、发绀、胸闷等症状，体检时两肺呼吸音减弱，双肺满布湿性啰音，但无肺实变体征。X 线胸片显示双肺絮状阴影，散在分布。可在 5~10 天发生呼吸循环衰竭，预后较差。少数患者可有细菌性肺炎、支气管炎等呼吸系统并发症，也可出现中毒性休克、中毒性心肌炎等肺外并发症。

**4. 其他**　此外还有胃肠型、中毒型。

（三）心理、社会状况

本病起病急、蔓延迅速。应注意询问患者有无因高热、全身不适而出现的紧张、焦虑等心理；了解患者及家属对疾病的认识程度，是否采取有效的消毒隔离措施等。

（四）辅助检查

**1. 血常规**　白细胞计数正常或减少，淋巴细胞相对增加。合并细菌性感染白细胞和中性粒细胞增多。

**2. 病原学检查**

（1）起病后 3 天内取患者的含漱液或鼻咽拭子进行病毒分离试验，可获得 70% 阳性结果，是确诊的重要依据。

（2）取患者鼻甲黏膜印片，应用免疫荧光抗体技术检测病毒抗原，阳性有助于早期诊断；另外，分别进行急性期及 2 周后血清中的抗体检查也可呈现阳性反应。

**3. 肺部 X 线检查** 肺炎型者可见肺部散在絮状阴影，以肺门处较多。

【护理问题】

**1. 体温过高** 与病毒感染有关。

**2. 活动无耐力** 与机体能量代谢障碍有关。

**3. 气体交换受损** 与肺炎型流感或继发细菌性肺炎有关。

**4. 知识缺乏** 缺乏对流感预防、保健等相关知识。

**5. 潜在并发症** 细菌性肺炎、中毒性休克、中毒性心肌炎等。

【护理措施】

（一）消毒与隔离

发现患者应及时进行呼吸道隔离，隔离时间一般为 1 周或至主要症状消失，隔离期避免外出，如外出需戴口罩。如疑为暴发流行，应及时上报。

（二）一般护理

**1. 休息与活动** 协助患者采取舒适体位，高热者应卧床休息。保持环境安静，室温在 16～18℃，湿度在 55% 左右，定时进行空气消毒。

**2. 饮食** 给予营养丰富、富含维生素、清淡、易消化的流质或半流质饮食，忌食辛辣刺激性强的食物，鼓励患者多饮水。必要时静脉补液。

（三）病情观察

严密监测生命体征，尤其是观察体温的变化，观察发热的程度及持续时间，单纯型流感发热 3～4 天内退热，肺炎型流感可持续发热 3～4 周。对老人、儿童及其他免疫力低下者应注意观察有无持续高热、剧烈咳嗽、咯血性痰、呼吸困难、发绀等症状，警惕肺炎型流感的发生，并注意观察有无心功能不全及肺水肿等并发症的发生。

（四）对症护理

**1. 高热** 体温超过 39℃时，及时进行物理降温如头部冰敷，或遵医嘱给予解热药，如复方阿司匹林（儿童禁用），退热时应注意患者出汗情况，鼓励患者多饮水或遵医嘱予以静脉补液，避免发生虚脱。

**2. 呼吸困难** 应协助患者取半卧位，吸氧。协助患者排痰，勤给患者翻身、拍背，必要时可用雾化吸入、机械吸痰等方法以保持呼吸道通畅。

**3. 其他** 咳嗽者可遵医嘱给予止咳祛痰药物；咽痛者可用蒸汽吸入或淡盐水漱口。

（五）心理护理

因高热、全身不适等患者易出现紧张、焦虑、恐惧等心理，护理人员多与患者交流沟通，了解患者的思想动态，关心、同情患者，并做好有关流感的知识宣教，指导患者及家属正确进行隔离及护理。

（六）治疗护理

**1. 治疗要点** 目前缺乏特异性治疗方法，以对症支持治疗为主，采取中西医结合方法治疗。

（1）对症治疗 高热者给予物理降温，必要时遵医嘱使用解热镇痛药；干咳者可口服咳必清，有痰者给祛痰药；儿童忌服含阿司匹林成分的药物，以免产生脑病 - 肝脂肪变综合征（瑞氏综合征）。

（2）抗流感病毒治疗 目前主要选用金刚烷胺、奥司他韦及病毒唑。金刚烷胺用量一般为成人

200mg/d，老年人160mg/d，分2次口服，疗程3~4天，此种药物只对甲型流感病毒有效。奥司他韦口服剂量一般为成人每天2次，每次75mg，连用5天。病毒唑对各型流感均有效，不良反应少。

（3）中医药治疗 中药治疗流感方法多，效果较好，如连翘、金银花、黄芪等。

（4）抗生素治疗 主要用于防治继发性细菌感染。

**2. 用药护理** 密切观察用药后的疗效和不良反应，高热儿童降温避免应用阿司匹林，以免诱发瑞氏综合征；金刚烷胺有一定的中枢神经系统不良反应，如头晕、嗜睡、失眠、共济失调等，肾功能不全、老年及血管硬化者慎用，孕妇及有癫痫史患者禁用。

【健康指导】

**1. 预防指导**

（1）控制传染源 对流感患者应早发现、早诊断、早报告、早隔离、早治疗，执行呼吸道隔离，隔离1周或至热退后2天。有接触史的易感者应观察7天。

（2）切断传播途径 流行期间避免集会或集体娱乐活动，幼儿、老人、慢性病患者及免疫力低下者避免去人口稠密的公共场所，出入应戴口罩。居室注意通风，保持空气新鲜，注意个人卫生。医护人员戴口罩，洗手，防止交叉感染。患者用具及分泌物要彻底消毒。

（3）保护易感人群 接种灭活流感疫苗是预防流感的基本措施，可获得60%~90%的保护效果。接种对象为老人、儿童、严重慢性病患者、免疫力低下及可能密切接触患者的人员，接种时间为每年10~11月中旬，每年接种1次，2周可产生有效抗体。发热或急性感染期推迟接种。对疫苗过敏、格林－巴利综合征、妊娠3个月内、严重过敏体质等禁忌接种。12岁以下儿童不能使用全病毒灭活疫苗。

**2. 疾病知识指导** 宣传流感病因、临床表现、诊治方法及预防方法等，流行季节出现高热、全身酸痛、鼻塞、流涕、咽痛、干咳等症状及时就诊。

**3. 生活指导** 遵医嘱休息、饮食及服药，防止并发症。平时防寒保暖、加强身体锻炼、增强身体抵抗力，冬春流行季节不去人口稠密的公共场所。室内宜勤开窗通风，衣服被褥宜常洗晒。对未住院的单纯性流感患者，应认真指导家庭护理。一般应将患者安置在单人房间，室内每天用食醋熏蒸进行空气消毒或开窗通风换气；对患者的食具可煮沸消毒，用具及衣服等可用含氯消毒液消毒或日光暴晒2小时，接触患者后要用消毒液或流动水洗手。

# 附：人感染高致病性禽流感患者的护理

人感染高致病性禽流感（HPAI）是由甲型流感病毒 $H_5N_1$ 亚型引起的急性呼吸道传染病。以高热、咳嗽、呼吸急促等为主要特征，严重病例常可并发休克、急性呼吸窘迫综合征 ARDS、多脏器功能衰竭、败血症等并发症而死亡。

【病原学及发病机制】

**1. 病原学** 禽流感病毒属甲型流感病毒。目前感染人类的禽流感病毒有3种亚型，即 $H_5N_1$、$H_7N_7$、$H_9N_2$，以感染 $H_5N_1$ 患者病情重，病死率高。禽流感病毒对热敏感，65℃加热30分钟或煮沸2分钟可灭活，对常用消毒剂如碘伏、含氯消毒剂及紫外线等敏感，但对低温抵抗力较强，并可在动物口腔、鼻腔、粪便等处长期生存。

**2. 发病机制** 人禽流感的发病机制与一般流感的发病机制基本相同。病理变化以支气管黏膜坏死、肺泡散在出血、肺不张及肺透明膜形成等病变为主。

**【流行病学】**

**1. 传染源** 传染源主要是患禽流感及携带禽流感病毒的鸡、鸭、鹅等家禽，其中鸡是主要传染源。

**2. 传播途径** 病毒通过呼吸道和消化道传染给人，也可通过密切接触感染的禽类及其排泄物、分泌物和被污染的水等感染。目前尚无人与人之间传播的证据。

**3. 易感人群** 从事家禽养殖业及同地居住的家属，在发病前1周内去过家禽饲养、销售及屠宰等场所者，接触禽流感病毒污染材料的实验室工作人员，与禽流感患者有密切的人员均为高危人群。

**4. 流行特征** 人类对禽流感病毒并不易感。经任何年龄均可感染，但以12岁以下儿童发病率较高，病情较重。

**【护理评估】**

**（一）健康史**

注意询问有无与不明原因病死家禽或感染家禽密切接触史，发病年龄等。

**（二）身体状况**

本病潜伏期一般为1~3天，通常在7天以内。急性起病，早期类似普通型流感，主要表现为发热，体温持续在39℃以上，热程1~7天，可伴有头痛、全身不适、鼻塞、流涕、咳嗽、咽痛等呼吸道感染症状，多数患者在起病1~5天后出现肺炎表现。部分患者可出现恶心、腹痛、腹泻、稀水样便等消化道症状。严重者可在发病1周内迅速出现呼吸窘迫、肺出血、肾衰竭、休克等多种并发症而死亡。

**（三）心理、社会状况**

本病起病急，部分患者病情凶险。应注意询问患者及家属有无恐惧、焦虑等心理；了解患者及家属对疾病的认识程度，是否采取有效的消毒隔离措施等。

**（四）辅助检查**

**1. 血常规** 白细胞总数正常或降低。重症患者有淋巴细胞减少，血小板减少。

**2. 病毒抗原及基因检测** 采用免疫方法可检测相应病毒抗原。还可采用 RT－PCR 法检测相应核酸。

**3. 病毒分离** 可从患者呼吸道分泌物中分离到禽流感病毒。

**4. 血清学检查** 发病初期和恢复期双份血清检测禽流感病毒抗体有4倍或以上升高，有助于回顾性诊断。

**5. 肺部 X 线检查** X 线胸片可见单侧或双侧肺炎，少数可有胸腔积液。

**【护理问题】**

请参阅本章"流行性感冒"相关内容。

**【护理措施】**

与"流行性感冒"护理措施相同。

# 附：甲型 $H_1N_1$ 流感患者护理

甲型 $H_1N_1$ 流感是一种由甲型 $H_1N_1$ 型流感病毒引起的急性呼吸道传染病。临床表现与普通流感相似，少数患者病情进展快，可并发严重肺炎、肺出血等并发症。

**【病原学及发病机制】**

甲型 $H_1N_1$ 型流感病毒基因组由禽流感、猪流感和人流感病毒基因混合而成，可看作是一种杂交体，

是一种新型的甲型 $H_1N_1$ 流感病毒，它所引起的流感具有高度传染、传播迅速、易流行的特点。

【流行病学】

**1. 传染源** 患者是主要传染源。

**2. 传播途径** 主要通过呼吸道传播。也可通过间接接触传播，如接触被病毒污染的手、用具等。食用猪肉一般不会感染。

**3. 易感人群** 人群普遍易感。以 15~25 岁的人多见。

**4. 流行特征** 本病流行季节与普通流感相似。甲型 $H_1N_1$ 型流感于 2009 年 3 月在墨西哥、美国开始暴发，迅速在全球蔓延。截至 2009 年 9 月我国 31 个省（自治区、直辖市）累计报告确诊病例 7505 例，无死亡病例报告。

【护理评估】

（一）健康史

主要评估患者的年龄、季节及有无与患者或疑似患者接触史等。

（二）身体状况

本病潜伏期一般为 1~7 天。急性起病，主要表现为发热，头痛、全身肌肉酸痛等中毒症状，伴有呼吸道局部症状如鼻塞、流清涕、咽痛等。少数患者病情可迅速进展，来势凶猛、突然高热、体温达 39℃ 以上，并发严重肺炎、急性呼吸窘迫综合征、肺出血、肾功能衰竭、败血症、休克、呼吸衰竭及多器官损伤等。

（三）心理、社会状况

本病属新发生的流感病毒，起病急、传播迅速，应注意询问患者有无焦虑、恐惧等心理；了解患者及家属对疾病的认识程度、能否正确对待及是否采取有效的消毒隔离措施。

（四）辅助检查

**1. 血常规** 白细胞总数正常或降低。

**2. 病毒抗体检测** 血清、呼吸道分泌物、咽拭子、痰液检测 H 亚型病毒抗体阳性。

**3. 病毒分离及基因检测** 从呼吸道标本或血清中分离到特定病毒。

【护理问题】

请参阅本章"流行性感冒"相关内容。

【护理措施】

与"流行性感冒"护理措施相同。

PPT

# 第三节 传染性非典型肺炎患者的护理

传染性非典型肺炎又称为严重急性呼吸综合征（SARS），简称非典，是由 SARS 冠状病毒引起的一种急性呼吸道传染病。主要表现为高热、乏力、头痛、干咳、腹泻、关节肌肉酸痛等症状，严重者出现呼吸窘迫。本病主要通过近距离飞沫传播，传播迅速，病死率高。

【病原学及发病机制】

**1. 病原学** SARS‐CoV 属冠状病毒科，为单股正链 RNA 病毒，是一种新型冠状病毒。其抵抗力较强，在人体外存活数小时，在人排泄物中可存活 4 天，在 0℃ 中可长时间存活，但不耐热，75℃ 30 分钟可灭活。对三氯甲烷、甲醛及紫外线等敏感。

**2. 发病机制** 本病发病机制尚不清楚。病毒侵入人体后早期即可出现病毒血症，对患者的细胞免疫功能造成严重损害，出现异常免疫反应。病毒到达肺，促发肺水肿、肺实质及肺间质的炎症，部分患者可发生肺纤维化。另外，临床应用肾上腺激素可以改善肺部炎症反应，减轻临床症状。因此，免疫损伤可能是本病发病的主要原因。本病主要病理改变在肺和免疫器官，肺部病变最突出，双肺明显肿胀，镜下可见弥漫性肺泡病变，肺水肿、透明膜形成，3周后肺间质纤维化造成肺泡纤维闭塞。肺门淋巴结多充血、出血，淋巴组织减少。

【流行病学】

**1. 传染源** 患者是主要传染源，急性期患者体内病毒含量高，症状明显，传染性强，个别患者可致数十甚至上百人感染。

**2. 传播途径**

（1）**飞沫传播** 近距离的飞沫传播是主要传播途径，SARS 冠状病毒存在于呼吸道分泌物中，患者咳嗽、打喷嚏或大声说话时，带病毒飞沫飘在空气中，飞沫移动距离约 2 米，故为近距离传播。另外，易感者也可吸入空气中含 SARS 冠状病毒的气溶胶而感染。

（2）**接触传播** 接触患者呼吸道分泌物、消化道排泄物及体液而传播，间接接触被污染的物品也可感染。

（3）**消化道传播** 患者粪便中检测出 SARS 冠状病毒，经消化道传播也可能是另一传播途径。

**3. 易感人群** 人群普遍易感，感染后可获得一定程度的免疫力，尚无再次发病的报告。发病以青壮年较多，医务人员及与患者 SARS 冠状病毒密切接触者为高危人群。

**4. 流行特征** 本病于 2002 年 11 月首先在我国广东佛山被发现，于 2003 年 8 月本次流行基本控制。本次流行发生于冬末春初。主要流行于人口密集的城市，有明显家庭和医院聚集现象，农村少见。

【护理评估】

（一）健康史

询问患者发病前两周内有无与患者或疑似患者接触史；是否接触过野生动物；是否到过人口拥挤的地方等；发病前后是否坐过飞机、火车、轮船、长途汽车等交通工具。

（二）身体状况

本病潜伏期 1~16 天，一般为 3~5 天，最长可达 21 天。

**1. 典型（普通型）** 此型多见。

（1）**初期** 起病急，常以发热为首发症状，体温在 38℃ 以上，可伴有头痛、关节痛、乏力、全身肌肉酸痛、腹泻等全身症状，可有干咳、胸痛等，一般无上呼吸道卡他症状。病程 3~7 天后出现干咳、少痰、胸闷、呼吸困难等症状，肺部体征不明显，部分患者可闻及少许湿啰音或有实变体征。

（2）**极期** 病程 10~14 天，病情达高峰，发热、乏力等中毒症状加重，咳嗽加剧，并出现明显呼吸困难，稍活动则出现气喘、胸闷、心悸等表现，肺实变体征进一步加重10%~15%可出现 ARDS 而危及生命。

（3）**恢复期** 2~3 周后，发热渐退，各种症状减轻至消失。肺部炎症病变于体温正常后 2 周左右完全吸收和恢复正常。

**2. 轻型** 急性起病，症状轻，发热不高，病程短。此型多见于儿童。

**3. 重型** 起病急，病情进展迅速，易出现 ARDS。有下列表现之一均为重型：①多叶病变或 48 小时内病灶进展大于 50%。②呼吸困难，呼吸频率大于 30 次/分。③低氧血症，吸氧 3~5L/分，氧合指数低于 300mmHg。④休克、ARDS。

### （三）心理、社会状况

本病起病急、传染很快、病死率高，患者易出现紧张、焦虑、恐惧等心理，隔离治疗患者易产生孤独感、自责及自卑感等，同时应注意了解患病后对家庭、周围人群及社区的影响情况，家庭及社区是否及时采取有效的消毒隔离措施等。

### （四）辅助检查

**1. 血常规**　外周血白细胞总数一般正常或减少，淋巴细胞计数绝对值减少，部分患者血小板减少。晚期合并细菌感染时白细胞计数可增高。

**2. 病原学检查**　采用 RT - PCR 法检测呼吸道分泌物、血液、粪便、尿液中 SARS 病毒，其敏感性和特异性较高，具有早期诊断价值。

**3. 血清学检查**　可采用酶联免疫检测法或间接免疫荧光法检测 SARS 特异性抗体，双份血清抗体 4 倍或以上升高可确诊，但阴性不能排除本病。

**4. 肺部 X 线检查**　多数患者早期即可出现肺部斑片状或网状改变，部分患者病情进展迅速，呈大片阴影改变，消散较慢，肺部阴影与临床症状体征可不一致。

**5. 血液生化检查**　多数患者出现肝功异常，ALT、LDH、CK 升高。肾功能及血清电解质大多正常。血气分析可有血氧饱和度降低。

【护理问题】

**1. 体温过高**　与 SARS 病毒感染有关。

**2. 恐惧**　与病情发展迅速、担心疾病预后有关。

**3. 气体交换受损**　与肺部病变致换气面积减少有关。

**4. 知识缺乏**　缺乏本病预防传染及治疗等相关知识。

**5. 潜在并发症**　急性呼吸窘迫综合征、休克、多器官功能衰竭等。

【护理措施】

### （一）消毒与隔离

1. 传染性非典型肺炎为我国法定乙类传染病，但按甲类传染病实行强制管理。

2. 发现疫情就地执行严密隔离，隔离时间根据医学检查结果确定。疑似和确诊病例分开安置，应住单间，患者活动限制在病房内，避免使用中央空调；不设陪护，限制探视；工作人员进入隔离室必须做好个人防护，戴 12 层棉纱口罩或 N95 口罩、帽子、防护眼罩、手套、鞋套等，穿隔离衣；病房定时用含氯消毒剂或 0.5% 过氧乙酸擦拭消毒。

3. 对密切接触者，自最后接触之日起，在指定地点隔离观察 14 天，一旦出现发热、咳嗽等症状，应及时用专用交通工具送往指定医院。

### （二）一般护理

**1. 休息与活动**　嘱患者卧床休息，保证充足的睡眠，避免劳累。保持病室环境清洁、安静，温度适宜。

**2. 饮食**　给予高热量、高蛋白、维生素丰富、清淡、易消化饮食，多饮水，不能进食者或高热者应鼻饲或静脉补充营养，维持水、电解质平衡。

### （三）病情观察

严密监测生命体征，有无意识障碍，密切观察体温及血氧饱和度变化，必要时进行心电监护等。观察记录患者 24 小时出入液量等。

**（四）对症护理**

**1. 高热** 体温超过 38.5℃ 者，给予酒精擦浴等物理降温，或遵医嘱给予解热药，注意观察降温效果。儿童禁用阿司匹林，以免引起瑞氏综合征。

 素质提升

**瑞氏综合征**

是儿童在病毒感染（如流感、感冒或水痘）康复过程中得的一种罕见的病，以服用水杨酸类药物（如阿司匹林）为重要病因。广泛的线粒体受损为其病理基础。瑞氏综合征会影响身体的所有器官，但对肝脏和大脑带来的危害最大。如果不及时治疗，会很快导致肝肾衰竭、脑损伤，甚至死亡。

**2. 呼吸困难** 有呼吸困难时取半卧位卧床休息。及早给予吸氧，并根据患者的血氧饱和度情况随时调节氧气吸入的浓度。协助患者排痰，及时清理呼吸道分泌物，保持呼吸道通畅。

**3. 气管插管或气管切开的护理** 保持管道通常，避免折曲、脱落。保持呼吸道通畅。做好气管切开伤口的护理、口腔护理和导管护理，预防感染。

**（五）心理护理**

患者易出现紧张、焦虑、恐惧等心理，护理人员应及时与患者交流沟通，了解患者的思想动态，关心、安慰患者，并做好有关 SARS 的知识宣教，帮助患者树立信心。

**（六）治疗护理**

**1. 治疗要点** 目前本病无特异性治疗手段，以综合治疗为主，治疗原则为早发现、早隔离、早治疗。

（1）对症治疗 ①高热患者采用物理降温为主，可适当使用解热镇痛药。②咳嗽剧烈者给予镇咳药，咳痰者给予祛痰药。③维持及水、电解质平衡，加强营养支持，保护心、肝、肾等重要器官功能，重症患者出现休克或多器官功能衰竭时，给予相应治疗。

（2）吸氧治疗 早期吸氧至关重要。吸氧方式有：①无创正压通气：首选 CPAP，适用于患者有明显呼吸困难，$R > 30$ 次/分或吸氧 3 ~5L/min 条件下，$SaO_2$ 仍低于 93%。②有创正压通气：患者有严重呼吸困难和低氧血症，吸氧 5L/min 条件下，$SaO_2$ 仍低于 90%，或氧合指数小于 200mmHg；经无创正压通气治疗无效者，应及时进行有创正压通气治疗。

（3）糖皮质激素的应用 有以下指征之一即可早期应用：①有严重中毒症状，高热 3 天不退；②48 小时内肺部阴影进展超过 50%；③有急性肺损伤或出现 ARDS。常用强的松 80 ~320 mg/d，疗程一般 5 天，通常静脉给药 1 ~2 周后可改为口服，但总疗程不超过 4 周。应用糖皮质激素的目的在于抑制异常的免疫反应，减轻全身炎症反应状态，可减轻肺的渗出、损伤及后期的肺纤维化。

（4）抗病毒治疗 目前尚无特异性抗病毒药物。早期可试用洛匹那韦、利托那韦等抗病毒治疗。利巴韦林疗效不确定。

（5）其他 预防和治疗继发细菌感染，可选用喹诺酮类等抗感染；可试用干扰素增强免疫功能，也可选用中药治疗。

**2. 用药护理** 对中毒症状严重或重型病例需用糖皮质激素者，应注意观察药物的不良反应，如继发真菌感染、血糖升高等。同时观察有无并发症的发生。

**【健康指导】**

**1. 预防指导**　宣教本病病因、传播途径、早期表现及预防方法等，减少疾病的传播。

（1）控制传染源　传染性非典型肺炎为我国法定乙类传染病，但对其预防、控制措施是按照按甲类传染病的方法执行。对临床诊断案例和疑似病例应在指定的医院按呼吸道传染病分别进行隔离观察和治疗。对医学观察病例和密切接触者，应在指定地点接受隔离观察，为期 14 天。

（2）切断传播途径　①社区综合预防：加强科普宣教，流行期间减少大型聚会和活动，保持公共场所通风、空气流通；加强空气、水源、下水道系统的处理和消毒。②保持良好的卫生习惯，不随地吐痰，避免在人前打喷嚏、咳嗽，勤洗手；流行季节避免去人多或相对密闭的地方，外出戴口罩。③严密隔离患者：疑似和确诊病例分开收治。患者住单间，活动限制在病房内，避免使用中央空调；不设陪护，限制探视；工作人员进入隔离室必须做好个人防护，戴 12 层棉纱口罩或 N95 口罩、帽子、防护眼罩、手套、鞋套等，穿隔离衣；病房定时用含氯消毒剂或 0.5% 过氧乙酸擦拭消毒。

（3）保护易感人群　本病目前尚无疫苗预防。灭活疫苗正在研制中，已经进入临床实验阶段。注意保持乐观心态、均衡营养、充足睡眠、注意保暖、避免劳累等，均有助于提高对本病的抵抗力。

**2. 疾病知识指导**　宣教非典型肺炎传播途径、早期表现及预防方法等，减少疾病的传播。

**3. 生活指导**　患者病后初愈体质仍较弱，应注意为患者提供足够营养，保证休息和足够睡眠，适当运动，提高机体免疫力，促进身体康复。少数出院的患者可患抑郁症，家属应注意交流沟通，必要时进行心理治疗；出院后应注意短期内不要到公共场所，注意个人卫生管理；出院后 1 个月内每周回院进行胸部 X 线复查和血常规检查，并告知患者 SARS 的临床表现，自测体温，勿滥用药物。一旦出现症状，及时回医院接受监测。

# 第四节　流行性乙型脑炎患者的护理

PPT

流行性乙型脑炎简称乙脑，是由乙型脑炎病毒引起的以脑实质炎症为主要病变的中枢神经系统急性传染病，其临床特征为高热、意识障碍、抽搐、病理反射及脑膜刺激征阳性。重症患者可出现中枢性呼吸衰竭，病死率高，部分患者可留有神经系统后遗症。本病通过蚊虫传播，好发于儿童，流行于夏、秋季。

**【病原学及发病机制】**

**1. 病原学**　乙型脑炎病毒属虫媒病毒 B 组，为单股正链 RNA 病毒，病毒颗粒呈球形，外层为脂蛋白包膜，核心由单股 RNA 和核心蛋白（C 蛋白）组成。病毒能寄生在人或动物的细胞内，尤其适宜在神经细胞内生长繁殖，因此又称嗜神经病毒，其抗原性稳定，较少发生变异。乙脑病毒的抵抗力不强，不耐热，对各种常用消毒剂敏感，但耐干燥和低温。加热 100℃2 分钟或 56℃30 分钟即可灭活，用冷冻干燥法在 4℃冰箱中可保存数年。在蚊体内繁殖的适宜温度是 25℃ ~30℃。

**2. 发病机制**　带乙脑病毒的蚊虫叮咬人和动物后，病毒进入机体内，先在单核 - 吞噬细胞系统内繁殖，随后进入血液循环，引起病毒血症。机体免疫力较强时，病毒不能侵入中枢神经系统，临床上表现为隐性感染或轻型，并可获得终身免疫力。当机体免疫力较弱时，而感染的病毒数量多及毒力强，则病毒可通过血脑屏障侵入中枢神经系统，引起脑炎。乙脑的病变范围较广，可累及整个中枢神经系统灰质，但以大脑皮质、间脑和中脑损伤最为严重。主要病理变化为神经细胞变性、坏死，软化灶形成，脑实质及脑膜血管充血扩张，有大量浆液渗出，形成脑水肿。

**【流行病学】**

**1. 传染源**　乙脑是人畜共患的自然疫源性传染病。被感染的人和动物（马、牛、羊等）均可成为本病传染源。因人感染乙脑病毒后，病毒血症期短，且血中病毒数量少，故人不是主要传染源。在流行地区动物感染乙脑病毒率高，感染后病毒血症期长、血中病毒数量多，尤其是猪特别是幼猪，故幼猪是本病的主要传染源。病毒通常在蚊－猪－蚊等动物间循环。其他动物如蝙蝠等亦可作为本病的传染源和长期储存宿主。

**2. 传播途径**　本病通过蚊虫（库蚊、伊蚊、按蚊）叮咬而传播。其中以三带喙库蚊为主要传播媒介。蚊虫感染乙脑病毒后，可带病毒越冬或经卵传代，成为乙脑病毒的长期储存宿主。此外，受感染的蠛蠓、蝙蝠也是乙脑病毒的长期储存宿主。

**3. 易感人群**　人对乙脑病毒普遍易感，但感染后仅极少数人发病，绝大多数为隐性感染，感染后可获持久免疫力。本病好发于儿童，其中 2～6 岁儿童发病率最高。近年来由于疫苗的广泛接种，儿童发病率有所下降，但成人和老年人发病比例相对增高。

**4. 流行特征**　本病流行于亚洲东部的热带、亚热带及温带地区，具有严格的季节性。我国主要流行于夏、秋季，80%～90% 的病例发生在 7、8、9 三个月内，这主要与蚊虫繁殖、气温和雨量等因素有关。

【护理评估】

（一）健康史

评估患者有无蚊虫叮咬史，发病季节，有无病死家畜及家禽，发病前是否接种过乙脑疫苗，当地有无乙脑流行等。询问起病情况，如有无发热、抽搐、头痛、呕吐等。

（二）身体状况

潜伏期 4～21 天，一般为 10～14 天。典型的临床经过分为 4 期。

**1. 典型临床经过**　🅔微课 2

（1）初期　病程第 1～3 天，起病急，以高热伴头痛、恶心和呕吐等为主要表现，体温在 1～2 天内上升至 39℃～40℃，可有不同程度的精神倦怠或嗜睡，小儿可有上呼吸道症状或胃肠道症状如腹泻等，易被误认为上呼吸道感染。3～7 天少数患者可表现为颈部强直、神志淡漠、抽搐。

（2）极期　病程第 4～10 天，初期症状加重，高热、抽搐、呼吸衰竭三大症状是极期的重要特征，三者相互影响，互为因果，其中呼吸衰竭是乙脑最常见死亡原因。

①持续高热：为乙脑必有症状，体温常高达 40℃ 以上，多呈稽留热型，一般持续 7～10 天，重者可达 2～3 周。体温越高，热程越长，病情越重。

②意识障碍：为本病主要症状。主要表现为程度不等的意识障碍，可有嗜睡、谵妄、定向障碍、昏睡、昏迷等。意识障碍多发生于第 3～8 天，常持续 1 周左右，重者可长达 1 个月以上，昏迷程度越深，时间越长，病情越严重。

③惊厥或抽搐：发生于病程第 2～5 天，发生率为 40%～60%，可因高热、脑实质炎症、脑水肿所致，是病情严重的标志。轻者仅有面部、眼肌、口唇的局部性抽搐，重者肢体抽搐、强直性痉挛，甚至全身强直性抽搐，历时数分钟至数十分钟，均伴有意识障碍。长时间或频繁抽搐可加重脑缺氧、脑实质损害和脑水肿，导致发绀甚至呼吸衰竭。

④呼吸衰竭：是乙脑最严重的表现和最主要的死亡原因。多见于重症病例，以中枢性呼吸衰竭为主，常因脑实质炎症、脑水肿、颅内高压、脑疝等所致，其中以脑实质病变为主要原因。主要表现为：呼吸节律不规则如呼吸表浅、叹息样呼吸、潮式呼吸、间停呼吸等，最后呼吸停止。少数患者可因并发脊髓病变引起呼吸肌麻痹或肺炎、呼吸道阻塞而出现周围性呼吸衰竭表现，如呼吸先快后慢、呼吸困难、胸式或腹式呼吸减弱、发绀等，但呼吸节律整齐。

⑤颅内高压及脑水肿：患者颅内压增高，表现为剧烈头痛、频繁呕吐、血压升高、脉搏变慢、肌张力增高、瞳孔忽大忽小、视神经乳头水肿等，重者发展为脑疝。婴儿常有前囟门隆起，但脑膜刺激征大多缺如。

⑥神经系统症状和体征：多在病程第10天内出现，主要表现有：①神经反射改变：腹壁反射、提睾反射等浅反射减弱或消失，膝腱反射、跟腱反射等深反射先亢进后消失。②锥体束受损表现：巴氏征等病理反射阳性、痉挛性瘫痪、肌张力增高等。③常出现脑膜刺激征：如颈项强直、克氏征、布氏征阳性。幼儿常有前囟隆起，但脑膜刺激征缺如。④其他：根据其病变损害部位和程度不同而异，如可出现失语、吞咽困难、听觉障碍、震颤、肢体瘫痪，自主神经受累可有大小便失禁或尿潴留。

（3）恢复期　少数患者在极期因呼吸衰竭或严重并发症而死亡，多数患者在病程8~11天进入恢复期，体温逐渐下降，意识逐渐清醒，语言、运动、表情及各种神经反射逐渐恢复，多数患者一般在2周左右可完全恢复，部分患者需1~3个月恢复期，少数重症患者可有恢复期症状如低热、反应迟钝、痴呆、失语、吞咽困难、多汗、四肢瘫痪等，经积极治疗后多数患者于6个月内恢复。

（4）后遗症期　5%~20%重症患者在发病半年后仍留有精神、神经症状，称为后遗症，如精神失常、失语、瘫痪、意识障碍、痴呆等，经积极治疗后可有不同程度的恢复，但癫痫后遗症常可持续终身。

**2. 分型**　临床上根据发热、意识障碍、抽搐程度、病程长短、有无呼吸衰竭及后遗症等病情轻重不同把乙脑分为轻型、普通型、重型、极重型四类，但病情可由轻向重转化。

（1）轻型　发热38℃~39℃，神志清楚，无抽搐，脑膜刺激征不明显。1周左右可恢复。

（2）普通型　发热39℃~40℃，嗜睡或浅昏迷，偶有抽搐及病理反射阳性，脑膜刺激征较明显。病程7~14天，一般可以恢复。

（3）重型　发热40℃以上，昏迷，反复或持续抽搐，常有神经定位症状和体征，可有呼吸衰竭，恢复期常有精神失常、瘫痪、失语等症状，病程多在2周以上，少数患者留有不同程度后遗症。

（4）极重型（或称暴发型）　起病急骤，体温于1~2天内升至40℃以上，反复或持续性强烈抽搐，深度昏迷，迅速出现中枢性呼吸衰竭及脑疝等，多在极期死亡。幸存者常留有严重后遗症。

**3. 并发症**　以支气管肺炎最常见，多因昏迷患者呼吸道分泌物不易咳出或因吞咽障碍引起。其次为肺不张、败血症、尿路感染、压疮。重型患者可因应激性溃疡而致消化道大出血。

**（三）心理、社会状况**

评估患者是否有因突然起病而出现紧张、焦虑、恐惧心理；个人应对能力，有无感情脆弱，经常哭泣和激动；后期有无因功能障碍而出现悲观、绝望等消极心理；亲人及社会支持系统对患者的关心程度；家庭经济状况。

**（四）辅助检查**

**1. 血常规**　白细胞总数增高，常为（10~20）×10⁹/L，疾病初期可见中性粒细胞达80%以上，随后淋巴细胞增多。

**2. 脑脊液检查**　压力增高，外观无色透明或微混，白细胞计数多在（50~500）×10⁶/L之间，少数高达1000×10⁶/L以上。白细胞分类早期以中性粒细胞增多为主，后期以淋巴细胞为主，白细胞计数高低与病情轻重和预后无关。蛋白定量轻度增高，氯化物正常，糖正常或偏高。少数病例在疾病早期脑脊液检查正常。

**3. 血清学检查**

（1）特异性 IgM 抗体检测　是确诊乙脑的重要依据。多在病程第3~4天即出现阳性，3周内阳性率达高峰，以后逐渐消失，可作为早期诊断之用。

（2）补体结合试验　特异性高，一般用于回顾性诊断。

（3）其他抗体检测　血凝抑制试验和中和试验均能检测出相应的抗体，主要用于乙脑的流行病学调查。

**4. 病毒分离**　在死亡病例的脑组织中可分离出乙脑病毒，但脑脊液和血中不易分离到病毒，无临床诊断意义。

【护理问题】

**1. 体温过高**　与病毒血症及脑部炎症有关。

**2. 意识障碍**　与脑实质炎症、脑水肿有关。

**3. 气体交换受损**　与呼吸衰竭有关。

**4. 有受伤的危险**　与惊厥、抽搐有关。

**5. 潜在并发症**　脑疝、呼吸衰竭、继发感染。

【护理措施】

（一）消毒与隔离

执行虫媒隔离。将患者安置于安静、光线柔和，配有防蚊、通风、降温设备的病房，住院隔离至体温正常。

（二）一般护理

**1. 休息与活动**　严格卧床休息，病情严重者专人护理。病室应安静、清洁，将患者安置在有防蚊、通风、降温设备的病室内。室温宜维持在30℃以下。避免噪音、强光刺激。有计划集中安排各种检查、治疗及护理操作，减少对患者的刺激，避免诱发惊厥或抽搐。

**2. 饮食**　乙脑患者应按不同病期给予不同饮食，以补充营养。初期和极期给予清淡流质饮食，如果汁、牛奶、豆浆、米汤、菜汤等。昏迷及吞咽困难不能进食者给予鼻饲，每日少量多次、缓慢注入，以防呕吐，或静脉输液补充足够的营养和水分，保证每日入液量（成人1500～2000ml），并维持电解质平衡。恢复期患者应逐渐增加营养丰富、高热量饮食。

（三）病情观察

1. 注意生命体征的变化，如体温变化，呼吸频率、节律，以判断有无呼吸衰竭。

2. 观察意识障碍程度，是否加重。

3. 观察有无惊厥发作先兆、发作次数、持续时间、抽搐部位和方式。惊厥先兆多表现为口角抽动、指（趾）抽动、烦躁不安、两眼呆视、肌张力增高等。

4. 观察颅内压增高及脑疝先兆，重点应观察瞳孔的大小、两侧是否对称、对光反射是否灵敏等。如患者出现极度烦躁、意识障碍突然加深、脉搏先快后慢、呼吸慢而不规则、眼球固定、瞳孔忽大忽小或不等大、对光反射消失则提示脑疝发生，应立即报告医生，配合抢救。

5. 观察记录24小时出入液量，注意水、电解质、酸碱平衡。

6. 观察有无肺部感染、肺不张、压疮、消化道出血等并发症。

（四）对症护理

**1. 高热**　乙脑患者体温不易下降，宜采取物理降温为主、药物降温为辅的综合措施控制体温。①物理降温：如乙醇擦浴、大血管放置冰袋、冰盐水灌肠等方法，特别要注意降低头部温度，如在头部使用冰帽、冰枕等，注意防止局部冻伤或坏死。②上述效果不佳可遵医嘱使用退热药物，注意剂量不宜过大。对高热伴频繁抽搐患者可采用亚冬眠疗法，连续治疗3～5天；高热伴四肢厥冷提示周围循环不良，禁用冷敷和酒精擦浴。③降低室内温度，室内可放置冰块或使用空调，使室温降至28℃。

**2. 惊厥或抽搐** 及时发现惊厥的先兆表现，并报告医生及时进行处理。一旦出现惊厥或抽搐，应注意：①保持呼吸道通畅：患者取仰卧位，头偏向一侧，松懈衣服和领口，如有义齿应取下，清除口咽分泌物，若有痰液阻塞，应及时吸痰。②吸氧：氧流量4～5L/min，以改善脑缺氧。③用缠有纱布的压舌板或开口器置于患者上下白齿之间，防止咬伤舌头，必要时用舌钳拉出舌头，以防止舌后坠阻塞呼吸道。④注意患者安全，防止坠床等意外发生，必要时用床栏或约束带约束。⑤遵医嘱使用镇静止痉药物，如地西泮、苯巴比妥等，使用时必须注意此类药物的呼吸抑制作用。⑥针对惊厥原因，加强护理。如因高热所致，应迅速降温；脑水肿、颅内压增高者应遵医嘱及时给予脱水剂，注意给药速度，准确记录出入量，维持水、电解质平衡。

**3. 呼吸衰竭** ①密切观察患者呼吸频率、节律、意识状态，若有呼吸困难、发绀、叹息样呼吸等则为呼吸衰竭的表现，应立即报告医生。②保持呼吸道通畅 加强翻身、拍背协助患者排痰，痰液黏稠可雾化吸入，痰液阻塞应及时吸痰。③吸氧：采用鼻导管或面罩法持续吸氧，氧流量2～3L/min。④备好气管插管、气管切开、人工呼吸器等物品，若有突然发生的呼吸停止、深昏迷、痰液阻塞、呼吸肌麻痹等，经一般处理无效，应及时配合医生给予气管切开或气管插管。若有自主呼吸停止、严重换气障碍者，可应用人工呼吸器辅助呼吸。⑤遵医嘱使用呼吸兴奋剂、血管扩张剂。注意观察药物疗效和副作用，如东莨菪碱可有口干、腹胀、心动过速等，大剂量呼吸兴奋剂可诱发惊厥等。

**4. 意识障碍** ①密切观察病情，注意患者意识障碍的程度。②昏迷患者取头高脚低位，头部抬高15°～30°，头偏向一侧，以减轻脑水肿，保持呼吸道通畅。③对发热能进食的患者，应多给予清淡流质饮食；对有吞咽困难、昏迷不能进食者，可行鼻饲或静脉补充足够水分和营养。④协助做好生活护理：定时擦洗身体、更换衣服，勤翻身、拍背、按摩，防止压疮形成。及时清理大小便。做好眼、鼻、口腔的清洁护理。⑤有肢体瘫痪者，应将肢体置于功能位，并进行肢体按摩及被动运动，防止肌肉挛缩和功能障碍。恢复期患者神志清醒后仍留有后遗症者，应尽早以针灸、理疗、按摩、功能锻炼、语言训练等，配合药物治疗，帮助患者尽快康复。

### （五）心理护理

疾病初期因发病突然、症状明显，担心疾病预后，患者常有紧张、焦虑、烦躁等不良情绪；刚清醒的患者其思维能力和接受外界刺激的能力均较差，常有感情脆弱，易哭和激动；晚期有功能障碍或后遗症者，易产生抑郁、悲观、绝望等消极心理，迫切需要家人和医务人员的关心和支持。因此，在护理中应避免对患者各种不良刺激，使患者保持安静，帮助患者适应环境，要有高度的同情心和责任心，关心、照顾患者，鼓励患者积极配合治疗，持之以恒，同时引导其家属和亲友给予支持和帮助，使患者尽快康复。

### （六）治疗护理

目前尚无特效抗病毒药，以对症治疗为主，处理好高热、抽搐和呼吸衰竭等危重症状是抢救乙脑患者的关键。

**1. 一般治疗** 住院隔离治疗，及时补充营养物质，维持水和电解质平衡。

**2. 对症治疗**

（1）高热 以物理降温为主，使体温控制在38℃左右。高热伴频繁抽搐者可加用亚冬眠疗法。高热伴有四肢厥冷者提示有循环衰竭，应禁用酒精擦浴和冷水浴。

（2）惊厥或抽搐 处理包括去除病因及镇静止痉。脑水肿所致者以20%甘露醇脱水治疗为主，同时可使用呋塞米、肾上腺皮质激素等。高热所致者以降温为主。脑实质炎症引起抽搐，及时给予镇静止痉首选地西泮治疗，也可采用亚冬眠疗法。

（3）呼吸衰竭　保持气道通畅，及时吸痰、给氧，必要时气管插管或气管切开等。

（4）颅内高压与脑水肿的处理　以脱水降颅压、吸氧为主；亦可使用糖皮质激素，降低血管通透性，防止脱水反跳及脑水肿。

**3. 其他治疗**　中医中药治疗如白虎汤加减、安宫牛黄丸等；抗病毒治疗如干扰素、利巴韦林等。

**4. 恢复期及后遗症处理**　要注意进行功能训练，包括吞咽、语言和肢体功能锻炼等，可采用理疗、按摩、针灸、体疗、高压氧治疗等。

**5. 用药护理**　在使用退热药时，防止过量使用致大量出汗而引起虚脱；使用镇静药物如地西泮、苯巴比妥时，必须注意此类药物的呼吸抑制作用。洛贝林大剂量使用可反射性地兴奋迷走神经，引起心动过缓、传导阻滞等。20% 甘露醇用于 30 分钟内快速静脉输入，但应预防心功能不全者。

【健康指导】

**1. 预防指导**　预防乙脑应采取以灭蚊、防蚊，疫苗注射及宿主动物的管理为主的综合性措施。

（1）控制传染源　早期发现患者，及时隔离患者至体温正常为止，但主要的传染源是家畜，尤其是幼猪，重点应加强对易感染家畜、家禽的管理，搞好饲养场所的环境卫生，人畜居地分开。

（2）切断传播途径　防蚊和灭蚊是预防乙脑病毒传播的重要措施。个人防护可用蚊帐、蚊香、涂擦驱蚊剂等。大力开展爱国卫生运动宣传，搞好环境卫生，消除蚊虫滋生地。

（3）保护易感人群　对易感人群进行预防接种是预防乙脑的根本措施。目前我国使用的是地鼠肾细胞灭活和减毒活疫苗。保护率可达 85%～98%。接种主要为 10 岁以下的儿童和从非流行地区进入流行地区的人员，初次接种两次，两次间隔 7～10 天，第二年加强注射 1 次，连续 3 次，可获得较持久的免疫力。

**2. 疾病知识指导**　宣传乙脑预防知识，应大力开展防蚊、灭蚊工作；加强对家畜尤其是幼猪的管理，可在流行季节前对猪进行疫苗接种，以降低发病率；宣传流行性乙型脑炎的有关知识如致病原因、临床表现、治疗方法。在流行季节如发现有高热、头痛、意识障碍者，应立即送院诊治。

**3. 生活指导**　帮助患者和家属正确认识疾病，保证足够的营养和休息。

**4. 出院指导**　乙脑患者出院时，少数病例仍有瘫痪、失语、痴呆等神经精神症状，应鼓励患者坚持康复训练和治疗，教会家属切实可行的护理措施及康复疗法，如针灸、按摩、语言训练、肢体功能锻炼等。坚持用药，定期复诊，协助患者康复。

# 第五节　流行性腮腺炎患者的护理

PPT

流行性腮腺炎俗称"流腮"，是由腮腺炎病毒引起的急性呼吸道传染病。多见于 4～15 岁的儿童和青少年，亦可见于成人。主要临床表现为发热、腮腺非化脓性炎性肿胀、疼痛伴咀嚼受限，可累及其他组织器官，引起脑膜炎、脑膜脑炎、睾丸炎、卵巢炎和胰腺炎等并发症。本病为自限性疾病，大多预后良好。

【病原学及发病机制】

**1. 病原学**　腮腺炎病毒为副黏液病属的单股 RNA 病毒，呈球形。病毒存在于早期患者的血液、唾液、尿液或脑膜炎患者的脑脊液中。病毒的核衣壳蛋白和血凝糖蛋白具有抗原性，分别称为可溶性抗原（S 抗原）和血凝素抗原（V 抗原），感染后可出现相应抗体，V 抗体有保护作用，一般在感染后 2～3 周出现。发病后 1 周出现的 S 抗体无保护性，可用于诊断。人是腮腺炎病毒的唯一宿主。腮腺炎病毒抗抵抗力低，不耐热，对甲醛、紫外线、乙醚和三氯甲烷均敏感，加热 56℃30 分钟可被灭活，但 4℃时能存活数十天。

**2. 发病机制**　腮腺炎病毒从呼吸道侵入人体后，在局部黏膜上皮细胞和局部淋巴结中复制，引起局部炎症和免疫反应。然后进入血液循环，形成第一次病毒血症，随血流播散到腮腺和中枢神经系统等器官，并在其中增殖，引起腮腺炎和脑膜炎。病毒再次进入血液循环形成第二次病毒血症，侵犯其他器官引起相应炎症，除腮腺外该病毒也可侵犯各种腺组织如睾丸、卵巢、胰腺等，脑、脑膜、肝及心肌也常被累及。根据器官受累程度不同，表现为各种临床症状。腮腺炎的病理特征是腮腺、舌下腺、颌下腺等非化脓性炎症。腮腺导管的壁细胞肿胀，导管周围及腺体壁有淋巴细胞浸润，间质组织水肿、点状出血、腺泡坏死；腺管中因坏死细胞脱落、渗出物及多形核细胞等堆积，可造成腮腺导管的阻塞、扩张和淀粉酶潴留。睾丸、卵巢和胰腺等受累时亦可出现淋巴细胞浸润和水肿等病变。脑组织病变可呈急性病毒性脑膜炎改变。

【流行病学】

**1. 传染源**　主要是患者和隐性感染者。腮腺肿大前 7 天至肿大后 9 天，可从患者的唾液、血液、尿液等中分离出大量病毒，具有高度传染性。

**2. 传播途径**　主要通过空气飞沫传播，密切接触亦可传播。孕妇感染可通过胎盘传染胎儿，而导致胎儿畸形或死亡。

**3. 易感人群**　人群普遍易感，90% 病例发生于 1 ~ 15 岁儿童，其易感性随年龄的增加而下降，感染后可获得持久免疫力。患者主要是学龄前儿童，1 岁以下婴幼儿从母体获得特异性抗体而很少发病，但近年来成人病例有增多的趋势。

**4. 流行特征**　本病为世界性疾病，全年均可发病，以冬、春季为高峰，呈散发性或流行性，在儿童集中机构易暴发流行。

【护理评估】

（一）健康史

评估患者有无发病前 2 ~ 3 周与腮腺炎患者接触史；患者疫苗接种情况；起病后有无发热，局部有无红肿热痛，触之有无压痛、波动感，腮腺导管口有无红肿、按压有无脓性分泌物。是否出现神志不清，颅内压增高表现等。

（二）身体状况

潜伏期 14 ~ 25 天，平均 18 天。多数患者以耳下部肿胀为首发症状。

**1. 前驱期**　多数患者无前驱期症状，少数患者可有发热、肌肉酸痛、全身不适、乏力、食欲不振等前驱症状，持续 1 ~ 2 天。

**2. 腮肿期**　起病 1 ~ 2 天后，腮腺逐渐肿大，体温 38℃ ~ 40℃，症状轻重也很不一致，成人患者一般较严重。其特征为以耳垂为中心，向前、后、下发展，填充于下颌骨和乳突之间，边缘不清，触之热、痛及坚韧感，局部皮肤紧绷发亮，表面发红，但不化脓。腮腺管口早期常有红肿，挤压无脓性分泌物。腮腺肿大 2 ~ 3 天达高峰，通常一侧先肿大，2 ~ 4 天后再累及对侧，双侧同时肿大者约占 75%。因腮腺管发炎阻塞，故进食酸性食物促使唾液腺分泌时疼痛加剧。严重者颌下腺、舌下腺及颈部淋巴结亦可累及，出现舌下及颈前下颌部明显肿胀，并伴有吞咽困难。持续 4 ~ 5 天。

**3. 恢复期**　腮腺肿大持续 4 ~ 5 天后逐渐消退，体温恢复正常，整个病程持续 10 ~ 14 天。

**4. 并发症**

（1）神经系统并发症　可出现脑膜炎、脑膜脑炎或脑炎的表现，以脑膜脑炎多见，是儿童腮腺炎中最常见的并发症，男孩多于女孩。一般发生在腮腺肿大后 4 ~ 5 天，也可在腮腺肿大前后或同时发生。

脑膜炎症状多在1周内消失，一般预后良好。脑膜脑炎主要表现为突然发热、剧烈头痛、嗜睡、呕吐、谵妄、抽搐、昏迷等，脑膜刺激征阳性，重症可致死亡。

（2）生殖系统并发症　主要见于青春期后的成年人，男性以睾丸炎最常见，多发生于腮腺肿大后6～10天，表现为高热、寒战、睾丸肿大和疼痛，可并发附睾炎、鞘膜积液和阴囊水肿。女性以卵巢炎最常见，表现为下腹及腰背痛，明显者可触及肿大的卵巢，有触痛。一般为单侧受累，不影响生育能力。

（3）急性胰腺炎　多发生于腮腺肿大后3～7天，发生率约5%，儿童多见。主要表现为发热、恶心、呕吐、持续中上腹部疼痛等，应注意血、尿淀粉酶及血清脂肪酶的监测。

（4）其他　尚可并发心肌炎、肾炎、乳腺炎、甲状腺炎、前列腺炎等。

（三）心理、社会状况

注意了解患者及家属对疾病的了解程度；患者患病后有无焦虑、紧张等心理反应；患者及家属的应对能力等。

（四）辅助检查

**1. 血常规**　白细胞计数可正常或稍降低，淋巴细胞相对增多，有并发症时白细胞计数可增高。

**2. 血清和尿淀粉酶测定**　约90%患者发病早期血及尿中淀粉酶轻度或中度增高，淀粉酶增高程度往往与腮腺肿胀程度成正比。如并发胰腺炎，则需做血清脂肪酶检测。

**3. 血清学检查**　ELISA检查特异性IgM抗体检测特异性强、敏感性高，可作为早期诊断的依据。用特异性抗体检测病毒抗原可作早期诊断。应用PCR技术检测腮腺炎病毒RNA可明显提高患者的诊断率。

**4. 病毒分离**　早期患者的唾液、尿、血、脑脊液及脑、甲状腺等其他组织中可分离出腮腺炎病毒。

**5. 脑脊液检查**　有腮腺炎而无脑膜炎表现的患者中，约50%患者脑脊液中白细胞计数轻度升高，并可从脑脊液中分离出病毒。

【护理问题】

**1. 体温过高**　与腮腺炎病毒感染有关。

**2. 疼痛**　与腮腺及周围组织水肿、压力增高有关。

**3. 自我形象紊乱**　与腮腺肿大面部变形有关。

**4. 潜在并发症**　脑膜脑炎、脑膜炎、脑炎、睾丸炎、胰腺炎等。

【护理措施】

（一）消毒与隔离

执行呼吸道隔离，隔离至腮腺肿大消退后3天，一般不少于10天。集体儿童机构留验3周。但由于腮腺炎病毒在腮腺肿大前几天就可从患者唾液中排出，故仅靠隔离无法完全阻断本病的流行。

（二）一般护理

**1. 休息与活动**　急性期或有并发症者应卧床休息，热退及轻症患者可室内活动，避免劳累。

**2. 饮食**　给予富含营养、清淡、易消化的流质或半流质饮食，如软饭、稀粥、果汁等，保证营养的摄入。患者常因张嘴和咀嚼食物而使疼痛加剧，急性期避免进食酸、辣、甜味及干硬食物，以免加剧腮腺疼痛。注意保持口腔卫生，协助患者经常用生理盐水或朵贝氏液漱口。鼓励患者多饮水。

（三）病情观察

密切观察生命体征变化；有无气道阻塞；观察患者的意识及精神状态，是否出现意识障碍；腮腺肿胀程度的变化，颌下腺或舌下腺有无受累；睾丸、腹部有无疼痛等。

（四）对症护理

**1. 高热** 监测体温，高热时可采用物理降温，如头部冷敷、温水或乙醇擦浴、冰盐水灌肠等，必要时遵医嘱服用适量退热剂，注意观察降温效果。多饮水，维持体液平衡等。出汗多时及时更换衣被，以防受凉。

**2. 疼痛** 腮腺疼痛局部外敷中药制剂或间歇冷敷，使血管收缩，以减轻炎症充血程度及疼痛。可必要时遵医嘱使用止痛剂减轻疼痛，避免引起疼痛加重的因素如进食酸、甜等刺激食物。

**3. 口腔护理** 注意口腔卫生，餐后、睡前用淡盐水漱口或刷牙，以保持口腔清洁卫生，防止继发感染。

**4. 并发症护理** ①睾丸炎：可用棉花垫或丁字带将肿胀的睾丸托起，局部间歇冷敷治疗，注意避免束缚过紧影响血液循环。②胰腺炎：应注意腹痛的表现，予以禁食、胃肠减压，按胰腺炎相应措施护理。③脑膜脑炎：参见本教材"流行性乙型脑炎"的相关护理内容。

（五）心理护理

本病患者大多为儿童，应掌握患者的心理特征，给予更多的关心与呵护，以增加患者的安全感。多与患者交谈，分散其对疾病的恐惧心理。同时，还要耐心做好家属的工作，讲解疾病知识，消除家属顾虑，稳定家属情绪，有利于治疗顺利进行。

（六）治疗护理

**1. 治疗要点** 本病无特效治疗，以对症治疗为主。

（1）对症治疗 头痛和腮腺胀痛可应用镇痛药。睾丸炎可用棉花垫和丁字带托起，局部间歇冷敷，可用干扰素、肾上腺皮质激素治疗。并发脑膜炎时，加强支持疗法，用20%甘露醇降低颅内压，可短期使用激素。胰腺炎者禁食、维持体液平衡，可使用阿托品、肾上腺皮质激素治疗。

（2）抗病毒治疗 发病早期可用利巴韦林静脉滴注，疗程5~7天，成人腮腺炎合并睾丸炎可用干扰素治疗。

（3）并发症治疗 合并脑膜炎、心肌炎、睾丸炎等并发症时可用地塞米松等糖皮质激素治疗，疗程不超过7天。

（4）其他治疗 中药治疗、针灸等，可用板蓝根水煎服，腮腺局部可用紫金锭、青黛散等用醋调外敷，一日数次，也可用蒲公英、仙人掌等捣烂外敷以减轻局部肿胀疼痛。

**2. 用药护理** 应用利巴韦林时注意观察有无过敏反应、白细胞减少、低血压、视物模糊等不良反应，糖皮质激素应规律使用，并注意观察不良反应。

【健康指导】

**1. 预防指导** 向社区居民宣传腮腺炎的预防方法，重点是接种疫苗；流行期间，幼儿园等儿童集中的机构应加强通风、空气消毒。

（1）控制传染源 实施呼吸道隔离，患者应隔离至腮腺肿胀完全消退。集体儿童机构留验21天。

（2）切断传播途径 在流行期间对易感者较多的机构如幼儿园、学校应注意通风及做好空气消毒，对被污染的用具进行煮沸消毒或暴晒处理。

（3）保护易感人群 ①主动免疫：可用减毒活疫苗预防接种，预防效果可达95%以上。强调预防的重点是应用疫苗进行主动免疫，可用腮腺炎减毒活疫苗（国际上推荐应用麻疹-腮腺炎-风疹三联疫苗）进行皮内、皮下接种，亦可采用喷鼻或气雾方法，预防效果可达90%以上。疫苗可致胎儿畸形，孕妇禁用。②被动免疫：有密切接触史的幼年、体弱等易感者，在接触后5天内应注射特异性高效价免疫球蛋白。

**2. 疾病知识指导** 宣教腮腺炎的病因、传播途径、主要表现、转归、预防及可能出现的并发症等知识，减少疾病传播。腮腺炎流行期间，幼儿园等儿童集中的机构应加强通风、空气消毒等。

**3. 家庭护理宣教** 单纯性腮腺炎患者可在家进行隔离治疗，患者在流行期间应避免到人群密集的公共场所，指导家属做好消毒与隔离、用药工作；为患者提供营养丰富、清淡流质或软食，减少刺激；教给家长降温、减轻腮腺疼痛的措施，做好患者病情观察，如出现高热、呕吐、精神差等应立即到医院就诊。

# 第六节　麻疹患者的护理

PPT

麻疹是由麻疹病毒引起的急性呼吸道传染病。以发热、咳嗽、流涕、眼结膜充血为主要临床表现，特征性表现为以口腔麻疹黏膜斑及皮肤斑丘疹为主要临床表现，部分病例可引起支气管肺炎、喉炎、脑炎等并发症。本病主要通过空气飞沫传播，好发于儿童，传染性强，易造成流行，病后可获得持久免疫力。

【病原学及发病机制】

**1. 病原学** 麻疹病毒属副黏液病毒科、麻疹病毒属，只有一个血清型的单链 RNA 病毒，电镜下呈球形或丝状，直径 90～200nm。麻疹病毒外有脂蛋白包膜，包膜有三种结构蛋白，即血凝素蛋白（H）、融合蛋白（F）、基质蛋白（M），是主要的致病物质，三种结构蛋白可刺激机体产生相应抗体，可用于临床诊断。该病毒可在人、猴、鸡等的组织细胞中繁殖，经细胞培养连续传代后，无致病性，但仍保持免疫性，故常用人羊膜或鸡胚细胞培养传代制备减毒活疫苗。麻疹病毒在外界抵抗力较弱，对日光及一般消毒剂敏感，在流通空气或日光下半小时即失去活力，加热至 55℃15 分钟可灭活，但耐寒、耐干燥，在 −70～−15℃可存活数月至数年。

**2. 发病机制** 麻疹病毒经飞沫侵入易感者的呼吸道上皮细胞、口咽部或眼结合膜及局部淋巴结，繁殖后入血，引起第一次病毒血症。此后病毒在全身单核－巨噬细胞系统内大量复制、增殖，再次侵入血液，形成第二次病毒血症。同时病毒由白细胞携带播散到全身各大组织器官，导致广泛性损害而出现一系列临床表现如发热、皮疹等。

【流行病学】

**1. 传染源** 人是麻疹病毒的唯一宿主，因此麻疹患者是唯一的传染源。从潜伏期最后 2 天至出疹后 5 天内均有传染性，有并发症者延长至出疹后 10 天。传染期患者痰、尿、血液及口、鼻、咽、眼结膜分泌物可均分离出麻疹病毒。恢复期不带病毒。

**2. 传播途径** 主要通过空气飞沫直接传播，患者咳嗽、打喷嚏时病毒随飞沫经口、咽、鼻部或眼结膜侵入易感者。密切接触者可经污染病毒的手传播，由衣物、玩具等间接传播甚少见。

**3. 易感人群** 人群普遍易感。无免疫力者与患者接触后 90% 以上发病，病后有持久免疫力。本病儿童多见，以 6 个月～5 岁小儿发病率最高。自麻疹疫苗接种以来，发病率已显著下降。

**4. 流行特征** 麻疹是一种传染性很强的传染病，一年四季均可发病，以冬、春季为流行高峰，与营养状况、环境卫生及居住条件有关。我国好发年龄为 6 个月至五岁小儿。近年自普遍接种麻疹疫苗以来，流行强度减弱，麻疹的发病年龄向大年龄组推移，青少年及成人发病率相对上升，轻型或不典型病例增多。

【护理评估】

（一）健康史

注意询问有无麻疹患者接触史，是否进行过麻疹疫苗接种；发病年龄、季节；有无发热、流涕等症状；皮疹的形态及出疹的时间、顺序、部位等。

（二）身体状况

潜伏期6~21天，平均10天左右，曾接受被动或主动免疫者可延长至3~4周。

**1. 典型麻疹** 病程可分为三期。

（1）前驱期 从发热到出疹为前驱期，亦称出疹前期，一般持续3~4天，以发热、上呼吸道炎症、眼结膜炎症及麻疹黏膜斑为主要特征。起病急，主要表现为发热、咳嗽、流涕、咽痛、乏力等上呼吸道炎症及畏光、流泪、结膜充血等眼结膜炎症状，部分患者出现头痛、食欲减退、呕吐、腹泻，婴幼儿偶有惊厥。发热2~3天时，大多数患者在口腔两侧颊黏膜靠第一臼齿处，出现直径0.5~1mm的灰白色斑点，周围红晕，称之为麻疹黏膜斑，起初时仅数个，1~2天内迅速增多融合，累及整个颊黏膜，形成表浅的溃疡，2~3天即可消失。

（2）出疹期 此期持续3~5天，以全身特殊皮疹为特点。发热3~4天后开始出现典型皮疹，出疹顺序从耳后发际开始，渐及前额、面、颈、躯干及四肢，最后达手掌及足底，2~5天遍及全身。皮疹初为淡红色充血性斑丘疹，直径2~5mm，稀疏分明、大小不等，高出皮面，压之褪色，疹间皮肤正常。重者皮疹增多融合成片状，呈暗红色。此期全身中毒症状加重，体温可达40℃左右，精神萎靡、嗜睡或烦躁不安，咳嗽加重，结膜充血，面部水肿，甚至惊厥、谵妄、抽搐。全身浅表淋巴结及肝脾轻度大，肺部可闻及细湿啰音，X线胸片可见弥漫性肺部浸润病变。

（3）恢复期 皮疹出齐后病情缓解，体温12~24小时内降至正常。全身症状减轻，皮疹按出疹顺序消退，初有浅褐色的色素沉着，伴有糠麸样皮肤脱屑，经1~2周消失，2~3周内退尽。无并发症者病程为10~14天。

成人麻疹中毒症状常较小儿重，上呼吸道症状较轻，患者常有高热、精神萎靡，皮疹密集，多粗大、成片。出诊时间及顺序均与小儿有所不同，部分从躯干开始蔓延，四肢皮疹密集，出诊较慢，并发症少。孕妇患麻疹早期可发生死胎，分娩前不久患麻疹，病毒可经胎盘传染给胎儿，出生时新生儿可患麻疹。近几年发生的成人麻疹临床症状多不典型。

**2. 非典型麻疹**

（1）轻型麻疹 潜伏期长可达21~28天，多见于接受过疫苗接种或婴儿体内保留母体免疫力者。患者可有低热，呼吸道症状轻，无麻疹黏膜斑或不典型，皮疹色淡、量少。病程3~5天，并发症少。

（2）重型麻疹 见于体弱、免疫力低或严重继发感染者，患者病情凶险，病死率高。重型麻疹可分为以下类型：①中毒性麻疹：中毒症状重，体温可达40℃以上，早期出现大量紫蓝色融合性皮疹，伴有心率快、呼吸急促、发绀、谵妄、抽搐及昏迷。②休克性麻疹：表现为面色苍白、发绀、四肢厥冷、心率快、脉细弱、血压下降等，皮疹未出齐、皮疹稀少、色淡而迟迟不能透发或骤然隐退。③出血性麻疹：皮疹为出血性，形成紫斑，压之不褪色，常伴有黏膜、内脏出血和严重中毒症状。④疱疹性麻疹：中毒症状严重，疱疹位于真皮内，周围有红晕，内含澄清液，疱疹有时融合成大疱。

（3）异型麻疹 在接种麻疹灭活疫苗后4~6年，再接触麻疹患者时可表现为异型麻疹。表现为突起高热、头痛、腹痛、肌痛，无麻疹黏膜斑，病后2~3天出现皮疹，从四肢远端开始，逐渐扩散至躯干，皮疹为多形性，常伴四肢水肿。上呼吸道卡他症状不明显，但肺部可闻及啰音，肝脾均可肿大。

**3. 并发症** 麻疹常见并发症有肺炎、喉炎、心肌炎及脑炎等。

（1）支气管肺炎 最常见，发生率为 12%～15%，多见于 5 岁以下患儿，以出诊 1 周内多见，占麻疹患儿死亡的 90% 以上。麻疹病毒本身引起的肺炎多不严重，而继发肺部感染肺炎则较为严重，病原体可为细菌或病毒，也可多种细菌混合感染。表现为病情突然加重，出现高热、咳嗽、脓痰、气急、鼻翼扇动、唇指发绀、肺部啰音等。白细胞增多，痰培养有病原菌生长，常见致病菌为金黄色葡萄球菌及肺炎球菌等。

（2）喉炎 多见于 2～3 岁儿童，发生率为 1%～4%，麻疹病程中有轻度喉炎，如继发细菌感染可发生严重喉炎，临床表现为声音嘶哑、犬吠样咳嗽、呼吸困难及三凹征等呼吸道梗阻表现。

（3）心肌炎 多见于婴幼儿。主要表现为气急、烦躁不安、面色苍白、肢端发绀、四肢厥冷、脉搏细速而弱、心率超过 160 次/min、心音钝和肝脏肿大等心力衰竭表现，皮疹不能透发或突然隐退。

（4）脑炎 较少见。多发生在出疹后 2～6 天，也可发生在出疹后 3 周内。主要为麻疹病毒直接侵犯脑组织所致，晚期发生脑组织脱髓鞘病变，可能与免疫反应有关。主要表现有发热、头痛、呕吐、嗜睡、惊厥、昏迷等。多在 1～5 周后恢复，病死率为 12%～15%。可留有瘫痪、智力障碍、失明及耳聋等后遗症。

（5）其他并发症 如亚急性硬化性全脑炎等。亚急性硬化性全脑炎是麻疹的一种远期并发症，少见，其机制与病毒基因变异有关。

### （三）心理、社会状况

注意询问患儿或家长对疾病的认识程度；患者有无因突然隔离或担心疾病预后出现焦虑、恐惧心理；疾病在集体机构中的流行情况，儿童及保育人员对疾病认知情况，有无应对措施等。

### （四）辅助检查

**1. 血常规** 白细胞计数初期正常或稍高，出疹期减少，淋巴细胞相对增加。如果白细胞数增加，尤其中性粒细胞增加，提示可能继发细菌感染。如淋巴细胞严重减少，提示预后不良。

**2. 血清学检查** 目前用酶联免疫吸附试验（ELISA）法检测血清中特异性 IgM 和 IgG 抗体，敏感性和特异性较好。其中 IgM 抗体病后 3 天阳性，疹后 2 周达高峰，阳性是诊断麻疹的标准方法。IgG 抗体恢复期较早期增高 4 倍以上为阳性，也可以诊断麻疹。

**3. 多核巨细胞及麻疹抗原检测** 初期取患者鼻咽分泌物、痰液和尿液沉渣涂片可见多核巨细胞；可用直接荧光抗体检测剥脱细胞中病毒抗原。

**4. 病毒分离** 有条件取患者鼻咽部及眼结膜分泌物进行麻疹病毒分离，但阳性率低。

**5. 核酸检测** 采用 RT－PCR 从临床标本中扩增出麻疹病毒 RNA，是一种非常敏感和特异的诊断方法，对因免疫力低下而不能产生特异抗体的麻疹患者尤为有价值。

【护理问题】

**1. 体温过高** 与麻疹病毒感染有关。

**2. 皮肤完整性受损** 与皮肤血管受损有关。

**3. 营养失调** 低于机体需要量 与食欲下降、高热消耗增多有关。

**4. 潜在并发症** 支气管肺炎、喉炎、心肌炎、脑炎等。

【护理措施】

### （一）消毒和隔离

按呼吸道隔离，隔离至出疹后 5 天，有并发症者延至第 10 天。

### （二）一般护理

**1. 休息与活动** 卧床休息至疹退咳止。保持病室内空气新鲜，避免对流风，光线柔和，避免强光对眼睛的刺激。室内温度以 18℃～20℃，湿度以 50%～60% 为宜。保持床单平整、清洁，衣服柔软、宽松，忌捂汗，出汗后及时更换衣被，经常更换体位。

**2. 饮食** 高热时给予营养丰富、易消化的流质或半流质饮食，少量多餐；疹退后要供给高蛋白、高维生素饮食，尤其是富含维生素 A 的食品，如动物的肝脏和胡萝卜，防止角膜混浊、软化、穿孔。多饮水，可少量多次饮用白开水，以利毒素的排出，脱水及摄入过少者可静脉补液。

**（三）病情观察**

观察生命体征，定时测量体温，并注意观察呼吸、脉搏、血压的变化。观察患儿神志，有无惊厥的先兆。观察皮疹的变化，在出疹期应注意观察皮疹的出疹部位、顺序、颜色，有无瘙痒等。观察有无肺炎、喉炎、脑炎等并发症症状。

**（四）对症护理**

**1. 发热** 定时测量体温，体温在 39.5℃～40℃ 以上可服用小剂量退热剂或温湿敷，禁用冰枕、冷敷及乙醇擦浴，以免影响皮疹透发或使体温骤降。

**2. 皮疹** 出疹期及疹退后常有皮肤瘙痒，注意保持皮肤清洁，禁用肥皂、乙醇擦拭皮肤，剪短指甲，以防抓破皮肤继发感染。皮肤瘙痒者可用炉甘石洗剂，皮肤干燥可涂润滑油等。

**3. 眼、鼻、口腔的清洁** 加强眼、鼻、口腔的护理，避免继发感染。婴儿多喂白开水，较大患儿可用温水或朵贝氏液彻底清洗口腔，每天 2～3 次，以保持口腔清洁、黏膜湿润，口唇或口角干裂者，局部涂以甘油或无菌液体石蜡。及时清除鼻腔分泌物及鼻痂，保持呼吸通畅。经常用生理盐水清洗眼部的分泌物，保持眼部清洁，洗后滴 0.25% 氯霉素眼药水或涂红霉素眼膏，每天 2～4 次，防止眼睛继发感染，可加服维生素 A 预防干眼病。

**4. 并发症护理** 并发症是麻疹患者死亡的主要原因，应密切观察，发现异常应及时报告医生，并给予相应护理。

**（五）心理护理**

护理人员应多和患者沟通交流，鼓励患者说出自己的感受和想法，对患者提出的问题耐心解释。多与患儿接触，给予关心、鼓励，教会父母必要的护理措施，解除患者及家属的恐惧心理。

**（六）治疗护理**

目前尚无特效抗麻疹病毒药物，以对症治疗和中医治疗为主。关键在于加强护理，积极防治并发症。

**1. 对症治疗** 高热者静脉补液，必要时给予小剂量解热剂；咳嗽用祛痰止咳药；烦躁不安者可使用少量镇静剂；遵医嘱吸氧；维持水、电解质及酸碱平衡正常等。

**2. 中医中药治疗** 根据不同病期进行辨证施治。前驱期宜驱邪外出，以出疹解表为主；出疹期宜清热解毒为主；恢复期宜养阴清肺。

**3. 并发症治疗** 患者出现支气管肺炎、喉炎等并发症，应根据致病菌药敏结果选用抗菌药物，蒸汽吸入、服用祛痰止咳剂等，重症者可用地塞米松或泼尼松静脉滴注，喉管阻塞严重时应及早考虑气管切开。

**【健康指导】**

**1. 预防指导**

（1）控制传染源 对麻疹患者应早发现、早报告、早隔离、早诊断、早治疗。患者执行呼吸道隔离，隔离至出疹后 5 天，有呼吸道等并发症者应延长至 10 天。对密切接触的易感者隔离检疫期为 3 周并使用被动免疫制剂；做被动免疫者应隔离 4 周。集体托幼机构的儿童应暂停接送，并加强晨间检查，发现疫情及时上报。

（2）切断传播途径　流行期间避免去公共场所或人多拥挤处，出入应戴口罩。病房每日通风并用紫外线照射消毒；患者衣物应在阳光下暴晒；医护人员或成人在接触患者前后应注意穿脱隔离衣和洗手，并在空气流通的环境中停留30分钟，方能接触其他易感儿童，以防传播。

（3）保护易感人群　①主动免疫：接种麻疹减毒活疫苗是保护易感人群预防麻疹的最好办法，接种主要对象为婴幼儿，但未患过麻疹的儿童和成人均可接种麻疹减毒活疫苗，初种年龄为8个月。②被动免疫：对接触麻疹患者的易感者在接触后5天内，可给予丙种球蛋白肌内注射以预防发病，被动免疫可维持8周。

**2. 生活指导**　指导家长在麻疹流行期间不要带儿童到人口密集的地方。居家麻疹患者教会家长常用隔离消毒技术、病情观察及日常护理方法。指导患者养成良好的卫生习惯。若发现身体不适，特别是发热等症状，及时就诊。

**3. 出院指导**　患者病后有持久免疫力，大多为终身免疫。同时也应加强营养和体育锻炼，防止其他疾病的发生。

# 附：风疹患者的护理

风疹是由风疹病毒引起的急性呼吸道传染病。临床表现以低热、上呼吸道轻度炎症、红色斑丘疹和耳后、枕后淋巴结肿大为特征。一般病情较轻，病程短，预后良好。风疹一年四季均可发生，以冬、春季发病为多，易感年龄以5～9岁儿童为主，故流行多见于学龄前儿童。孕妇早期感染风疹病毒后，虽然临床症状轻微，但病毒可通过胎血屏障感染胎儿，不论发生显性或不显性感染，均可导致以婴儿先天性缺陷为主的先天性风疹综合征。

【病原学及发病机制】

**1. 病原学**　风疹病毒为RNA病毒，呈球形，直径50～70nm，其抗原结构相当稳定，只有一种血清型。风疹病毒可在胎盘或胎儿体内（以及出生后数月甚至数年）生存增殖，导致长期多系统的慢性进行性感染。风疹病毒只对人和猴有致病力，能在兔肾、乳田鼠肾、绿猴肾、兔角膜等细胞培养中生长并致细胞病变。病毒在体外的生活力弱，对紫外线、乙醚、甲醛等均敏感。pH＜3.0可将其灭活。病毒耐寒不耐热。，在－70℃可存活3个月，干燥冰冻可保存9个月，但加热56℃30分钟可杀灭。

**2. 发病机制**　患者感染后风疹病毒首先在上呼吸道黏膜及颈淋巴结生长增殖，引起呼吸道炎症及耳后、枕部、颈部等淋巴结肿大。风疹病毒在局部增生复制后进入血循环引起病毒血症，播散引起全身淋巴结肿大，抗原抗体复合物引起毛细血管炎症发生皮疹。孕妇早期感染风疹病毒后，病毒经胎盘感染胎儿，直接影响胎儿发育，引起宫内发育迟缓和先天畸形。风疹病情比较轻，病理发现不多，皮肤和淋巴结呈急性、慢性非特异性炎症。风疹病毒可引起脑炎、脑组织水肿，非特异性血管周围浸润、神经细胞变性及轻度脑膜反应，也可感染数十年后由于慢性持续性病变而导致慢性全脑炎。

【流行病学】

**1. 传染源**　风疹患者、无症状带病毒者均是传染源，传染期在出诊前5～7天和出诊后3～5天，起病当天和前一天传染性最强。患者的口、鼻、咽分泌物以及血液、大小便等中均可分离出病毒。

**2. 传播途径**　一般儿童与成人风疹主要由空气飞沫经呼吸道传播，人与人之间密切接触也可传染，孕妇可经胎盘传给胎儿。胎内被感染的新生儿，咽部可排病毒数周、数月甚至1年以上，因此可通过污染的奶瓶、奶头、衣被、尿布及直接接触等感染缺乏抗体的医务人员、家庭成员，或引起婴儿室中传播。胎儿被感染后可引起流产、死产、早产或多种先天畸形的先天性风疹。

**3. 易感人群** 风疹一般多见于儿童，流行期中青年、成人和老人中偶可发病。

**4. 流行特征** 风疹较多见于冬、春季。近年来春、夏发病较多，可流行于幼儿园、学校、军队等聚集群体中。

【护理评估】

**（一）健康史**

询问患者有无与风疹患者的密切接触史，注意发病季节，是否接种过疫苗；孕妇怀孕早期有无感染；发病后发热、皮疹情况等。

**（二）身体状况**

潜伏期 14~21 天，平均 18 天，根据临床表现分为以下三种类型。

**1. 典型风疹**

（1）前驱期 病程 1~2 天，症状常较轻微，表现有低热、头痛、食欲减退、乏力及咳嗽、打喷嚏、流涕、咽痛等，耳后、枕部、颈部淋巴结肿大，单个分散伴压痛，口腔无黏膜斑。

（2）出疹期 发热 1~2 天后出现皮疹，初见于面颈部，迅速扩展躯干四肢，1 天内布满全身，但手掌、足底无疹。皮疹初起为淡红色斑疹，继以斑丘疹或丘疹，直径 2~3mm，面部、四肢远端皮疹较稀疏，部分融合类似麻疹。躯干尤其背部皮疹密集，融合成片，又类似猩红热皮疹。出诊时有低热、轻度上呼吸道症状及耳后、枕后、颈部淋巴结肿大，脾轻度肿大。

（3）恢复期 皮疹一般持续 2~3 天消退，其他症状随之消失，肿大的淋巴结逐渐缩小。皮疹消退后一般不留色素沉着，也不脱屑。

**2. 无疹性风疹** 部分患者只有发热、上呼吸道炎、淋巴结肿痛而无皮疹；也可在感染风疹病毒后没有任何症状、体征，血清学检查风疹抗体为阳性，即所谓隐性感染或亚临床型患者。

**3. 先天性风疹综合征（CRS）** 是指孕妇（尤其是孕期前 3 个月内）感染风疹后，风疹病毒经胎盘传给胎儿，引起先天性风疹。除可发生死胎、流产、早产外，大多数出生即有各种畸形或多种脏器损害表现，如心血管畸形、小头畸形、白内障、智力障碍、视网膜病变等。

**4. 并发症** 风疹并发症少见。少数患者可并发脑炎、关节炎、心肌炎、中耳炎、支气管炎、胰腺炎等。

**（三）心理、社会状况**

注意询问患儿或家长对疾病认识程度；有无因突然隔离或担心疾病预后出现焦虑、恐惧心理；尤其是孕妇有无担心胎儿发育、畸形导致的严重焦虑、恐惧心理等；疾病在集体机构中的流行情况，儿童及保育人员对疾病认知情况，有无应对措施等。

**（四）辅助检查**

**1. 血常规** 白细胞总数减少，淋巴细胞增多，并出现异形淋巴细胞及浆细胞。

**2. 血清抗体测定**

（1）血凝抑制试验 采用初期检测和恢复期血清检测血清抗体，双份血清抗体效价增高 4 倍以上为阳性。血凝抑制试验具有快速、简便、可靠的优点。

（2）酶联免疫吸附试验 检测风疹特异性抗体 IgM 抗体，该抗体在出诊后 5~14 天阳性率可达 100%。若新生儿血清异性抗体 IgM 抗体阳性，可诊断先天性风疹。

**3. 病原学检查** 间接免疫荧光法可直接检测病毒抗原，也可早期做病毒分离。

【护理问题】

参见麻疹患者的护理。

【护理措施】

参见麻疹患者的护理。

# 第七节　水痘患者的护理

PPT

水痘是由水痘-带状疱疹病毒引起的小儿急性发疹性呼吸道传染病。临床特征表现为皮肤黏膜分批出现的斑疹、丘疹、疱疹及结痂，而全身症状较轻，大多预后较好。本病好发于冬、春季，经飞沫、空气及接触传播。水痘痊愈后，病毒继续潜伏在感觉神经节内，经再次激活即可引起带状疱疹，临床表现为沿身体一侧周围神经分布的成簇出现的疱疹，多见于成年人。感染水痘后可获得持久免疫力。

【病原学及发病机制】

**1. 病原学**　水痘-带状疱疹病毒属疱疹病毒科的 DNA 病毒，呈球形，病毒只有一个血清型，原发感染时表现为水痘，潜伏再发感染则表现为带状疱疹，人是病毒在自然界的唯一宿主。病毒在外界生存能力较弱，对酸、热、乙醚及一般消毒剂敏感，不能存活于痂皮之中，但可于疱疹液中 -65℃ 长期存活。

**2. 发病机制**　病毒侵入人体后，先在呼吸道黏膜细胞增殖，4~6 天后经淋巴系统进入血流形成病毒血症，并在单核-吞噬细胞系统内再次增殖后入血，引起第二次病毒血症，并向全身扩散，导致各器官病变，主要损害皮肤，偶可累及内脏。皮疹分批出现的时间与间隙性病毒血症的发生相一致。皮疹出现 1~4 天后产生特异性抗体，病毒血症消失，症状随之好转。水痘的病理变化主要表现在表皮棘细胞，细胞水肿变性，形成单房性透明水疱，内含大量病毒，随后疱液中出现炎性细胞和脱落上皮细胞，使疱液变浊并减少，病毒减少，下层的上皮细胞再生，最后结痂。痂脱落后一般不留痕迹。

【流行病学】

**1. 传染源**　水痘患者是唯一的传染源。病毒存在于病变的皮肤黏膜组织、疱疹液及血液之中，可经鼻、咽分泌物排出体外。传染期为出疹前 1~2 天至疱疹完全结痂。带状疱疹患者的传染源作用不如水痘患者重要。

**2. 传播途径**　该病传染性极强，接触后约 90% 的易感儿童发病，主要传播途径包括经空气飞沫传播、直接接触疱疹液传播、接触被病毒污染过的用具传播或潜伏期的供血者通过供血传播。若孕妇分娩前 6 天感染水痘病毒，可致胎儿感染，出生后 10~13 天发病。

**3. 易感人群**　人类对水痘病毒普遍易感。多见于 1~5 岁儿童，而 6 个月以下婴儿及大于 20 岁者少有发病。病后获得持久免疫力。

**4. 流行特征**　全球均有病例发生，以冬、春季多见，多为散发，偏僻地区较少见，城市可每 2~3 年发生周期性流行。

【护理评估】

（一）健康史

询问患者有无与水痘患者的密切接触史，注意发病季节，是否接种过水痘疫苗，观察皮疹的出疹时间、部位、顺序、形态等，有无伴随症状及并发症发生，发病后的诊疗护理措施等。

## （二）身体状况

潜伏期 7~21 天，一般 14 天。典型水痘病程可以分为前驱期和出疹期。

**1. 前驱期** 前驱期婴幼儿大多无症状或症状不明显，年长儿及成人可有上呼吸道感染症状如发热、头痛、乏力、咽痛、食欲减退、咳嗽等表现，持续 1~2 天。在数小时或 1~2 天后迅速进入出疹期。

**2. 出疹期** 起病后数小时或 1~2 天出现皮疹。可先于躯干和头部发现皮疹，以后蔓延至面部及四肢，1 天内皮疹经历红斑疹—丘疹—疱疹变化的过程。皮疹特征特点为：①皮疹分批出现，初为红斑丘疹或斑疹，继而发展为水疱，呈椭圆形，直径为 3~5mm，位置表浅，壁薄易破，周围有红晕，形似"露珠"，疱液透明，数小时后变混浊，疱疹处常伴有瘙痒。1~2 天后从疱疹中心开始干枯结痂，红晕逐渐消退，完全结痂脱落需要 2~3 周的时间，且不留痕迹。②皮疹呈向心性分布，始于躯干，以后蔓延至面部、肩、四肢，以皮肤受刺激处较重。③皮疹可在 1~6 天内分批出现，在出疹 2~3 天后常可见到斑疹、丘疹、疱疹和结痂存在于同一部位，俗称"四世同堂"。④黏膜皮疹可形成浅表溃疡。水痘皮肤病变表浅，一般不留瘢痕。

**3. 恢复期** 水痘为自限性疾病，10 天左右自愈。

**4. 特殊表现** 成人和婴儿病情相对较重，皮疹多而密集，易融合成大疱，或呈出血性水疱，若继发细菌感染可引起坏疽型水痘，患者出现高热、严重毒血症状，甚至因发生败血症而死亡。妊娠早期感染水痘，可使胎儿畸形，或引发早产、死胎，孕晚期发生水痘易导致新生儿水痘。

**5. 并发症**

（1）**继发皮肤细菌感染** 较常见，如丹毒、蜂窝织炎、败血症等。

（2）**水痘肺炎** 儿童多为继发细菌感染，成人为原发性水痘肺炎。一般出现在出疹后 1~6 天，主要表现为高热、咳嗽、咯血、气促、胸痛、呼吸困难、发绀等，X 线显示肺部弥散性结节浸润，以肺门和肺底为重，一般持续 1~2 周，严重者可并发呼吸衰竭而死亡。

（3）**水痘脑炎** 少见，主要表现为惊厥、烦躁不安、嗜睡、昏迷等，少数病例可留有偏瘫等后遗症。

（4）**其他并发症** 部分患儿可出现水痘肝炎、心肌炎、肾炎、关节炎、睾丸炎、视网膜炎等并发症。

## （三）心理、社会状况

询问患者或家长对疾病的认识程度；疾病在集体机构中的流行情况，是否采取有效预防措施等；患者常因入院后对环境的不适应，担心出现并发症以及结痂后留下瘢痕，甚至部分成人患者会担心发生"毁容"，病情较重者担心疾病预后等，可引起患者及家属的焦虑、恐惧等心理。

## （四）辅助检查

**1. 血常规** 白细胞计数正常或稍高，淋巴细胞相对增多。

**2. 疱疹刮片** 在染色的水疱基底组织液涂片中找到多核巨细胞和核内嗜酸性包涵体，可快速诊断。

**3. 病毒分离培养** 在起病 3 天内取疱疹液接种于人胚成纤维细胞，其病毒分离阳性率高。一般用于非典型病例。

**4. 病毒 DNA 的检测** 可用多聚酶链反应监测患者呼吸道上皮细胞和外周血白细胞中病毒的 DNA，比病毒分离简便。

**5. 血清学检查** 皮疹出现 1~2 天内用 ELISA 从血中检出特异性 IgM 抗体阳性，或双份血清 IgG 抗体滴度升高 4 倍以上，对本病也有早期诊断价值。

【护理问题】

**1. 有传染的危险** 与病毒通过空气飞沫及接触等传播途径有关。

**2. 皮肤黏膜完整性受损**　与病毒感染、皮肤瘙痒有关。

**3. 营养失调**　低于机体需要量。与患者发热、食欲减退有关。

**4. 潜在并发症**　水痘肺炎、脑炎、心肌炎等。

【护理措施】

（一）消毒与隔离

由于本病传染性极强，且自动免疫尚未普及，故一旦确诊，需立即实施呼吸道隔离和接触隔离，隔离至全部疱疹结痂或出疹后 7 天，无传染性方可去幼儿园、学校、广场等公共场所。保持病室空气流通，每天用紫外线消毒，患者的呼吸道分泌物及污染过的物品进行消毒处理。

（二）一般护理

**1. 休息与活动**　患儿在急性期卧床休息。保持室内适宜的温度与湿度，定时通风换气或用紫外线空气消毒。适时增减衣被，衣服宜宽大、柔软，被褥平整、清洁，防止因穿过紧的衣服和盖过厚的被子造成过热，引起皮疹发痒。

**2. 饮食**　给予高蛋白、高维生素、清淡、易消化的饮食，补充足够水分，多喝开水和果汁。忌食辛辣、鱼、虾等易导致过敏的食物。

（三）病情观察

密切观察体温变化；皮疹的形状、部位、数量，是否反复出现，有无增多；有无持续高热、气促、呼吸困难等肺炎症状，有无头痛、呕吐、烦躁不安，甚至嗜睡等脑炎等症状，一旦发现，及时报告医师，给予相应的处理。

（四）对症护理

水痘患者常有皮肤瘙痒，应注意保持皮肤及口腔清洁。水痘期间患者可以简单冲洗，并吸干身上的水分，再抹上止痒药，增加患儿的舒适度。剪短指甲，保持手的清洁，可给患儿戴上棉质手套以免抓破皮疹引起感染。如有瘙痒局部可涂擦炉甘石洗剂或口服抗组胺药物，如皮疹破溃可涂以 1% 甲紫，如有化脓可涂抗生素软膏。

（五）心理护理

告知患者或患儿家长如果不抓破皮疹、不继发感染，一般不会留下瘢痕。患儿由于皮疹瘙痒，加之不能挠抓，又无法上学，可有焦虑、烦躁等情绪，注意多与患儿及家属交流沟通，加强巡视，耐心解答患儿及家属的问题。

（六）治疗护理

**1. 治疗要点**　本病以对症治疗为主，抗病毒治疗为辅，积极防止并发症的发生为原则。

（1）对症治疗　皮肤瘙痒者可局部涂擦炉甘石洗剂或口服抗组胺药物，如疱疹破溃，可涂龙胆紫或抗生素软膏。肌内注射维生素 $B_{12}$ 每日 1 次，连用 3 天可促使皮疹干燥结痂。继发感染及时用抗生素。

（2）抗病毒治疗　一般不需要，对于免疫功能低下者可尽早使用抗病毒药物，首选阿昔洛韦，疗程 1 周或直至 48 小时无新的皮损出现。也可采用阿糖腺苷、无环鸟苷等，在疾病早期可加用干扰素，可抑制病毒的复制。

（3）防治并发症　若皮肤继发感染，可加用抗菌药物。如并发脑炎出现脑水肿及颅内高压者可脱水治疗，禁用肾上腺皮质激素。

**2. 用药护理**　发热患儿不宜使用阿司匹林等退热药，以免并发其他综合征。水痘患者一般禁用肾上腺皮质激素，患水痘前因其他疾病长期使用激素治疗者，应尽快减为生理剂量或停止使用。

**【健康指导】**

**1. 预防指导**

（1）控制传染源 水痘从患者出疹前2天直到全部疱疹结痂均具有传染性，因此患者应隔离至疱疹全部结痂或出疹后7天。对易感儿童接触者医学观察21天。

（2）切断传播途径 病室加强通风换气，集体托幼机构宜采用紫外线空气消毒；避免与急性期患者接触，患者呼吸道分泌物、污染物应消毒。

（3）保护易感人群 接种水痘病毒减毒活疫苗可有效预防；细胞免疫缺陷者、免疫抑制剂治疗者、患有严重疾病者、易感孕妇及体弱者等易感者在接触患者72小时内肌内注射带状疱疹免疫球蛋白或丙种球蛋白可降低发病率或减轻症状。

**2. 疾病知识指导** 宣教水痘的原因、临床表现、诊治方法，流行季节出现发热、皮疹等症状及时就诊。

**3. 生活指导** 水痘病后有持久免疫力，大多患者不会复发，但为防止带状疱疹的发生，应指导患者加强营养及体育锻炼，增强体质。

PPT

# 第八节 流行性出血热患者的护理

流行性出血热又称肾综合征出血热，是由汉坦病毒引起的自然疫源性传染病。以发热、出血、休克、肾功能损害为主要临床表现，典型病程呈发热期、低血压休克期、少尿期、多尿期和恢复期五期经过。主要传染源是鼠类，人群普遍易感，以青壮年多见，广泛流行于亚欧等国，我国为高发区。

**【病原学及发病机制】**

**1. 病原学** 汉坦病毒属布尼亚病毒科汉坦病毒属的RNA病毒，呈球形或卵圆形，平均直径120nm。根据血清学检测，汉坦病毒可分为20个以上血清型，其中Ⅰ型、Ⅱ型、Ⅲ型、Ⅳ型是经过世界卫生组织（WHO）认定的。我国流行的类型主要为Ⅰ型汉坦病毒（野鼠型）和Ⅱ型汉坦病毒（家鼠型），近年来我国还发现了Ⅲ型普马拉病毒。由于病毒型别不同，引起人类简便的临床表现轻重有所不同，其中Ⅰ型较重，Ⅱ型次之，Ⅲ型多为轻型。汉坦病毒抵抗力弱，对热和酸敏感，高于37℃和pH值<5.0均易被灭活，56℃30分钟或100℃1分钟可灭活，脂溶剂如乙醚、三氯甲烷和去氧胆酸盐等可使其灭活，对一般消毒剂及紫外线亦敏感。

**2. 发生机制** 本病的发生机制至今尚未完全清楚，多数研究认为包括以下两个方面。

（1）病毒的直接作用 汉坦病毒进入人体后随血液循环到全身组织，导致感染细胞的功能和结构损害。病毒主要作用于血管内皮细胞，引起血管壁通透性和脆性增加，血浆外渗，出现组织水肿、出血。

（2）免疫损伤作用 汉坦病毒侵入人体后，可引起机体一系列免疫应答，既可清除感染病原，又引起人体的免疫反应，导致机体组织损伤。其中，Ⅰ、Ⅱ、Ⅲ、Ⅳ型变态反应及各种细胞因子和炎症介质，如白细胞介素1（IL-1）、肿瘤坏死因子（TNF）和Y-干扰素等均可在本病发病中发生作用。在各型变态反应中Ⅲ型变态反应被认为是本病发生血管、肾脏及其他病理损害的主要原因，其次为Ⅰ型变态反应（速发型变态反应）。

本病的病理变化以小血管和肾脏病变最明显，其次为心、肝、脑等脏器。基本病变是小血管内皮细胞肿胀、变性、坏死，管腔内可有微血栓形成，血管周围有渗出、水肿、出血及炎性细胞浸润。肾脏皮质苍白、增厚；髓质明显充血、出血及水肿，皮质、髓质交界处出血；镜下可见肾小管上皮细胞变性、肾小球充血、基底膜增厚，肾间质水肿、充血、出血及炎性细胞浸润等。其他如右心房内膜下出血、心肌坏死、肝脾肿大、脑实质水肿和出血、垂体病变等。

【流行病学】 e 微课3

**1. 传染源** 病毒呈多宿主性，据不完全统计有100多种脊椎动物能自然感染汉坦病毒，我国发现有53种动物携带本病毒，主要宿主动物是啮齿动物，其他包括猫、猪、犬和兔等。我国主要宿主和传染源是褐家鼠、黑线姬鼠，林区则主要是以大林姬鼠为主。带病毒的动物可经粪、尿及唾液排病毒。患者早期的血液和尿液中可携带病毒，但不是主要传染源。

**2. 传播途径** 本病可通过多种途径传播。

（1）接触传播 被鼠咬伤或接触宿主动物的血液、排泄物、分泌物而感染，病毒经损伤的皮肤和黏膜侵入人体。

（2）呼吸道传播 携带病毒鼠类的排泄物、粪、尿、唾液等污染尘埃形成气溶胶，可经呼吸道吸入而感染人体。

（3）消化道传播 进食被病鼠排泄物污染后的食物，经消化道黏膜侵入人体。

（4）母婴传播 孕妇感染后经胎盘感染胎儿。

（5）虫媒传播 寄生于鼠类的革螨或恙螨可能通过吸血传播本病。

**3. 易感人群** 普遍易感，感染后可获终身免疫力，且各型之间有交叉免疫。

**4. 流行特征** 本病流行于亚欧，我国是重疫区。一年四季均可发病，但有明显的高峰季节，黑线姬鼠传播者以11月至次年1月为发病高峰，5~7月为小高峰，褐家鼠传播者以3~5月为高峰，林区姬鼠传播者流行高峰在夏季，发病以男性青壮年农民和工人居多，与传染源接触机会越多，越容易发病。

【护理评估】

（一）健康史

了解有无野外工作、住宿史，有无被鼠类咬伤的病史，有无与流行性出血热患者接触史，发病后有无发热、乏力；有无头痛、腰痛、眼眶痛；面、颈、胸部是否充血等；发病后诊疗经过等。

（二）身体状况

潜伏期为4~46天，一般7~14天。早期主要表现为发热等中毒症状、毛细血管损害、肾脏损害三大症状。典型病例有发热期、低血压休克期、少尿期、多尿期、恢复期五期经过。

**1. 发热期** 病程1~3天，除发热以外，主要表现为全身中毒症状、毛细血管损伤和肾损伤。

（1）发热 起病急，恶寒发热，体温在39℃~40℃，稽留热或弛张热多见，热程在3~7天，少数持续10天以上。一般体温越高，热程越长，病情会越重。

（2）全身中毒症状 主要表现为乏力、全身酸痛、头痛、腰痛、眼眶痛等。"三痛症"（头痛、腰痛、眼眶痛）是由于相应部位充血水肿所致。多数患者有消化道症状，如食欲减退、恶心、呕吐、腹痛、腹泻等。重症患者可出现嗜睡、躁动不安、谵妄、神志恍惚、抽搐等神经精神症状。

（3）毛细血管损伤 主要有充血、出血和渗出水肿等表现。皮肤充血潮红多见于颜面部、颈部、胸部等部位（也称三红征），重者呈"酒醉貌"；皮肤出血常见于腋下及胸背部，如呈条索状或挠抓样则更具有特征性；黏膜出血常表现为软腭黏膜瘀点，眼结膜呈片状出血，鼻出血等；少数患者有内脏出血如呕血、黑便、咯血、血尿；渗出水肿主要表现为皮下水肿、球结膜水肿或胸腹腔积液。渗出水肿征越重，病情越严重。此期肾损害主要表现为蛋白尿、血尿和尿镜检发现管型等，肾区叩击痛。

**2. 低血压休克期** 在病程的4~6天，多数患者在发热期末或热退同时出现血压下降。本期显著的特点是热退而其他症状如全身症状、出血倾向、胃肠道症状等症状加重，开始可表现为面色潮红、四肢温暖，随后转为面色苍白、口唇青紫、四肢厥冷、脉搏细速、尿少等。若未有效控制，长期组织灌注不良而出现发绀，可并发弥散性血管内凝血（DIC）、脑水肿、急性呼吸窘迫综合征（ARDS）和急性肾衰竭等。

**3. 少尿期**　一般在病程的 5～8 天，持续时间一般为 2～5 天。多数患者随低血压休克期发展而来，也可与休克期重叠发生或由发热期越期进入少尿期。本期的主要表现为尿毒症，酸中毒，水、电解质紊乱，高血容量综合征。少尿、无尿是本期的主要特征。本期病情最重，患者可因病情恶化或并发症而死亡。

（1）尿毒症　由于尿素氮和氨类刺激胃肠道可出现厌食、恶心、呕吐、腹胀、顽固性呃逆等胃肠道症状，严重者可出现头痛、烦躁、嗜睡、谵妄甚至昏迷、抽搐等神经症状。

（2）水和电解质紊乱　主要表现为高钾血症、稀释性低钠血症和低钙血症。少数患者表现为低钾血症和高镁血症；高钾血症和低钾血症易致心律失常；低钠血症表现为头昏、乏力，甚至视物模糊、脑水肿；低钙血症可致手足抽搐。水钠潴留则进一步加重组织的水肿，可出现腹水，严重者可出现高血容量综合征。

（3）代谢性酸中毒　表现为嗜睡、呼吸增快或 Kussmaul 深大呼吸。

（4）高血容量综合征　少尿或无尿，水钠潴留所致，表现为全身水肿、体表静脉充盈、脉搏洪大、血压升高，甚至并发心力衰竭、肺水肿及脑水肿。

（5）出血倾向　皮肤黏膜瘀点瘀斑、呕血、便血、血尿、颅内出血或其他脏器出血等。

**4. 多尿期**　多尿期一般出现在病程的 9～14 天，持续时间平均为 7～14 天。一般认为尿量增至 2000ml 以上即进入多尿期，多数患者少尿期后进入此期，少数患者可由发热期或低血压期转入此期。可根据尿量和氮质血症的情况可大致分为三期。

（1）移行期　尿量由每日 400ml 增至 2000ml，此期尿量虽然增加，但尿素氮（BUN）和肌酐（Cr）反而上升，症状仍严重，不少患者因并发症而死于此期，因此要特别注意病情观察。

（2）多尿早期　每日尿量升至 2000ml 以上为多尿早期，氮质血症未见改善，症状仍重。

（3）多尿后期　每日尿量超过 3000ml 并逐日增加，氮质血症逐渐下降，精神食欲渐恢复，此期尿量可达 4000～8000ml。应警惕脱水、继发性休克、电解质紊乱及继发感染的发生。本期持续 1～2 周。

**5. 恢复期**　在病程第 3～4 周后，尿量逐渐减少至 2000ml 以下，精神、食欲渐正常，1～3 个月完全恢复。

**6. 并发症**　可并发内脏出血、肺水肿、脑水肿、ARDS、脑膜炎、自发性肾破裂、心肌损害、肝脏损害以及继发感染等。

**7. 分型**　根据发热程度、中毒症状轻重、出血、休克及肾功能损害程度的不同，临床上可分为轻型、中型、重型、危重型、非典型型。

**（三）心理、社会状况**

应注意了解患者及家属对疾病认识程度，患者的社会支持系统及家庭经济状况等；家属及清醒患者有无因病情重或担心疾病预后而出现的紧张、焦虑、恐惧等心理反应。

**（四）辅助检查**

**1. 血常规**　白细胞总数可升高达（15～30）×10⁹/L，白细胞分类早期以中性粒细胞的升高为主，核左移，有中毒颗粒，重型患者可见幼稚细胞呈类白血病反应。4～5 天后以淋巴细胞升高为主，并出现较多的异型淋巴细胞。红细胞和血红蛋白因血液浓缩而明显升高。血小板从第 2 天开始减少。

**2. 尿常规**　大量蛋白尿为本病的主要特征之一，病程第 2 天即可出现，病程第 4～6 天尿蛋白常达 ＋＋＋～＋＋＋＋，部分患者尿中可出现膜状物，为大量蛋白和脱落上皮的凝聚物。镜检可见红细胞、白细胞、管型和融合细胞。

**3. 血液生化检查**　血 BUN、Cr 多升高，发热期有呼吸性碱中毒，休克期、少尿期则以代谢性酸中毒为主。血钠、氯、钙降低，血钾在发热期、休克期水平偏低，少尿期回升，多尿期又降低。

**4. 血清学检查**　在病程第 2 天采用间接免疫荧光法或酶联免疫吸附试验即可检测出特异性抗体 IgM，1∶20 为阳性。IgG 抗体 1∶40 为阳性，1 周后滴度上升 4 倍或以上有诊断意义。

**5. 病原学检查**　可于早期患者的血清、外周血细胞及尿沉渣细胞中检出病毒。

**6. 其他检查**　如肝功能检查、心电图检查、胸部 X 线检查等。

【护理问题】

**1. 体温过高**　与汉坦病毒感染有关。

**2. 组织灌注量改变**　与血管壁损伤导致血浆大量外渗有关。

**3. 体液过多**　与肾损害有关。

**4. 皮肤完整性受损**　与血管壁损伤造成出血有关。

**5. 焦虑**　与病情较重及缺乏疾病有关知识有关。

**6. 潜在并发症**　出血、肺水肿、ARDS、脑膜炎以及继发感染等。

【护理措施】

（一）隔离与消毒

急性期传染性较强，应采取呼吸道隔离、接触隔离、消化道隔离等隔离措施，隔离至急性症状消失。接触者戴口罩，被患者血液、排泄物污染过的物品及环境应及时消毒。

（二）一般护理

**1. 休息与活动**　症状明显或有并发症者，发病后即应绝对卧床休息，不随意搬动患者，以免加重组织脏器出血。恢复期患者仍要注意休息，逐步增加活动量。

**2. 饮食**　发热期给予高热量、高维生素、清淡、易消化的流质或半流质饮食，如糖水、米汤、鱼汤等，少量多餐，适当补充液体量。少尿期为了减轻钠水潴留及氮质血症，应给予高糖、高维生素、低钾、低钠、低蛋白饮食，限制饮水。多尿期应补充足量的液体及钾盐，患者应多食用含钾丰富的食物，如香蕉、橘子等。有出血倾向者进食无渣食物，消化道出血禁食。患者口渴时可漱口或用湿棉签擦拭口腔。

**3. 皮肤黏膜护理**　减少对皮肤的不良刺激，床铺保持清洁、干燥、平整，衣服应宽松、柔软；更换体位时避免采用拖、拉、拽等动作以免损伤皮肤；注意口腔护理，保持口腔黏膜的清洁，及时清除口腔分泌物及痰液；保持会阴部清洁，对留置导尿管者，应严格无菌操作，定时冲洗膀胱，防止上行感染。

（三）病情观察

观察生命体征及意识状态；观察充血、出血及渗出的表现，有无"三红""三痛"的表现；严格记录 24 小时出入量，观察尿量、颜色、性状及尿蛋白的变化；有无厌食、恶心、呕吐等尿毒症症状；观察尿素氮、肌酐、电解质和酸碱平衡等血生化检查结果等。

（四）对症护理

**1. 高热**　以物理降温为主，如使用冰袋、冰帽等冷敷，但禁用酒精及温水擦浴，以免加剧皮肤损伤。忌用强效退热药，防止大量出汗促使患者提前进入休克期。

**2. 休克**　①患者进入休克期即应取平卧位或中凹卧位，专人护理，减少搬动。②迅速建立静脉通道，遵医嘱准确、迅速输入液体扩充血容量，以平衡盐液为主，力争4小时内血压稳定；纠正代谢性酸中毒；血压过低时遵医嘱用多巴胺等血管活性药，以纠正休克；输液过程中密切观察血压变化，避免补液过多、过快，诱发心力衰竭、肺水肿等。③可给予吸氧。④密切观察生命体征、尿量、神志，记录24小时出入液量。

**3. 急性肾功能衰竭** ①补液本着量出为入、宁少勿多的原则。维持水、电解质平衡，每日进水量应为前一天液体排出量加500ml，以口服补液为主，静脉补液时应控制输液速度。②减少循环血量，如利尿、导泻或透析疗法等治疗，利尿、导泻治疗时，观察用药后反应，协助患者排尿、排便，观察二便的颜色，准确记录24小时出入液量。③出现高血容量综合征，立即减慢或停止输液，使患者保持坐位或半坐位，双下肢下垂，同时报告医生。④对透析治疗的患者，采取相应护理。

**（五）心理护理**

由于本病病情较重、病程长、死亡率高，易使患者及家属产生烦躁、焦虑、恐惧等心理反应，在护理过程中，要及时进行沟通，鼓励患者，使其树立战胜疾病的信心。

**（六）治疗护理**

**1. 治疗要点** "三早一就"为本病的治疗原则，即早发现、早诊断、早治疗和就近治疗，治疗应根据各期病理变化采取综合治疗及预防治疗措施，做好防治休克、出血、肾功能衰竭、感染是治疗本病的关键。

（1）发热期 ①在发病4天内应用利巴韦林抗病毒治疗，连用3～5天，也可用α-干扰素肌内注射，必要时可用高效免疫球蛋白。②可用芦丁、维生素C等降低血管通透性，减轻外渗与水肿，注意维持体液平衡。③高热予物理降温，禁用强效退热药，以防大汗进一步减少血容量。中毒症状重者可予激素治疗等对症治疗。④适当应用低分子右旋糖酐或丹参可降低血液黏滞性，预防DIC，必要时使用肝素。

（2）低血压休克 ①补充血容量：遵循早期、快速和适量的原则。常用液体有平衡盐溶液、低分子右旋糖酐、血浆及白蛋白等。②纠正酸中毒：可给予5%碳酸氢钠溶液，具有纠酸扩容的作用。③使用强心剂：对于血容量已补足、心率仍在140次/min以上者可静脉给予毒毛花苷K。④改善微循环：应用多巴胺等血管活性药物。

（3）少尿期 ①控制入量：遵循量出为入，宁少勿多。前一日的排出量加上500即为每日补液量，维持电解质、酸碱平衡。②利尿和导泻：可给予呋塞米等利尿剂，应用硫酸镁、中药大黄等进行导泻。③透析疗法：适用于明显氮质血症、高钾血症或高血容量综合征的患者，临床多采用血液透析。

（4）多尿期 维持水、电解质平衡和防治继发感染是本期治疗的重点。

（5）恢复期 加强营养、适当休息，应逐步增加活动量。

**2. 用药护理** 遵医嘱及时用药，高热患者需药物降温时，忌用大剂量退热剂；使用利尿剂和导泻药时，要注意用药后效果及不良反应，记录二便的改变。

【健康指导】

**1. 预防指导** 微课3

（1）控制传染源 加强社区宣传，防鼠、灭鼠是预防本病最基本的措施；急性期患者应执行接触隔离、呼吸道隔离等隔离措施，隔离至症状消失。

（2）切断传播途径 注意个人、饮食及环境卫生，防止鼠类排泄物污染食物，不用手接触鼠类及其排泄物。对进入疫区或野外的工作人员应从饮食、住宿等做好防鼠、防虫措施，按要求戴口罩，穿"五紧"服，系好领口、袖口等，并避免被鼠咬伤；接触患者应穿隔离衣，戴手套、口罩及帽子，处理污物、利器时注意做好个人防护，防止污染或刺伤。

（3）保护易感人群　对开荒、野营等高危人群可注射沙鼠肾细胞疫苗，提高特异性免疫力，从而获得较好的预防效果。

**2. 疾病知识指导**　加强社区宣传，普及流行性出血热有关知识。对患者及家属讲解本病的原因、临床表现、治疗护理措施及预后，如有鼠类或其他宿主动物接触史，出现发热及特征性"三红""三痛"等表现应及时到医院就诊。

**3. 生活指导**　由于肾功能完全恢复需要较长时间，故出院后需继续休息，加强营养，并定期复查肾功能，以了解恢复情况。

# 第九节　狂犬病患者的护理

PPT

狂犬病亦称恐水症，是由狂犬病毒引起的一种侵犯中枢神经系统为主的急性人畜共患性传染病。人狂犬病常因被病犬、猫等动物咬伤或抓伤而感染发病，其临床特征为恐水、怕风、怕声、兴奋狂躁、咽肌痉挛、进行性瘫痪等。死亡率极高，一旦发病死亡率高达100%。

**【病原学及发病机制】**

**1. 病原学**　狂犬病毒属弹状病毒科，拉沙病毒属，病毒只有一个血清型，外形似子弹，中心为单股负链RNA，外面为核衣壳和含脂蛋白及糖蛋白的包膜。狂犬病毒含有5种蛋白质，即糖蛋白、核蛋白、多聚酶、磷蛋白及膜蛋白，其中外膜糖蛋白与乙酰胆碱受体结合使病毒具有神经毒性作用，刺激机体产生具有保护作用的抗体。病毒分为野毒株和固定毒株两大类。从患者和病兽体内分离的病毒称野毒株，其特点是致病作用强、潜伏期长。野毒株经多次在兔脑内传代后成为固定毒株，其毒力减弱，潜伏期短，对人和犬失去致病力，因其仍保留抗原性，可供制备成疫苗。病毒存在于患者及病兽唾液及神经组织内，对外界抵抗力不强，对紫外线、季胺化合物、碘酒、乙醇、高锰酸钾、甲醛等敏感，不耐热，但耐低温和干燥，加热100℃2分钟即可灭活，在冷冻干燥的条件下可存活数年。

**2. 发病机制**　狂犬病病毒自皮肤或黏膜破损处侵入机体后，对神经组织有强大的亲和力，致病过程可分为三个阶段：①组织内病毒小量增殖期：病毒先在伤口附近的肌细胞内小量增殖，再侵入近处的末梢神经，在局部可停留3天或更久。②侵入中枢神经系统期：病毒沿神经的轴浆向中枢神经向心性扩展，至脊髓的背根神经节再大量繁殖，入侵脊髓并很快到达脑部。主要侵犯脑干、小脑等处的神经细胞。③向各器官扩散期：病毒从中枢神经向周围神经扩展，侵入各器官组织，尤以唾液腺、舌部味蕾、嗅神经上皮等处的病毒量较多。由于迷走、舌咽及舌下脑神经核受损，致吞咽肌及呼吸肌痉挛，出现恐水，吞咽和呼吸困难。交感神经受累时出现唾液分泌和出汗增多。迷走神经节、交感神经节和心脏神经节受损时可引起患者心血管功能紊乱或猝死。主要病理改变为急性弥漫性脑脊髓膜炎，其中大脑基底部海马回、脑干和小脑等处最为明显。受累组织外观有充血、水肿、出血等，镜下可见非特异性的神经变性及炎性细胞浸润。具有特征性的病变是嗜酸性包涵体，称内基小体，为狂犬病毒的集落，最常见于海马及小脑浦肯野细胞中。

**【流行病学】**

**1. 传染源**　带狂犬病毒的动物为本病的传染源。病犬最常见，其次是猫、牛、羊和猪等家畜；野生动物如狼、狐狸、吸血蝙蝠、松鼠等；部分貌似健康的犬的唾液中可含有狂犬病毒，亦可导致疾病的传播。

**2. 传播途径**　主要通过被病犬或其他病兽咬伤、抓伤而感染病毒是本病的主要传播方式，也可因接触带病毒的唾液经伤口或黏膜侵入人体感染，偶可进食染毒的肉类或吸入蝙蝠洞穴内含病毒的气溶胶而发病。

**3. 易感人群**　人群普遍易感，兽医、动物饲养员、野外工作人员尤其易感。人被病兽咬伤或抓伤后狂犬病的发生率为15%～20%。发病率高低主要与下列因素有关：①伤口若在头、面、颈及手指处发病机会增多。②创口如深大会增高发病概率。③如果在咬伤后将伤口迅速彻底清洗，会降低发病率。④及时、全程、足量注射狂犬疫苗会使发病的可能性减小。⑤免疫功能低下者咬伤后发病率高。⑥咬伤部位衣着较厚者发病率低。

**4. 流行特征**　呈全球分布，多发于发展中国家，农村高于城市。有明显的季节性高峰，夏季多发。

【护理评估】

（一）健康史

询问患者有无被病犬或病兽咬伤或抓伤史；有无参与宰杀病犬、剥皮、切割等过程；有无野外工作史；饲养宠物是否接种疫苗。了解患者被咬伤的部位、深浅、咬伤后伤口的处理情况等。

（二）身体状况

潜伏期长短不一，短至5天，长至10年不等或更长，一般在1～3个月。潜伏期长短与年龄、伤口部位、伤口深浅、侵入病毒的数量、毒力等因素有关。典型病例的临床经过分为以下三期。

**1. 前驱期**　此期出现类似上呼吸道感染的症状，如低热、乏力、头痛、全身不适、食欲减退、恶心等，继而惊恐不安，烦躁失眠。对声、光、风等因素敏感，可产生喉头紧缩感。在愈合伤口附近出现针刺痛、麻木、痒及蚁走感等异样感觉，具有早期诊断意义。此期持续2～4天。

**2. 兴奋期**　患者呈高度兴奋状态，突出表现为极度恐惧，恐水、恐风、阵发性咽肌痉挛及呼吸困难，可伴有体温升高（38℃～40℃）。恐水、怕风是本病的特征，大多数患者有此表现。典型病例虽感到十分口渴却不敢饮水，见水、闻流水声甚至提及饮水都会引起喉咽肌严重痉挛，其他如风、光、声等刺激，也可引起咽喉肌痉挛和呼吸困难。声带痉挛可致声音嘶哑、说话吐词不清、甚至失语。严重时可发生全身肌肉阵发性痉挛，呼吸肌痉挛引发呼吸困难和发绀。交感神经功能亢进可表现为大量流涎、大汗淋漓、心率加快、血压升高。多数患者在发作间歇神志清楚，随着病情加重，患者出现极度恐惧、狂躁、谵妄等，具有攻击性。本期持续1～3天。

**3. 麻痹期**　患者肌肉痉挛减少或停止，逐渐进入全身弛缓性瘫痪，患者由兴奋躁动转为安静，最后因发生呼吸、循环衰竭死亡。本期一般持续6～18小时。

部分患者可表现为无兴奋期或无明显恐水，即瘫痪型或麻痹型，患者常以高热、头痛、咬伤部位痛痒发病，继而出现四肢无力、共济失调、腱反射消失、大小便失禁等，常因全身迟缓性瘫痪而死亡。病程一般不超过6天。

（三）心理、社会状况

由于本病死亡率极高，患者及其家属对本病有恐慌心理，加之患者伴有恐水怕风、咽肌痉挛，严重者甚至出现全身肌肉阵发性抽搐，使患者更加烦躁、恐惧，应认真评估患者的精神状态、对疾病的反应、心理承受能力、是否配合治疗和护理、家庭支持系统及目前的经济状况。

（四）辅助检查

**1. 血、尿常规**　白细胞计数轻至中度增高；中性粒细胞增多为主，占80%以上。尿常规可发现轻度蛋白尿。

**2. 脑脊液检查**　部分患者脑脊液稍增高，细胞数轻度增高，以淋巴细胞为主，蛋白轻度增高，糖及氯化物正常。

**3. 病原学检查**

（1）**病毒分离**　取患者唾液、脑脊液、泪液及死后脑组织接种于鼠脑，进行病毒的分离。

（2）**内基小体检查**　取动物或死者的脑组织切片染色，镜检可找到内基里小体，阳性率为70% ~ 80%。

（3）**核酸测定**　用 PT – PCR 技术检测狂犬病毒核酸。

（4）**抗原检查**　可取患者的脑脊液或唾液直接涂片、角膜印片或咬伤部位皮肤组织或脑组织通过免疫荧光法检测抗原，阳性率为98%。除此之外，还可使用快速狂犬病酶联免疫吸附法检测抗原。以上检查阳性即可确诊。

**4. 免疫学检查**　目前国内检测血清中的特异性抗体多采用酶联免疫吸附试验，可以帮助确诊，也可运用于流行病学调查中。

【护理问题】

**1. 低效性呼吸型态**　与病毒损伤中枢神经系统，出现呼吸肌痉挛有关。

**2. 有传播感染的危险**　与患者唾液中带病毒有关。

**3. 有受伤的危险**　与患者精神异常，极度兴奋、狂躁有关。

**4. 恐惧**　与疾病威胁生命有关。

【护理措施】

（一）消毒与隔离

1. 狂犬病病死率极高，应对患者实施严密接触隔离，及时清理患者口腔分泌物，防止唾液污染。

2. 对患者的血液、分泌物、排泄物、衣物、生活用具、室内空气和污染食物进行严格消毒处理。

3. 医护人员接触患者需戴口罩、乳胶手套、穿隔离衣，防止皮肤、黏膜受到患者唾液的污染。

4. 被病毒污染的房间、庭院等环境，用10000mg/L有效氯含氯消毒剂或0.5% 过氧乙酸，按100 ~ 200ml/m² 喷洒消毒。

（二）一般护理

**1. 休息与活动**　患者住单间病室，保持病室安静，光线暗淡，避免风、光、声的不良刺激。狂躁患者应注意安全，设置防护栏，为了防止意外应给予约束带，必要时给予镇静治疗。

**2. 饮食**　有恐水应禁饮，出现吞咽困难应禁食。一般于痉挛发作的间歇期或者使用镇静剂之后，采取鼻饲的方式进食高热量流质饮食，增强患者的营养，必要时可采取静脉补液。每日摄入量应补足，维持水及电解质平衡，准确记录每日的出入液体量。

（三）病情观察

由于病情凶险、病死率高，应密切观察各项指标，发现问题及时处理。密切观察患者生命体征是否平稳，是否存在高热、血压增高、心率加快、呼吸困难等。观察有无恐水、怕风、兴奋烦躁、痉挛发作或弛缓性瘫痪，发作时是否伴有幻觉和精神异常等，因患者可能发生呼吸肌痉挛，故应注意呼吸频率、节律改变。密切观察抽搐部位及发作次数。麻痹期应密切观察呼吸与循环衰竭的进展情况。准确记录24 小时出入液量。

（四）对症护理

**1. 惊厥与抽搐**

（1）保持病室安静，避免水声、光线等不良的刺激，如不宜在病室内放水容器，以免患者闻及流水声；适当遮蔽输液装置等；关好门窗，拉好门帘、窗帘避光，避免风的刺激等。

（2）各种检查治疗及护理操作尽量集中在使用镇静剂后进行，操作时动作要轻柔，减少对患者的刺激。

（3）烦躁不安者应加床栏或使用约束带，防止自伤或伤人。

（4）患者出现惊厥与抽搐，遵医嘱给予地西泮等镇静、解痉治疗。

**2. 呼吸衰竭** 注意保持气道通畅，及时清除口腔及呼吸道分泌物，若发生严重呼吸衰竭，无法自主呼吸者，配合医师进行气管插管、气管切开，必要时使用人工呼吸机辅助呼吸。

**3. 高热** 先行物理降温如冰敷、乙醇擦浴、生理盐水低压灌肠等，如效果不明显，可遵医嘱使用小剂量的退热药物。

**4. 循环衰竭的护理**

（1）遵医嘱静脉输液补充循环血量，维持水、电解质及酸碱平衡。

（2）遵医嘱使用多巴胺等血管活性剂，维持血压稳定。

（3）必要时使用强心剂等。

**（五）心理护理**

由于本病死亡率极高，目前缺乏有效的治疗措施，发病之后病情迅速恶化，由于咽肌及全身肌肉痉挛导致吞咽困难、呼吸困难等，患者常极度恐惧不安甚至绝望，迫切需要家人及医务人员的关心和帮助。护理人员应适时进行疏导，态度温和，言语合理，不要盲目夸大事实，多给患者关怀与帮助。同时也应给予患者及家属安慰，稳定情绪，积极配合治疗。

**（六）治疗护理**

本病目前缺乏特效治疗，以对症治疗为主。

**1. 隔离患者** 实施严密接触隔离，患者住单间，尽量保持患者安静，减少光、风、声等一切不必要的刺激，防止唾液污染。

**2. 对症支持治疗** 加强监护，狂躁时使用大剂量氯丙嗪、地西泮等镇静剂，解除痉挛；呼吸困难者及时给氧，必要时行气管切开，使用人工呼吸机；纠正酸中毒，补液，维持水、电解质平衡；纠正心律失常，稳定血压；出现脑水肿时给予脱水剂等。

**【健康指导】**

**1. 预防指导**

（1）**控制传染源** 对犬、猫进行免疫，捕杀狂犬等病兽是预防狂犬病的最有效措施。发现患狂犬病的动物应立即捕杀，对患狂犬病动物尸体应焚烧或远离水源深埋（2m以下），不得剥皮和食肉。同时加强进出口动物检疫。对患者应实施单间严密接触隔离。

（2）**切断传播途径** 被病犬、猫等咬伤或抓伤后及时、有效地进行伤口处理，可明显减少狂犬病的发病率：①被咬伤后尽快用20%肥皂水、清水或0.1%新洁尔灭冲洗伤口至少半小时，去除狗涎、挤出污血，注意肥皂水不能和新洁尔灭合用，如伤口较深，应使用注射器插入伤口进行灌输、冲洗，尽量减少病毒残留。②冲洗后用70%乙醇擦洗及2%~5%的碘酒反复交替涂擦，伤口一般不予缝合或包扎，便于排血引流。③在伤口周围及底部行局部浸润注射狂犬病免疫球蛋白或免疫血清。④较大伤口应使用破伤风抗毒素和抗生素以预防破伤风及感染。

（3）**保护易感人群** 接种对象包括被犬及其他可疑动物咬伤者，被狂犬病患者唾液污染皮肤破损处的医务人员。我国主要采用地鼠肾细胞疫苗肌内注射，共接种5次，每次2ml，分别于0天、3天、7天、14天和30天完成，如咬伤较重，全程可注射10针，在当天到第6天连续注射，每天1针，其后接种时间为10天、14天、30天、90天各1针。对咬伤严重或伤口距头较近（如胸、面、上肢等部位），必须使用抗狂犬病血清，防止短期内（疫苗未起保护作用前）发病。

**2. 疾病知识指导** 宣教本病的传染源、传播途径、临床表现、治疗及预防措施等，使群众了解本病是死亡率极高的疾病，积极的预防是行之有效的措施。捕杀病犬，家中尽量不养猫、犬等，已饲养者应加强管理接种狂犬疫苗，并实行进出口动物检疫，以预防狂犬病。若家中出现患者，避免风、水等因素对患者的刺激。

# 第十节 手足口病患者的护理

PPT

手足口病（HFMD）是由多种肠道病毒引起的一种儿童传染病，主要临床特征为发热和手、足、口腔等部位散在的斑丘疹、疱疹或疱疹性咽峡炎等。多数患者可自愈，少数患儿病情进展快，可引起脑炎、心肌炎、肺水肿等并发症，个别重症患儿如果病情发展快，导致死亡。本病多见于学龄前儿童，尤其是 3 岁以下儿童发病率最高。本病主要死亡原因为脑干脑炎及神经源性肺水肿，是我国法定报告管理的丙类传染病。

**【病原学及发病机制】**

**1. 病原学** 引起手足口病的病毒有 20 多种，主要为小 RNA 病毒科肠道病毒属的引起柯萨奇病毒、埃可病毒和新肠道病毒，柯萨奇病毒 A 组（4、5、9、10、16 型）、B 组（2、5、13 型）和肠道病毒 71 型等是手足口病的常见病原体，其中以肠道病毒 71 型及柯萨奇病毒 $A_{16}$ 型最为常见。肠道病毒抵抗力强，适合在湿热的环境下生存与传播，对 75% 酒精、乙醚不敏感；对紫外线和干燥敏感；各种氧化剂、甲醛、碘酒、漂白粉能灭活病毒；加热 50℃ 可迅速灭活，在 4℃ 可存活 1 年，−20℃ 可长期保存，在外环境中可长期存活。

**2. 发病机制** 手足口病的发病机制尚未完全明确，一般认为毒从上呼吸道或消化道入侵入体后，在咽部、肠上皮细胞及附近淋巴组织内复制，此时可出现局部炎症表现；病毒可从呼吸道和消化道排出并进入血液循环形成第一次病毒血症。病毒随血流进入肝、脾、淋巴结等组织，大量复制后再次侵入血液，导致第二次病毒血症。第二次病毒血症之后，病毒随血液循环播散至全身各组织器官，如中枢神经系统、心、肺、肝、脾、肌肉、皮肤黏膜等，并在这些部位进一步繁殖并引起相应病变，如无菌性脑膜炎、急性心肌炎、心包炎、上呼吸道感染、疱疹性咽喉炎及婴儿腹泻等。

**【流行病学】**

**1. 传染源** 人是肠道病毒唯一宿主，患者、隐性感染者和无症状带毒者均为本病的传染源。一般以发病后 1 周内传染性最强。

**2. 传播途径** 肠道病毒常见的传播途径有密切接触传播、胃肠道传播、呼吸道传播等，其中以接触患者口鼻分泌物、皮肤或黏膜疱疹液及被病毒污染的手、物品等造成的传播最重要；门诊交叉感染和口腔器械消毒不合格亦是造成传播的原因之一。

**3. 易感人群** 人群普遍易感，不同年龄组均可感染发病，以 5 岁及以下儿童为主，尤以 3 岁及以下幼儿发病率最高。感染后可获得免疫力，持续时间尚不明确，不同血清型间一般无交叉免疫。

**4. 流行特征** 该病流行无明显的地区性，全年均可发生，以夏秋季多见。托幼机构等易感人群集中单位可暴发流行。肠道病毒传染性强、隐性感染比例大、传播途径复杂、传播速度快，控制难度大，容易出现暴发和短时间内较大范围流行。

【护理评估】

（一）健康史

询问有无与手足口病患儿接触史，发病后是否发热，手、足、口腔等部位有无皮疹及其他伴随症状等；发病后是否经过治疗处理等。

（二）身体状况

手足口病潜伏期为 2 ~ 10 天，平均 3 ~ 5 天，病程一般为 7 ~ 10 天。最短在 24 小时内。

**1. 一般病例表现** 急性起病，多以发热起病，一般为 38℃ 左右，皮疹主要侵犯手、足、口腔和臀等部位，口腔黏膜皮疹出现较早，起初为出现散在米粒大小的斑丘疹或疱疹，周围可有炎性红晕，主要位于舌及两颊部，疱疹破溃后形成溃疡，疼痛明显，患儿因此哭闹、拒食。以后手、足和臀部出现疱疹或斑丘疹，不化脓，大多数患儿在 1 周以内体温下降、皮疹消退，不留瘢痕和色素沉着，可伴有咳嗽、流涕、食欲不振、恶心、呕吐等症状。部分病例不典型，可表现为皮疹或疱疹性咽峡炎。

**2. 重症表现** 少数病例尤其是 3 岁以下儿童病情发展快，病后 1 ~ 5 天出现脑膜炎、脑炎、脑脊髓炎、神经源性肺水肿、循环障碍等，病情凶险，可致死亡或留有后遗症。

（三）心理、社会状况

询问患儿家属对疾病的认识程度，有无因目睹患儿的痛苦而出现紧张、焦虑等负性情绪。

（四）辅助检查

**1. 血常规** 白细胞总数和中性粒细胞数大多正常，重症病例白细胞计数明显升高。

**2. 病原学检查** 从疱疹液、咽拭子、粪便、脑脊液及脑、肺、脾、淋巴结等组织标本中可分离到特异性病毒核酸或肠道病毒。

**3. 血清学检查** 患者血清中特异性 IgM 抗体阳性，或急性期与恢复期血清 IgG 抗体有 4 倍以上的升高。起病后 10 ~ 20 天可获得阳性结果。

**4. 其他检查** 如血生化检查、脑脊液检查、胸片等。

【护理问题】

**1. 体温过高** 与病毒感染有关。

**2. 有皮肤完整性受损的危险** 与皮疹或水疱有关。

**3. 潜在并发症** 脑膜炎、心肌炎、肺水肿等。

【护理措施】

（一）消毒与隔离

执行接触隔离、呼吸道及消化道隔离，隔离至体温正常、皮疹消退及水疱结痂，一般需隔离 14 天。安置患儿于空气流通、温湿度适宜的房间，病房每天用紫外线空气消毒两次；病房门把手、床头柜以及患儿的玩具、奶瓶、杯子等每天用含氯消毒剂消毒，不宜浸泡的物品可置于日光下暴晒；儿童避免喝生水、吃生冷食物；患儿的呕吐物及粪便均应消毒处理。

（二）一般护理

**1. 休息与活动** 发热、出疹期或有并发症者应卧床休息。

**2. 饮食** 发热、出疹期间应给予清淡、易消化的流质或半流质饮食，如牛奶、鸡蛋汤、菜粥等，禁食冰冷、辛辣等刺激性食物。鼓励患儿多饮水或热汤，进食不足、呕泻严重者可静脉补充营养。恢复期应添加高蛋白、高维生素食物。

## （三）病情观察

密切观察患儿的精神状态、意识状态、生命体征等，注意有无持续高热、咳嗽、呼吸急促、发绀等肺炎表现；有无心率明显增快、心音减弱等心力衰竭表现；有无嗜睡、惊厥、昏迷等脑炎表现。

## （四）对症护理

**1. 高热**　以物理降温为主，可使用温水擦浴、酒精擦浴、冷敷等，必要时辅以药物降温。在降温过程中注意观察体温的变化，注意保暖，补充水分，及时更换衣服。

**2. 口腔护理**　鼓励患儿多饮水，保持口腔清洁，每次进食前后用温水或生理盐水漱口。已有溃疡者，可给予锡类散涂擦，以消炎止疼，保护口腔黏膜，促进溃疡愈合。

**3. 皮肤护理**　勤剪指甲，严禁抓伤以防继发感染；保持皮肤清洁，每天用温水擦浴并更衣；臀部有皮疹的婴儿，便后及时清洗臀部，保持臀部清洁、干燥，婴幼儿禁止使用尿不湿，可选择柔软、舒适的尿布；手、足部疱疹破溃局部可涂抗生素软膏。

## （五）心理护理

手足口病患者主要为小儿，少数患儿病情发展较快，病情严重甚至危及生命，易引起患者及家属焦虑、恐惧等心理。在护理中，要注意关心呵护患儿，并耐心做好家属的工作，讲解疾病知识，消除家属顾虑，积极配合治疗和护理。

## （六）治疗护理

按临床表现主要包括四个阶段的治疗。

**1. 疱疹性咽峡炎阶段**　①一般治疗：适当休息，给予清淡、营养丰富、易消化饮食，可取西瓜霜涂擦口腔患处，每天2~3次。②对症治疗：发热、呕吐、腹泻等给予相应处理，如小儿咽扁冲剂、清开灵口服液、板蓝根冲剂等口服药物。③病因治疗：可适当选用利巴韦林、干扰素等。

**2. 神经系统受累阶段**　①控制颅内高压：限制液体入量，给予甘露醇静脉注射，必要时加用呋塞米。②酌情应用糖皮质激素治疗。③静脉注射免疫球蛋白。④其他对症治疗有降温、镇静、止惊（地西泮、苯巴比妥钠、水合氯醛等）。

**3. 心肺衰竭阶段**　主要控制心力衰竭和呼吸衰竭。①保持呼吸道通畅、吸氧。②必要时气管插管和正压机械通气。③建立两条静脉通道，维持血压稳定，给予强心、利尿、血管活性药、糖皮质激素等药物。④继发肺部感染给予有效抗生素治疗。

**4. 生命体征稳定期**　避免并发呼吸道感染，促进各脏器功能恢复。

【健康指导】

**1. 预防指导**

（1）控制传染源　医疗机构对患者应早发现、早诊断、早隔离、早治疗；发现可疑患儿及时送诊；及时对患儿粪便进行消毒处理，对患儿所用的物品要立即进行消毒处理。

（2）切断传播途径　患者执行接触隔离、呼吸道及消化道隔离，隔离至体温正常、皮疹消退及水疱结痂，一般需隔离14天。病房空气每天消毒两次，患儿使用过的病床、桌椅及玩具等用物严格消毒；患儿的呕吐物及粪便均应消毒处理；接触患儿前后注意手消毒。

（3）保护易患人群　饭前便后、外出后要用肥皂或洗手液等洗手，不喝生水，不吃生冷食物。流行期间不宜带儿童到人群聚集、空气流通差的公共场所，注意保持家庭环境卫生，居室要经常通风，勤晒衣被。

**2. 疾病知识指导**　开展手足口病防治知识的宣传工作，使5岁以下儿童家长及托幼机构工作人员等了解手足口病的临床表现，掌握最基本的预防措施。动员托幼机构老师和管理人员、儿童家长成为手足口病防控工作的主动参与者，形成群防群控。

**3. 生活指导**　强调保持良好的个人卫生习惯及环境卫生对于有效预防手足口病的重要性。做到"洗净手、喝开水、吃熟食、勤通风、晒衣被"。尽量不要带婴幼儿去人群密集场所。哺乳的母亲要勤洗澡、勤换衣服，喂奶前要清洗奶头。

# 第十一节　脊髓灰质炎患者的护理

PPT

脊髓灰质炎是由脊髓灰质炎病毒引起的一种急性传染病。临床表现主要有发热、咽痛和肢体疼痛，部分患者可发生弛缓性麻痹。感染后绝大多数为隐性感染。本病好发于小儿，故又称"小儿麻痹症"。

【病原学及发病机制】

**1. 病原学**　脊髓灰质炎病毒属于小核糖核酸病毒科的肠道病毒，呈球形，根据抗原不同可分为Ⅰ、Ⅱ、Ⅲ型血清型，Ⅰ型易引起瘫痪，各型间很少交叉免疫。脊髓灰质炎病毒在外界环境中生产力较强，在水、粪便中可存活数月，耐寒耐酸，耐乙醚和乙醇。对高温、干燥及氧化消毒剂敏感，加热至56℃以上、甲醛、2%碘酊和各种氧化剂如过氧化氢、漂白粉、高锰酸钾等，均能使其灭活。

**2. 发病机制**　脊髓灰质炎病毒经消化道侵入人体后，先在鼻咽部及胃肠道淋巴组织内繁殖，如机体产生相应特异性抗体，则病毒不进入血流，不出现症状或仅有轻微不适，表现为隐性感染。若机体抵抗力低下，病毒可入血先引起较轻的病毒血症，若病毒未侵犯神经系统，机体产生的特异性抗体足以将病毒中和，患者可不出现神经系统症状，为顿挫型。少数患者因病毒毒力强或血中特异性抗体不足，病毒随血流扩散至全身淋巴组织或其他组织中进一步增殖，大量繁殖并再度入血液形成较为严重的病毒血症，病毒可通过血脑屏障，侵入中枢神经系统，在脊髓前角运动神经细胞中增殖，引起细胞坏死，若运动神经元受损严重，则导致瘫痪。多种因素可促使瘫痪发生，如受凉、疲劳、局部损伤、扁桃体摘除、注射刺激、免疫缺陷、妊娠遗传因素等。

【流行病学】

**1. 传染源**　人是脊髓灰质炎病毒唯一的自然宿主，隐性感染和轻症瘫痪型患者是本病的主要传染源。

**2. 传播途径**　本病传播途径以粪－口途径为主要传播方式，发病前3~5天至发病后1周患者鼻咽部分泌物及粪便内排出病毒，少数患者粪便带毒时间可长达3~4月，被粪便污染的手以及食品是脊髓灰质炎的主要传播媒介；其次通过空气飞沫、密切生活接触、不良卫生习惯均可使之播散。

**3. 易感人群**　人群普遍易感，以1~5岁小儿发病最多，感染后可获持久免疫力。

**4. 流行特征**　本病广泛分布于全世界，温带地区流行高峰在5~10月，热带地区终年可见。由于减毒活疫苗的应用，发病率已明显下降，但我国仍为流行地区。

【护理评估】

（一）健康史

询问患儿及家属有无与脊髓灰质炎患者接触史；是否服用过脊髓灰质炎疫苗；发病季节、起病后有无发热、恶心、呕吐、腹泻等症状。

（二）身体状况

本病潜伏期一般为7~14天，临床上可表现多种类型，即隐性感染、顿挫型、无瘫痪型及瘫痪型。

瘫痪型的病程可大致分为前驱期、瘫痪前期、瘫痪期、恢复期及后遗症期。瘫痪型的主要表现如下所述。

**1. 前驱期** 主要症状为发热、咽痛、咳嗽等上呼吸道感染症状。亦可见恶心、呕吐、腹泻、腹痛、便秘等消化道症状。持续1~4天，若病情不发展，即为顿挫型。此期病毒繁殖只停留在消化道，不产生病毒血症，不侵入中枢神经系统，但从咽部和粪便中可分离出病毒，体内可查到特异性中和抗体。

**2. 瘫痪前期** 前驱期症状消失后1~6天，体温再次上升，此期病毒侵入中枢神经系统，患者除具有顿挫型症状外，还可出现神经系统症状，如头痛、多汗、烦躁不安、感觉过敏，有短暂膀胱括约肌障碍，颈后肌群、躯干及肢体强直灼痛，常有便秘。体检可见克尼格征、布氏征和以下体征阳性：①三角架征：即患者坐起时需用两手后撑在床上如三角架，以支持体位。②吻膝试验阳性：即患者坐起、弯颈时唇不能接触膝部。③头下垂征：即将手置患者肩下，抬起其躯干时，可见头向后仰。肌腱反射开始大多数正常或活跃，后期可减弱，但无瘫痪。此期脑脊液大多有无菌性脑膜炎改变，患者一般经3~5天后热退，症状消失。

**3. 瘫痪期** 起病后2~7天，病变累及到脊髓前角灰质、脑及脑神经，导致肌肉瘫痪，并逐渐加重，至体温正常后瘫痪停止进展，无感觉障碍。可分为以下几型。

（1）脊髓型 此型最常见。表现为弛缓性瘫痪，不对称，腱反射消失，肌张力减退，下肢及大肌群较上肢及小肌群更易受累，但也可仅出现单一肌群受累或四肢均有瘫痪，如累及颈背肌、膈肌、肋间肌，则出现梳头及坐起困难、呼吸运动障碍等表现。

（2）脑干型 系颅神经的运动神经核和延髓的呼吸、循环中枢被侵犯所致。呼吸中枢受损时出现呼吸不规则，呼吸暂停；血管运动中枢受损时可有血压和脉率的变化；颅神经受损时则出现相应的神经麻痹症状和体征。

（3）脑型 此型少见，弥漫性脑炎表现为高热、烦躁不安、惊厥或嗜睡昏迷、强直性瘫痪等。局限性脑炎表现为大脑定位症状，恢复后可长期出现阅读不能、阵挛或癫痫样大发作等。

（4）混合型 以上几型表现同时存在。

**4. 恢复期** 瘫痪从肢体远端开始恢复，持续数周至数月，轻者1~3个月可恢复，严重者需6~18个月或更长时间。

**5. 后遗症期** 如瘫痪1~2年仍不能恢复则为后遗症，可致肌肉萎缩及肢体畸形。部分瘫痪型病例在感染后数年，发生进行性神经肌肉软弱、疼痛，受累肢体瘫痪加重，称为"脊髓灰质炎后肌肉萎缩综合征"，病因不明。

**（三）心理、社会状况**

询问患儿及家属是否因担心疾病预后而出现焦虑、紧张等心理反应；了解患者及家属对疾病的认识程度；家人的支持程度，有无对家庭造成影响等。

**（四）辅助检查**

**1. 血常规** 白细胞总数及中性粒细胞百分比大多正常，少数患者白细胞及中性粒细胞轻度增多。血沉增快。

**2. 脑脊液检查** 瘫痪前期开始异常，细胞数为 $(0.05 \sim 0.5) \times 10^9/L$，少数可达到 $1 \times 10^9/L$。早期中性粒细胞增高，以后以淋巴细胞为主。蛋白早期可以正常，以后逐渐增加，至瘫痪出现后第2周细胞数迅速降低，蛋白量则增高，形成蛋白细胞分离现象。

**3. 病毒分离** 起病1周内可从咽部及粪便内分离出病毒。

**4. 血清学检查** 特异性抗体（IgM）第1周末可达高峰，阳性者可做出早期诊断。中和抗体在发病时开始出现，可持续终身，双份血清效价 4 倍以上增长者可确诊。近年来采用已知抗原的免疫荧光法检测抗体，有快速诊断价值。

【护理问题】

**1. 体温过高**　与病毒感染有关。

**2. 躯体移动障碍**　与活动受限、肌力下降有关。

**3. 舒适的改变**　与疾病导致全身不适有关。

**4. 自我形象紊乱**　与肢体瘫痪丧失自尊有关。

【护理措施】

（一）消毒与隔离

执行消化道隔离，第 1 周需执行消化道和呼吸道隔离。

（二）一般护理

**1. 休息与活动**　急性期症状明显或有肢体瘫痪者要绝对卧床休息，急性期过后，要特别注意肢体功能锻炼，防止肌肉失用性萎缩。

**2. 饮食**　给予高蛋白、高维生素、易消化、清淡饮食，发热期间应注意鼓励患者多饮水。对有吞咽困难及食后呛咳者，应注意防止窒息，严重者予给予鼻饲。

（三）病情观察

密切观察生命体征、意识状态的变化；避免不必要的刺激；观察肢体有无瘫痪及程度；观察有无呼吸肌瘫痪症状，如出现呼吸困难、发绀等。

（四）对症护理

**1. 高热**　以物理降温为主，必要时辅以药物降温。

**2. 瘫痪前期**　肢体瘫痪前常有感觉异常、肌肉疼痛，可用局部湿热敷改善肌肉疼痛与痉挛，注意防止烫伤，每日 2～4 次，每次 20～30 分钟。遵医嘱服用阿司匹林、吲哚美辛，亦可用泼尼松减轻神经细胞水肿或加用镇静剂。

**3. 瘫痪**　避免患肢长期受压，将患肢置于功能位，并进行肢体按摩及被动运动，还可采用针灸、理疗、功能锻炼、药物治疗等方法。

**4. 呼吸障碍及吞咽困难**　呼吸肌麻痹可采用人工呼吸机，必要时气管插管加压吸氧。吞咽困难时注意在用餐过程中发生呛咳、误吸。

（五）心理护理

多与患者交流沟通，鼓励患者说出其内心的感受和忧虑，并给予安慰和支持。

（六）治疗护理

**1. 瘫痪前期**　卧床休息至体温正常后 1 周，避免体力活动至少 2 周。可试用丙种球蛋白和干扰素，症状严重者加用泼尼松或地塞米松。

**2. 瘫痪期**　可选用他巴唑、加兰他敏、新斯的明、维生素 $B_1$、维生素 $B_6$、维生素 $B_{12}$ 等促进神经传导功能恢复；恢复期及后遗症期的治疗应进行积极的功能恢复治疗，如按摩、针灸、推拿、主动被动运动及其他理疗方法等。

## 素质提升

### 顾方舟——中国脊髓灰质炎疫苗之父

顾方舟（1926.6 – 2019.1），中国医学科学院北京协和医学院原院长，著名医学科学家、病毒学家。2019年9月被授予"人民科学家"国家荣誉称号。他在中国首次分离出脊髓灰质炎病毒，在临床试验阶段，需要确定该疫苗对人体的安全性。于是，顾方舟决定自己先试用疫苗，冒着可能瘫痪的风险，喝下了一小瓶疫苗溶液。一周过后，顾方舟的生命体征平稳，没有出现任何异常。然而，他的眉头锁得更紧了。因为他面临着一个他一直担忧的问题，大多成人本身就对脊髓灰质炎病毒有免疫力，必须证明疫苗对小孩也安全才行。那么，找谁的孩子试验呢？又有谁舍得把孩子留给顾方舟做高风险临床试验呢？一旦失败，孩子就有可能终生瘫痪。望着已经进展至此的科研，顾方舟咬了咬牙，毅然做出了一个惊人的决定：拿自己刚满月的儿子做试验！在顾方舟的感召下，同事们纷纷给自己的孩子服用疫苗，终于成功研制出首批脊髓灰质炎活疫苗和脊髓灰质炎糖丸活疫苗，他为脊髓灰质炎的防治奉献一生，为几代中国人带来了健康，为中国公共卫生事业做出了巨大贡献。

【健康指导】

**1. 预防指导** 宣教疾病的相关知识，做好脊髓灰质炎的预防工作。

（1）控制传染源 自发病日起至少隔离40天。第1周应同时执行呼吸道和消化道隔离，1周后执行消化道隔离。对密切接触的易感者应隔离观察20天。

（2）切断传播途径 排泄物及食具应消毒后处理。排泄物以20%漂白粉消毒；食具用0.1%漂白粉浸泡或煮沸消毒；地面用石灰水消毒；接触者双手严格消毒。

（3）保护易感人群 ①主动免疫：目前普遍采用口服减毒活疫苗即混合多价糖丸，一般首次免疫从2月龄开始，第1年连服3次，每次间隔4~6周，4岁时再加强免疫1次。服糖丸后2小时内不能喝过热开水或饮料，也不喂奶，以免影响效果。服后偶有低热、腹泻。注意有免疫功能缺陷者以及心、肝、肾疾病患者禁服；其次可采用灭活疫苗肌内注射，于3~6个月内注射3次，2~3年后加强注射1次。②被动免疫：未服过疫苗的年幼儿、孕妇、医务人员、免疫低下者及扁桃体摘除者等，若与患者密切接触，应及早肌内注射丙种球蛋白或胎盘球蛋白，每天1次，连续2天。免疫力可维持3~6周。

**2. 生活指导** 指导患者养成良好的卫生习惯。在流行期间，少去人群众多的地方，避免受凉、疲劳、局部损伤、扁桃体摘除、注射等，以免诱发或加重疾病。

# 第十二节 艾滋病患者的护理

PPT

艾滋病全称为获得性免疫缺陷综合征（AIDS），是感染人类免疫缺陷病毒（HIV）而导致的一种严重慢性传染病。HIV病毒通过侵犯、破坏$CD4^+T$淋巴细胞致使机体的细胞免疫受损乃至缺陷，导致各种严重的机会性感染和恶性肿瘤发生，死亡率极高，严重地威胁着人类的健康。本病主要经性接触、血液及母婴传播。

【病原学及发病机制】

**1. 病原学** HIV属逆转录病毒科，为单链RNA病毒，直径100~120nm的圆形或椭圆形颗粒，由核心和包膜两部分组成。病毒分为两型，即HIV–1型和HIV–2型，两者均能引起AIDS，以HIV–1

为主，HIV - 2 传染性和致病性均较低，如同时感染 HIV - 1、HIV - 2 者，预后很差。HIV 既嗜淋巴细胞，又嗜神经细胞，主要感染 T 淋巴细胞、单核 - 巨噬细胞、B 淋巴细胞、小神经胶质细胞和骨髓干细胞等。HIV 侵入人体后，仅诱导机体产生少量不具保护作用的中和抗体。病毒在外界生存力不强，对热敏感，如加热 56℃30 分钟，能使 HIV 对人的 T 淋巴细胞失去感染性，100℃20 分钟可完全灭活。对碘酊、75% 乙醇、0.2% 次氯酸钠及含氯石灰等化学消毒剂敏感。但能耐受 0.1% 甲醛、紫外线、γ 射线等。

**2. 发病机制**　HIV 侵入人体后终身存在于细胞内而不被清除。HIV 主要侵犯人体免疫系统，损伤和破坏以 CD4$^+$T 淋巴细胞为主的多种免疫细胞，引起 CD4$^+$T 淋巴细胞数量不断减少，导致各种严重的机会性感染和肿瘤。HIV 对 CD4$^+$ 细胞有特殊的亲嗜性，与其结合后侵入细胞质，经反转录作用形成单股 DNA，再转录成双股 DNA，这些 DNA 在患者淋巴细胞染色体中，作为前病毒潜伏下来，后经 mRNA 转译为病毒蛋白，形成病毒，并不断复制，随后在细胞膜上装备成大量的新病毒释放入血，再次侵犯其他 CD4$^+$ 细胞，大量淋巴细胞破坏受损。如此周而复始，使机体免疫系统处于崩溃状态，全身器官相继受累，继发一系列机会感染及卡波西肉瘤等。病情发展迅速，扩散广泛，在短期内导致死亡。

**【流行病学】**　📱微课4

**1. 传染源**　本病的主要传染源为患者和无症状病毒携带者。无症状而血清 HIV 抗体阳性的 HIV 感染者是具有重要意义的传染源，血清病毒阳性而 HIV 抗体阴性的窗口期感染者也是重要的传染源，窗口期通常为 2 ~ 6 周。

**2. 传播途径**　主要的传播途径包括性接触传播、血液传播和母婴传播。

（1）**性接触传播**　HIV 存在于血液、精液和阴道分泌物中，唾液、眼泪和乳汁等体液中也含 HIV。性接触传播为本病的主要传播途径，性接触摩擦所致细微破损即可侵入病毒，同性恋、异性恋均可传播。与发病率有关的因素包括性伴侣数量、性伴侣的感染阶段、性交方式和性交保护措施等。

（2）**血液传播**　主要通过注射途径传播，以静脉吸毒共用针具为主，是我国 HIV 感染的主要途径，其次是使用污染的医疗器械或理发、美容纹身工具等。

（3）**母婴传播**　患本病的孕妇可以通过胎盘、分娩及产后血性分泌物或哺乳等方式将病毒传播给婴儿。目前认为 11% ~60% HIV 阳性孕妇会发生母婴传播。

（4）**其他途径**　如移植病毒携带者的器官、人工授精或污染的器械等，医务人员发生 HIV 针刺伤或破损皮肤污染也可感染。目前无证据表明可经食物、昆虫或生活接触传播。

**3. 易感人群**　普遍易感。同性恋、异性性乱交者、静脉药瘾者、血友病及多次输血者患该病的风险较大，为本病的高危人群。发病以 50 岁以下的青壮年为多。

**4. 流行特征**　自美国 1981 年诊断出首例艾滋病患者以来，艾滋病病毒在全球范围内的传播速度惊人，是当前全世界最重要的公共卫生问题和社会问题。我国于 1985 年发现首例艾滋病感染病例以来，截至 2019 年 10 月底，全国艾滋病感染者 95.8 万人，我国 31 个省（直辖市、自治区）均有 HIV 感染者，其中较严重的地区为云南、新疆、广西、广东、四川等。目前我国艾滋病疫情呈上升趋势。局部地区和重点人群呈现高流行，疫情正从高危人群向一般人群扩散。感染人群呈多样化，以性传播途径为主，新增病例中男性性行为和青年学生感染率增加迅速。

**【护理评估】**

**（一）健康史**

询问患者有无同性恋及性乱交史；有无输血或血制品史；有无吸毒史；是否进行过器官移植或接收过人工授精，如为婴儿，其母是否为 HIV 感染者。详细了解患者发病时间及相关临床表现，如有无发热、咳嗽、慢性腹泻、淋巴结肿大等，目前采用过的治疗方式等。

（二）身体状况

潜伏期较长，感染 HIV-1 型者经历 2~10 年发展为艾滋病，HIV-2 型历时更长。本病大致分为急性期、无症状期、全身淋巴结肿大综合征和艾滋病期。

**1. 急性感染期** 一般发生于初次感染 HIV 后 2~4 周，多数患者临床症状轻微，持续 1~3 周后缓解，容易忽略。以发热为主要表现，可伴有乏力、咽痛、盗汗、恶心、呕吐、腹泻、皮疹、关节痛、淋巴结肿大及神经系统症状。此期在血液中可检出 HIV-RNA 和 P24 抗原，而 HIV 抗体则在感染后数周才出现。CD4$^+$T 淋巴细胞计数一过性减少，CD4$^+$/CD8$^+$ 比例可倒置，部分患者可有轻度白细胞或血小板减少及肝功能异常等。

**2. 无症状感染期** 由急性感染期进展而来，此期临床上无任何症状，但可在血清中发现 HIV 及 HIV 的抗体，CD4$^+$T 淋巴细胞数量逐渐下降，具有传染性。本期持续时间一般为 6~8 年或更长，其时间长短与感染病毒的数量、病毒类型、感染途径、机体免疫状况、营养卫生条件及生活习惯等因素有关。

**3. 艾滋病期** 此期患者 CD4$^+$T 淋巴细胞计数明显下降，免疫功能严重缺陷，HIV 血浆病毒载量明显升高，临床表现复杂，可累及全身各个系统及器官，主要表现 HIV 相关症状、各种机会性感染及肿瘤。

（1）HIV 相关症状 主要表现为持续 1 个月以上的发热、乏力、盗汗、体重下降 10% 以上、慢性腹泻、肝脾大等。部分患者表现为神经精神症状，如头痛、记忆力减退、精神淡漠、性格改变、癫痫、痴呆等。另外，还可出现持续性全身淋巴结肿大，其特点为：①除腹股沟以外有两个或两个以上部位的淋巴结肿大；②肿大淋巴结直径≥1cm，质地柔韧、无压痛、无粘连，可移动，持续时间超过 3 个月。

（2）各种机会性感染及肿瘤 常见机会性感染病原体包括肺孢子虫、单纯疱疹病毒和结核杆菌感染；部分患者可出现念珠菌、隐球菌、EB 病毒、弓形虫等。肿瘤常见的为卡波西肉瘤、非霍奇金淋巴瘤等。

1）呼吸系统表现 肺孢子菌肺炎最为常见，占艾滋病肺部感染的 70%~80%，是本病因机会性感染而死亡的主要原因。其临床表现主要为慢性咳嗽、发热、呼吸急促和发绀等，严重时痰中带血，仅少数患者能闻及啰音。胸部 X 线显示间质性肺炎。此外念珠菌、疱疹和巨细胞病毒、结核菌、隐球菌等常引起肺结核、复发性细菌真菌肺炎。卡波西肉瘤也常侵犯肺部。

2）消化系统表现 约 70% 艾滋病患者发生消化系统病变。以白色念珠菌、疱疹和巨细胞病毒引起口腔和食管炎症或溃疡最为常见，表现为吞咽疼痛、胸骨后烧灼感，诊断依靠食管镜。胃肠黏膜常受到疱疹病毒、隐孢子虫、鸟分枝杆菌和卡波西肉瘤的侵犯，引起腹泻和体重减轻，严重时可便血，通常用于治疗消化道感染的药物对这种腹泻无效。鸟分枝杆菌、隐孢子虫、巨细胞病毒感染肝脏，可出现肝大及肝功能异常。

3）中枢神经系统表现 30%~70% 艾滋病患者有神经系统症状。①机会性感染：常有弓形虫病、隐球菌、结核杆菌、HIV 病毒、巨细胞病毒等感染引起脑炎、脑膜炎、脑脓肿等，表现为头晕、头痛、癫痫、进行性痴呆、共济失调、瘫痪等。②机会性肿瘤：如原发性脑淋巴瘤和转移性淋巴瘤。

4）皮肤和口腔表现 ①卡波西肉瘤常侵犯下肢皮肤和口腔黏膜；②白色念珠菌或疱疹病毒等所致口腔感染引起鹅口疮、口腔毛状白斑、复发性口腔溃疡、牙龈炎等。③外阴疱疹病毒感染、尖锐湿疣均较常见。

5）眼部表现 巨细胞病毒、弓形虫引起视网膜炎（眼底棉絮状白斑），眼部卡波西肉瘤常侵犯眼睑、睑板腺、泪腺和结膜、虹膜等。

6）恶性肿瘤　肿瘤最多见的为卡波西肉瘤、非霍奇金淋巴瘤等。其中 1/3 以上的患者可发生卡波西肉瘤，卡波西肉瘤常侵犯下肢皮肤、口腔黏膜、眼部、淋巴结及内脏，表现为紫红色或深蓝色浸润斑或结节，可融合成大片，表面出现溃疡并向四周扩散。

### （三）心理、社会状况

因大多患者认为本病是不治之症，羞于启齿，怕被歧视，加之被亲属疏远，出现自卑、恐惧、焦虑、抑郁、孤独等心理反应，部分患者可出现绝望、报复、自杀等极端行为。

### （四）辅助检查

**1. 血常规**　红细胞、血红蛋白、白细胞、血小板均有不同程度减少，红细胞沉降率加快。淋巴细胞计数 $< 1.0 \times 10^9/L$，T 淋巴细胞亚群检查 T 细胞绝对值下降，CD4$^+$T 淋巴细胞计数下降，CD4$^+$/CD8$^+$ 比值 $\leq 1$。

**2. 免疫学检查**　CD4$^+$T 淋巴细胞检测主要用于检测细胞免疫功能，正常人为 $(0.8 \sim 1.2) \times 10^9/L$。HIV 特异性侵犯 CD4$^+$T 淋巴细胞，导致 CD4$^+$T 淋巴细胞进行性减少，CD4$^+$/CD8$^+$ 比值 $\leq 1$。

**3. 病原体检测**　①抗体检测：HIV 血清抗体阳性是目前确诊 HIV 感染的最主要依据。目前采用 ELISA 法测血清、尿液、唾液或脑脊液抗 – HIV 可获阳性结果。②抗原检测：采用流式细胞技术检测血或体液中 HIV 特异性抗原，有助于诊断，尤其是抗体产生窗口期和新生儿早期感染的诊断。

**4. 病毒分离培养**　患者血液、尿液、唾液或脑脊液可分离出病毒，因操作复杂，技术难度较高，主要用于科研。

【护理问题】

**1. 有传染的危险**　与无症状病毒携带及病毒传播途径有关。

**2. 体温过高**　HIV 感染或机会感染有关。

**3. 营养失调**　与消化道症状重、摄入减少等有关。

**4. 焦虑、恐惧**　与担心疾病预后、缺乏疾病认识及社交孤立等有关。

**5. 皮肤完整性受损**　与病毒、细菌感染及卡波西肉瘤有关。

**6. 气体交换受损**　与并发肺部感染有关。

💡 **素质提升**

艾滋病的"四免一关怀"政策

1. 免费为农村和城镇经济困难艾滋病患者提供抗病毒药物。

2. 免费为自愿检测的人员提供初筛检测。

3. 免费为感染艾滋病病毒的孕妇提供母婴阻断药物及婴儿检测试剂。

4. 免收艾滋病致孤儿童上学费用。

5. 各级政府及有关部门将生活困难的艾滋病患者纳入政府救助范围，按照国家有关规定给予必要的生活救济。

【护理措施】

### （一）消毒与隔离

艾滋病期患者应在执行血液、体液隔离的同时实施保护性隔离。医务人员预防艾滋病病毒感染的防护措施应当遵循标准预防原则，尤其要预防污染针头及其他锐器刺破皮肤。被患者的血液、体液、排泄物污染的一切物品均应严密消毒，常用0.2%次氯酸钠溶液。粪便用漂白粉消毒，用具及地面用含氯消毒剂消毒。尽量采用一次性医疗用品。患者生活用具（牙刷、剃须刀）应单独使用。

**（二）一般护理**

**1. 休息与活动** 在急性感染期和艾滋病期应卧床休息，以减轻症状；无症状感染期可以正常工作和活动，但应避免劳累。

**2. 饮食** 给予高蛋白、高热量、高维生素、易消化饮食，保证营养供给，增强机体免疫力，注意食物的色、香、味，少吃多餐。呕吐患者可在饭前30分钟给予止吐药。对有腹泻患者应鼓励其多饮水等。忌食生冷及刺激性食物。不能进食、吞咽困难者予鼻饲。必要时静脉补充所需营养和水分，维持体液平衡。

**3. 皮肤护理** 保持皮肤黏膜清洁、干燥，防止继发感染，减轻口腔、外阴真菌、病毒等感染引起的不适。长期腹泻的患者要注意肛周皮肤护理。排便后用温水清洗肛周，再用吸水性良好的软布或纸巾吸干，可涂抹润肤油保护皮肤。

**（三）病情观察**

观察生命体征；观察患者意识状态，有无意识障碍及程度；观察口腔、皮肤黏膜、肺部、胃肠道、中枢神经系统等有无感染表现，有无发热、咳嗽、呼吸困难、呕吐、腹泻等症状；观察体重的变化及营养状况等。

**（四）对症护理**

**1. 发热** 注意观察体温变化；高热给予物理降温，如温水擦浴、75%乙醇擦浴和冰敷，必要时可给予退热药物；注意水分和营养食物的补充；出汗时及时更换衣被，以防感冒。

**2. 呼吸困难** 监测呼吸频率、节律、深度，观察皮肤及指甲的颜色变化、有无发绀；患者卧床休息，取端坐位或半卧位，必要时氧气吸入；禁用镇静剂和麻醉剂。

**3. 咳嗽、咳痰** 观察痰液的量、颜色、性质，鼓励并帮助患者咳痰，必要时吸痰。可根据医嘱进行雾化吸入，稀释痰液，减轻咳嗽或者服用止咳祛痰药物。

**4. 恶心、呕吐** 指导患者放松，冷敷额头，若恶心感减轻，鼓励患者增加摄食，并保持口腔卫生，避免异味引起不适感。对于呕吐次数较多者，先禁食2小时，可于餐前半小时给予止吐药。

**5. 腹泻** 鼓励患者多饮水，注意维持体液平衡，记录每日腹泻的次数、粪便的性质、量，注意肛周皮肤的护理，保持肛周清洁、干燥。

**6. 神经精神症状** 对患者的定向力、感觉、记忆力、肌肉运动功能以及情绪改变做出综合评估，以及帮助患者进行功能锻炼。

**（五）心理护理**

艾滋病是一个难治性疾病，除对症治疗护理外，患者在病程中会遇到各种心理问题。大部分患者面对死亡、社会孤立、人们的歧视所做出的反应包括否认、愤怒、抑郁及自杀倾向等，不同患者不同发病时期都会有不同的心理问题。护理人员要发扬人道主义精神，充分尊重患者，不要嘲笑患者的反常行为和语言，对患者隐私保密，多与患者沟通，鼓励其表达自己的感受，开展有针对性的心理疏导工作，争取患者的信任和积极配合；动员亲属朋友关怀、同情、支持患者，并提供生活上、经济上和精神上最大限度的支持，使其以积极的心态面对现实，树立战胜疾病的信心。

**（六）治疗护理**

艾滋病目前缺乏特异性治疗，治疗措施主要包括抗病毒治疗、免疫治疗、并发症治疗、对症支持治疗和中医中药治疗等，其中抗病毒治疗即"鸡尾酒疗法"是治疗的主要措施。

**1. 抗病毒治疗** 是治疗的关键，可减少 HIV 相关和非相关疾病的发病率和病死率，使患者活到正常期望寿命，提高生活质量。国内目前抗 HIV 的药物可分为以下四类。

（1）核苷类似物反转录酶抑制剂（NRTI） 常用药物有齐多夫定（ZDV）、去羟肌苷（DDI）、拉米夫定（LAM）等，以齐多夫定为首选。

（2）非核苷类似物反转录酶抑制剂（NNRTI） 常用药物有奈韦拉平（NVP）、依非韦仑（EFZ）等。

（3）蛋白酶抑制剂（PI） 常用药物有利托那韦（RTV）、茚地那韦（IDV）等。

（4）整合酶抑制剂 拉替拉韦（RAV）。

由于单用一种抗病毒药物易诱发 HIV 变异，从而产生耐药性，因而目前主张联合用药称高效抗反转录病毒治疗，即鸡尾酒疗法，通常采用三联或四联，即联合三类药物或使用两种不同的核苷类似物反转录酶抑制剂加上一种（或两种）蛋白酶抑制剂。

**2. 免疫调节治疗** 采用基因重组白细胞介素 - 2（IL - 2）与抗病毒药物同时应用有助于改善患者的免疫功能。

**3. 并发症治疗** ①肺孢子菌肺炎：可用喷他脒或复方磺胺甲噁唑治疗。②真菌感染：口腔和食管真菌感染可用克霉唑或酮康唑，肺部真菌感染可用氟康唑或伊曲康唑等治疗。③隐孢子虫感染和弓形虫病：可用螺旋霉素或克林霉素等治疗。④巨细胞病毒感染：可用更昔洛韦或阿昔洛韦治疗。⑤隐球菌性脑膜炎：可用氟康唑或两性霉素 B 治疗。⑥卡波西肉瘤：可用 AZT 与 α - 干扰素联合治疗，或应用博来霉素、长春新碱、多柔比星联合化疗，也可配合放射治疗。

**4. 对症支持治疗** 加强营养支持治疗，必要时输血，补充维生素 $B_{12}$ 和叶酸等治疗。部分患者可辅以心理治疗。

**5. 预防性治疗** 有下列情形者应给予预防性治疗：①结核菌素试验阳性者，服用异烟肼治疗 1 个月。②CD4$^+$T 淋巴细胞 $<0.2\times10^9/L$ 者可用喷他脒或复方新诺明预防肺孢子菌肺炎。③医务人员发生污染针刺伤或实验室意外感染者，根据职业暴露后预防程序进行评估和用药预防，在 2 小时内接受 ZDV 或 d4T + DDI 等治疗，疗程 4 ~ 6 周。

**6. 药物护理** 指导患者遵医嘱按时、按量服药，漏服药应及时补救，提高患者的治疗依从性；详细讲解药物的使用方法和作用，观察药物疗效及不良反应。使用 ZDV 治疗者，注意其严重的骨髓抑制作用，早期可表现为巨幼细胞性贫血，晚期可有中性粒细胞和血小板减少，亦可出现恶心、头痛和肌炎等症状。当 Hb≤80g/L 或骨髓抑制时可输血，并遵医嘱减少 ZDV 用量。中性粒细胞 $<0.5\times10^9/L$ 时，应报告医生停药。

【健康指导】

**1. 预防指导** 🔵 微课 4

（1）控制传染源 发现患者和病毒携带者应进行疫情报告，并执行血液、体液隔离。对高危人群重点监测和 HIV 筛查有助于发现传染源。

（2）切断传播途径 ①加强性道德教育，正确使用质量可靠的避孕套。②HIV 感染者严禁献血及捐献器官、精液等；③已感染 HIV 的育龄妇女应避免妊娠，已受孕者应终止妊娠。④被患者的血液、体液、排泄物污染的一切物品均应严密消毒，常用 0.2% 次氯酸钠溶液，粪便用漂白粉消毒，用具及地面用含氯消毒剂消毒；接触患者的血液和体液时，应戴手套、穿隔离衣等做好自我防护。⑤尽量采用一次性医疗用品，医疗器械应一人一用一消毒。患者生活用具（牙刷、剃须刀）应单独使用。⑥严格血液及血制品的管理，提倡义务献血，禁止商业性采血。

（3）保护易感人群 目前尚无预防艾滋病疫苗接种，但艾滋病是可防可控的疾病，因此应大力宣教传播方式及预防措施，如加强性道德教育，避免不良性行为；远离毒品；选择正规渠道的血液制品、安全用血等。

**2. 生活指导**　饮食应以高蛋白、高热量、清淡为原则，鼓励患者多进食，对于严重厌食者静脉补液。急性感染期和艾滋病期，患者应卧床休息，无症状感染期适度工作，以不感到疲劳为宜。指导家属及朋友关心、同情、鼓励患者，并做好心理护理使其回归正常生活。

# 第十三节　登革热患者的护理

PPT

登革热是由登革热病毒引起的经伊蚊传播引起的急性虫媒传染病。主要临床表现为突起高热、头痛、全身肌肉及骨骼关节酸痛、皮疹、淋巴结肿大、白细胞减少等。病程常有自限性，严重者可发生出血、休克称"登革出血热"或"登革休克综合征"。本病主要在热带和亚热带地区流行，我国广东、香港、澳门等地是登革热流行区。由于本病系由伊蚊传播，流行有一定的季节性，一般在每年的 5 ~ 11 月份，高峰在 7 ~ 9 月份。

【病原学及发病机制】

**1. 病原学**　登革热病毒属于黄病毒科中的黄病毒属，病毒颗粒呈哑铃状、棒状或球形，核心为单股正链 RNA 病毒，外层包膜含有型和群特异性抗原。根据抗原性不同登革热病毒可分为 4 个血清型，在我国均有发现，均有致病性。各型之间及其与乙脑病毒之间有部分交叉免疫。病毒耐低温及干燥，但不耐热，60℃加热 30 分钟或 100℃加热 2 分钟即可灭活。病毒对酸、乙醚、紫外线和 0.65% 的甲醛均敏感。

**2. 发病机制**　登革热病毒经伊蚊叮咬进入人体，在毛细血管内皮细胞和单核 - 吞噬细胞系统增殖后进入血液循环，形成第一次毒血症。然后再定位于单核 - 吞噬细胞系统和淋巴组织中复制，再次释放入血形成第二次毒血症，引起临床症状。登革热病毒与机体产生的抗登革热病毒抗体形成免疫复合物，激活补体系统，导致血管通透性增加。同时抑制骨髓，导致白细胞、血小板减少和出血倾向。本病主要病理变化有肝、肾、心和脑的退行性变；全身微血管损害，导致血浆蛋白渗出及出血。消化道、心内膜下、皮下、肝包膜下、肺及软组织均有渗出和出血，内脏小血管及微血管周围水肿、出血和淋巴细胞浸润。重症患者可有肝小叶中央灶性坏死及淤胆，小叶性肺炎，肺小脓肿形成等。脑型患者可见蛛网膜下隙及脑实质灶性出血，脑水肿及脑软化。

【流行病学】

**1. 传染源**　患者和隐性感染者是主要传染源。患者自发病前 1 天至发病后 5 天内传染性最强，少数患者在热退后第 3 天还可从血液中分离到病毒。在流行期间，轻型患者和隐性感染者占大多数，可能是更重要的传染源。本病尚未发现慢性病患者和慢性病毒携带者。

**2. 传播途径**　伊蚊（包括埃及伊蚊和白纹伊蚊）是本病主要传播媒介。在东南亚和我国海南省以埃及伊蚊为主，在广东、广西则以白纹伊蚊为主。伊蚊叮咬吸血是主要传播途径，伊蚊吸血后病毒在其唾液腺和神经细胞内复制，8 ~ 12 天即有传染性，传染期可达 174 天。

**3. 易感人群**　在新流行区，人群普遍易感，但以成人发病为主。在地方性流行区，以儿童发病为主。感染后对同型病毒有较久的免疫力，对异型病毒也有 1 年以上的免疫力。对乙脑病毒有一定的交叉免疫力。

**4. 流行特征**　本病在我国主要发生于海南、台湾、香港、澳门、广东和广西。好发于夏、秋雨季，在广东为 5 ~ 11 月，海南省为 3 ~ 12 月。

【护理评估】

（一）健康史

询问有无与登革热患者接触史；患者居住所在地；发病季节；有无蚊虫叮咬史。发病后有无高热、头痛、全身肌肉及骨骼关节酸痛、皮疹、淋巴结肿大等。

（二）身体状况

潜伏期 3~15 天，一般为 5~8 天。登革热病毒感染后可导致隐性感染、登革热、登革出血热。根据其临床表现分为典型、轻型和重型三型。

**1. 典型登革热**

（1）发热 所有患者均有发热。起病急，先有寒战，随之体温迅速升高达 39℃ 以上，一般持续 5~7 天，然后骤然降至正常，热型多不规则。少数病例于第 3~5 天体温降至正常，1 天后又再升高，呈双峰热或鞍型热。发热时常伴有头痛、腰痛、肌肉和关节疼痛、眼眶痛、眼球后痛等全身症状。消化道症状可有感觉过敏、恶心、呕吐、腹痛、食欲差、腹泻和便秘等。体征可有颜面潮红、眼结膜充血及浅表淋巴结肿大。发热期可出现相对缓脉。儿童病例起病较缓，热度也较低。

（2）皮疹 于病程的 3~6 天出现，多为斑丘疹、麻疹样皮疹，少数呈猩红热样皮疹、红斑疹等，皮疹可遍及全身，以胸背部多见，颜面皮疹较少；可有痒感。皮疹持续 1~5 天后消退，消退后一般无脱屑及色素沉着。

（3）出血 25%~50% 患者有不同程度的出血。出血多发生在病程的 5~8 天，如鼻衄、皮肤瘀点和瘀斑、胃肠道出血、咯血、血尿、阴道出血等。

（4）其他 全身淋巴结可有轻度肿大，伴轻触痛。可有肝大及转氨酶升高，个别病例有黄疸，脾大少见。病后患者常感虚弱无力，完全恢复常需数周。

**2. 轻型登革热** 症状体征较典型登革热轻，发热及全身疼痛较轻，皮疹稀少或无疹，没有出血倾向，但浅表淋巴结常肿大，其临床表现类似流行性感冒，易被忽视，病程一般 1~4 天。在流行期间此型多见。

**3. 重型登革热** 本型罕见，死亡率高。早期表现与典型登革热相似，在病程第 3~5 天病情突然加重，出现剧烈头痛、呕吐、意识障碍、大汗、血压下降、颈强直等表现。部分病例表现为消化道大出血和出血性休克。本型病情凶险，进展迅速，常因中枢性呼吸衰竭和出血性休克在 24 小时内死亡。

**4. 并发症** 常见并发症为急性血管内溶血，其他并发症有心肌炎、尿毒症、肝肾综合征、急性脊髓炎等。

（三）心理、社会状况

评估患者是否有因突然起病而出现紧张、焦虑、恐惧心理；个人应对能力，有无感情脆弱，经常哭泣和激动；后期有无因并发症出现悲观、绝望等消极心理；亲人及社会支持系统对患者的关心程度；家庭经济状况。

（四）辅助检查

**1. 常规检查**

（1）血常规 起病时白细胞总数减少，至出疹期尤为明显；中性粒细胞百分比也见降低，淋巴细胞相对增高，可见中毒颗粒及明显核左移现象，退热后 1 周血常规恢复正常。1/4~3/4 病例血小板减少。

（2）尿常规 部分患者尿常规检查可见蛋白、红细胞、白细胞及管型。

（3）其他常规 部分患者丙氨酸氨基转移酶（ALT）升高，脑脊液压力升高，白细胞和蛋白质正常或稍增加，糖和氯化物正常。

**2. 病毒分离** 取急性期患者血清，接种于乳鼠脑内或白纹伊蚊细胞株（C6/36）可分离病毒，其阳性率为 20% ~65% 。

**3. 血清免疫学检查** 单份血清补体结合试验滴度 >1∶32 或血凝抑制试验滴度 >1∶1280 有诊断意义；双份血清恢复期抗体滴度比急性期高 4 倍以上可确诊。此外用 ELISA 检测患者血清中特异性 IgM 抗体，阳性有助于登革热的早期诊断。若在患者的血清中检出登革热病毒抗原，亦可作为明确诊断的依据。

**4. 病毒核酸检测** 检测患者血清中登革热病毒 RNA，其敏感性高于病毒分离，可用于早期快速诊断及血清型鉴定，但技术要求较高。

【护理问题】

**1. 体温过高** 与登革热病毒感染有关。

**2. 皮肤黏膜完整性受损** 与登革热皮疹有关。

**3. 意识障碍** 与中枢神经系统损害有关。

**4. 潜在并发症** 出血、急性血管内溶血、心肌炎、尿毒症等。

【护理措施】

（一）消毒与隔离

执行虫媒隔离。将患者安置于安静、光线柔和及配有防蚊、通风、降温设备的病房，隔离至体温正常或时间不少于 5 天。

（二）一般护理

**1. 休息与活动** 急性期患者卧床休息，避免剧烈运动，待体温恢复正常，血小板恢复正常，无明显出血，再逐渐增加运动量。病室应安静、清洁、通风，并有防蚊、降温等设备。

**2. 饮食** 给予高蛋白、高维生素、高糖、易消化吸收的流质或半流饮食，如牛奶、肉汤、鸡汤等，嘱患者多饮水，对腹泻、频繁呕吐、不能进食的患者遵医嘱静脉补充营养和水分。

（三）病情观察

注意观察生命体征尤其是体温的变化；观察意识障碍变化；观察皮疹出疹及消退情况；观察皮肤黏膜及内脏出血；注意患者有无急性血管内溶血、心肌炎、尿毒症等并发症，一旦发现应及时告知医师并处理。

（四）对症护理

**1. 发热** 高热以物理降温为主，不宜全身使用冰袋，以防受凉发生并发症，但可头置冰袋或冰槽，以保护脑细胞，对出血症状明显者应避免酒精擦浴，必要时药物降温，降温速度不宜过快。

**2. 皮肤护理** 患者出现皮疹及瘀斑时常伴有瘙痒感，提醒患者勿搔抓，以免抓破皮肤引起感染，可采用冰敷或冷毛巾湿敷，减轻不适，避免穿紧身衣。有出血倾向者，静脉穿刺选用小号针头，并选择粗、直静脉，力求一次成功，注射结束后局部按压至少 5 分钟。液体外渗时禁止热敷。

（五）心理护理

本病起病急，重型患者症状明显，患者及家属对疾病认识不足，担心预后，从而产生紧张、焦虑、恐惧等心理反应，注意宣教疾病的基本知识，并告知本病普遍预后良好等，以消除顾虑，安心配合治疗，医护人员在施行医疗、护理措施时表现沉着、冷静，以增强患者治愈疾病的信心。

（六）治疗护理

本病目前尚无确切、有效的病原治疗，主要采取支持及对症治疗措施。

**1. 一般治疗** 急性期应卧床休息，恢复期不宜过早活动。给予流质或半流质营养丰富的易消化食物。注意清洁口腔和皮肤，保持大便通畅。

**2. 对症治疗**

（1）发热 高热时物理降温，慎用阿司匹林等解热止痛退热药物，以免诱发急性血管内溶血。高热不退及毒血症状严重者，可短期应用小剂量肾上腺皮质激素，如口服泼尼松。

（2）补液 出汗多、呕吐或腹泻患者，及时口服补液，注意维持水、电解质与酸碱平衡。必要时应采用静脉补液，纠正脱水、低钾血症和代谢性酸中毒，但应时刻警惕诱发脑水肿、颅内高压症、脑疝的可能性。

（3）降低颅内压 对剧烈头痛、出现颅内高压症的病例应及时应用20%甘露醇注射液快速静脉滴注，同时静脉滴注地塞米松，有助于减轻脑水肿、降低颅内压。对呼吸中枢受抑制的患者，应及时应用人工呼吸机治疗。

（4）止血 有出血倾向者，可给予卡巴克洛、酚磺乙胺、维生素 C、维生素 K 等一般止血药物，出血量大时可输新鲜全血或血小板。

（5）抗休克 有休克表现者应及时给予补充血容量等抗休克措施。

【健康指导】

**1. 预防指导**

（1）控制传染源 地方性流行区或可能流行地区要做好登革热疫情监测及预报工作，早发现，早诊断，早隔离治疗。应尽快进行特异性实验室检查，识别轻型患者。对可疑患者应进行医学观察，患者应隔离在有纱窗、纱门的病室内，隔离至体温正常或时间不少于 5 天。加强国境卫生检疫。

（2）切断传播途径 防蚊、灭蚊是预防本病的根本措施。改善卫生环境，消灭伊蚊滋生地，喷洒灭蚊剂消灭成蚊。

（3）保护易感人群 登革热的疫苗尚在研究开发，本病目前尚无推广应用的疫苗。

**2. 生活指导** 指导患者，注意饮食均衡营养，劳逸结合，适当锻炼，增强体质，提高人群抗病力。注意防蚊、灭蚊等措施。

## 目标检测

答案解析

1. 早期发现麻疹的最有价值的依据是

    A. 口腔黏膜柯氏斑     B. 颈部淋巴结肿大     C. 1 周前有麻疹接触史

    D. 发热、呼吸道卡他症状及结膜充血     E. 身上有皮疹

2. 抗水痘病毒首选的药物是

    A. 阿糖胞苷     B. 青霉素     C. 干扰素

    D. 利巴韦林     E. 阿昔洛韦

3. 患儿，男，5 岁。患流行性腮腺炎第 3 天出现高热、头痛、呕吐，应初步考虑该患儿并发了

    A. 肾炎     B. 胰腺炎     C. 脑膜脑炎

    D. 心肌炎     E. 支气管炎

4. 某护士在给 HBeAg 阳性的慢性肝炎患者采血时，不慎刺破左手拇指，此时急需采取的重要措施是

    A. 立即注射乙肝疫苗

    B. 立即进行乙醇消毒

    C. 定期复查肝功能和 HBV – IgM

    D. 立即注射高效价乙肝免疫球蛋白和查血 HBsAg 及 HBsAb

    E. 立即接种乙肝疫苗，1 周内注射高效价乙肝免疫球蛋白

5. 孕妇，29 岁。既往体健。近 1 年来发现 HBsAg 阳性，但无任何症状，肝功能正常。经过十月怀胎，足月顺利分娩一 4500g 男婴。为阻断母婴传播，对此新生儿最适宜的预防方法是

    A. 乙肝疫苗                 B. 丙种球蛋白

    C. 乙肝疫苗 + 丙种球蛋白         D. 高效价乙肝免疫球蛋白

    E. 乙肝疫苗 + 高效价乙肝免疫球蛋白

6. 男性，37 岁，同性恋。因发热、咳嗽，伴间断腹泻、食欲减退及明显消瘦就诊。查血清抗 – HIV（＋）。诊断为艾滋病。能反映此病预后和疗效的检查项目是

    A. CD4$^+$/CD8$^+$               B. 血清抗 HIV 检测

    C. 骨髓检查                 D. 血培养

    E. 淋巴结活检

7. 女性，25 岁。在一次体检中发现 HIV 阳性，护士对患者的指导，不正确的是

    A. 性行为时使用安全套           B. 外出时戴口罩

    C. 严禁献血                 D. 告知不要传染给别人的义务

    E. 使用含氯消毒剂对血液排泄物进行消毒

8. 关于流行性感冒的描述，错误的是

    A. 传染性强                 B. 甲型流感易发生变异

    C. 由流行性感冒病毒引起         D. 临床表现以上呼吸道症状为主

    E. 发热及全身症状较重

9. 根据原卫生部发布的《传染性非典型肺炎疫情监测报告实施方案》，医疗机构及其医务人员发现 SARS 患者或疑似患者时，城镇应于 __ 小时内以电话或传真向当地县疾病控制机构报告。

    A. 2              B. 6              C. 12

    D. 24            E. 4

10. 某患者，确诊为乙脑，住院第三日血压明显升高，瞳孔不等，颈强直，有呼吸暂停，应首先采取的急救措施是

    A. 糖皮质激素           B. 镇痉            C. 速尿

    D. 吸氧             E. 20% 甘露醇

（安晓倩　王　静）

书网融合……

本章小结　　　微课 1　　　微课 2　　　微课 3　　　微课 4　　　题库

# 第三章 细菌感染性疾病患者的护理

◎ 学习目标

1. 通过本章学习重点把握伤寒、细菌性痢疾、霍乱、细菌性食物中毒、猩红热、流行性脑脊髓膜炎、结核病等疾病患者的流行病学、身体评估、护理措施；把握其辅助检查及治疗要点。把握鼠疫、布氏杆菌等疾病患者的流行病学、身体评估、护理措施。

2. 学会正确评估伤寒、细菌性痢疾、霍乱、细菌性食物中毒、猩红热、流行性脑脊髓膜炎、结核病等疾病患者的身心状况，具有对上述疾病患者进行护理评估、提出护理问题并制定相应护理措施的能力。

3. 能运用所学的知识深刻理解严谨治学、开拓创新、无私奉献的精神内涵。

## 》》 情境导入

**情景描述** 患者王某，男，15 岁，因"发热，腹痛、脓血便 1 天"入院。患者 1 天前因进食不洁饮食后突然发热，体温 39.5℃，畏寒，无寒战，伴下腹部疼痛和腹泻，大便每天十余次，伴里急后重，便为稀便，很快转化为脓血便，无恶心、呕吐，服用黄连素和青霉素无好转。体检：T 39.5℃，P 96 次/分，R 20 次/分，BP 115/75mmHg。急性病容，心肺未见异常，左下腹有压痛，无肌紧张和反跳痛，肝脾肋下未触及。实验室检查：WBC12×10⁹/L，N 80%，大便常规红细胞 5 个/HP，白细胞 10 个/HP，脓液（＋＋）。尿常规（－）。

**讨论** 1. 该患者可能的医疗诊断是什么？

2. 患者目前主要的护理问题有哪些？根据主要护理问题制定相应的护理措施。

## 第一节 伤寒患者的护理

PPT

伤寒是由伤寒杆菌引起的急性肠道传染病，以回肠下段淋巴组织增生、肿胀、坏死与溃疡形成为基本病理特征。主要表现为发热、相对缓脉、全身中毒症状及消化道症状、玫瑰疹、脾肿大与白细胞减少等，严重者可出现肠出血和肠穿孔等并发症。

【病原学及发病机制】

**1. 病原学** 伤寒杆菌属于沙门菌属 D 群，革兰染色阴性，呈短杆状，有鞭毛，能运动，无芽孢及荚膜。伤寒杆菌具有菌体"O"抗原、鞭毛"H"抗原及表面"Vi"抗原，三种抗原均可刺激机体产生特异性 IgM 和 IgG 抗体。在自然条件下不感染动物，只感染人类。伤寒杆菌属不产生外毒素，菌体裂解时释放的内毒素，在本病的发生发展中起着重要作用。伤寒杆菌在外界环境中生存力较强，能在地面、水和食物中存活 2～3 周，在粪便中可存活 1～2 个月。对寒冷有较强的抵抗力，在冰冻环境中可持续数月。但对热、干燥、阳光和一般消毒剂敏感，加热至 60℃15 分钟或煮沸后即可杀灭，阳光直射数小时即死，5% 苯酚 5 分钟可杀灭，消毒饮水余氯达（0.2～0.4）mg/L 时迅速杀灭。

**2. 发病机制** 伤寒杆菌在胃内大部分被杀灭，是否发病主要决定于到达胃的菌量等多种因素。当感染菌量较大时，细菌得以进入小肠穿过小肠黏膜上皮细胞而侵入肠壁淋巴组织，尤其是回肠末端的集合淋巴小结或孤立淋巴小结，并沿淋巴管到达肠系膜淋巴结。淋巴组织中的伤寒杆菌被巨噬细胞吞噬，并在其中生长繁殖，又可经胸导管进入血液，引起菌血症。血液中的细菌很快就被全身单核巨噬细胞系统的细胞所吞噬，并在其中大量繁殖，致肝、脾、淋巴结肿大。这段时间患者没有临床症状，故称潜伏期，约 10 天。此后随着细菌的繁殖和内毒素释放再次入血，患者出现败血症和毒血症症状。由于胆囊中大量的伤寒杆菌随胆汁再次入肠，重复侵入已致敏的淋巴组织，使其发生强烈的炎症反应致肠黏膜肿胀、坏死及溃疡形成。病程第 4~5 周，人体免疫力增强，伤寒杆菌从体内逐渐清除，组织修复而痊愈，但约 3% 可成为慢性带菌者，少数患者由于免疫功能不足等原因引起复发。

【流行病学】

**1. 传染源**  患者与带菌者是传染源。患者从潜伏期末即可从粪便排出伤寒杆菌，起病 2~4 周内排菌量最多，传染性最强，恢复期排菌减少，也具有传染性。排菌持续达 3 个月以上，称为慢性带菌者，是引起伤寒不断传播流行的主要传染源。另外还有极少数无伤寒病史的健康带菌者，也是伤寒传播流行原因。

**2. 传播途径**  可通过污染水或食物，日常生活接触，苍蝇或蟑螂等媒介传递病原菌而传播。伤寒杆菌从感染者的粪便排出，经口进入易感者而感染，即粪－口途径传播。

（1）水源  水源污染是本病传播的最重要途径，是造成暴发流行的主要原因之一。带有伤寒杆菌的粪便，以各种方式污染饮用水，例如污染井、河、湖、塘、泉水等，甚至自来水亦偶可受染。在给水系统不完善的农村或城镇中，水源污染较易发生。

（2）食物  伤寒杆菌在食品中能短期保存，在乳、蛋、肉类以及豆制品中，甚至能够繁殖；饮食行业中的带菌者或轻症患者，可污染食物；不洁水也可污染食物，引起食物型暴发流行。

（3）日常生活接触  通过患者或带菌者的手或被污染的生活用具、环境而传播。在散发病例的发生中，这种传播方式起重要作用。

（4）苍蝇、蟑螂媒介  苍蝇可通过体表携带、粪便排菌等方式污染食物。蟑螂亦可以机械性携带病原菌而传播本病。

**3. 易感人群**  人群普遍易感，以儿童和青壮年发病率多，病后可产生持久免疫力。与副伤寒之间无交叉免疫。

**4. 流行特征**  世界各地均有本病发生，以热带、亚热带地区多见，发展中国家发病率高于发达国家，农村发病率高于城市，但分布也不均匀。本病终年可见，但以夏、秋季多见，每年 7~10 月是伤寒的高发季节，与夏、秋节人们喜食生冷食物和苍蝇活动频繁有关。发病以学龄儿童多见，多系散发，偶有暴发流行。

【护理评估】

（一）健康史

评估发病的季节；当地是否有伤寒流行或是否去过流行区；患者不洁食物及饮水使用情况；有无与患者密切接触史，是否接种过伤寒疫苗等。询问患者起病经过，如发病前有无不洁饮食史、起病时间、病情的进展情况等；询问患者发病后有无发热、腹胀、便秘、腹泻，食欲情况、体重，有无皮疹，经过何种处理等。

（二）身体状况

潜伏期一般为 10~14 天，食物暴发流行最短可达 48 小时，水源污染最长可达 30 天，临床表现轻重不一。

**1. 典型伤寒**　可分为 4 期。

（1）初期　病程第 1 周，起病缓慢，发热，体温呈阶梯形上升，5～7 天内达 39℃～40℃，发热前可有畏寒，少有寒战。常伴有全身不适、乏力、食欲减退、腹部不适、四肢酸痛等。部分患者可出现腹泻或便秘。

（2）极期　病程第 2～3 周，出现伤寒的典型表现。肠出血、肠穿孔等并发症多在本期出现。

①持续高热：多数呈稽留热，少数呈不规则热或弛张热，可持续约 2 周或以上。

②消化道症状：舌尖与舌缘的舌质红，苔厚（即伤寒舌），食欲不振加重，腹部不适，腹胀，多有便秘，少数腹泻为主，由于肠道病变以回肠末端为主，腹痛以右下腹较明显，可有轻度压痛。

③循环系统症状：在稽留热期间常有相对缓脉，偶见重脉。并发中毒性心肌炎时相对缓脉不明显，患者脉搏可增快。重症患者脉搏细速、血压下降、循环衰竭。

④神经系统症状：由伤寒杆菌内毒素作用于中枢神经系统所致。患者表现为精神恍惚、表情淡漠、反应迟钝、耳鸣、听力减退。重者可有谵妄、昏迷。合并脑膜炎时可出现脑膜刺激征。神经系统的症状与疾病的严重程度成正比，多随体温下降逐渐恢复。

⑤肝脾肿大：多数患者在第 1 周末出现轻度脾脏肿大，质软，有压痛。部分患者亦可见肝肿大，质软，有压痛。并发中毒性肝炎时，患者可出现肝功能异常或黄疸。

⑥玫瑰疹：病程第 7～13 天，部分患者出现淡红色小丘疹，直径 2～4mm，压之褪色，多见于胸腹部及背部，散在分布，量少，多在 2～4 天内消退。

（3）缓解期　病程第 3～4 周，体温逐渐下降，食欲好转，腹胀逐渐消失，肝脾回缩，各系统症状减轻。本期小肠病理改变仍处于溃疡期，需警惕肠穿孔、肠出血等并发症的发生。

（4）恢复期　病程第 5 周，体温恢复正常，临床症状消失，肝脾恢复正常，约 1 个月完全康复，但体弱或有慢性疾病者病程往往延长。

**2. 非典型伤寒**

（1）轻型　多见于儿童或发病初期使用有效抗生素，或曾接受过伤寒菌苗预防接种的患者。一般症状较轻，体温多在 38℃左右，病程短。

（2）暴发型　起病急，中毒症状重，患者可出现高热或体温不升。可并发休克、肠麻痹、中毒性心肌炎、中毒性肝炎等。预后凶险。

（3）迁延型　起病与典型伤寒相似，发热持续不退，病程可达 5 周以上，伴有慢性血吸虫病患者，热程可长达数月之久。

（4）逍遥型　发病起初症状不明显，患者能正常工作、生活，部分患者发生肠出血或肠穿孔才被诊断。

**3. 特殊类型**

（1）小儿伤寒　年龄越小症状越不典型，起病急，中毒症状重，胃肠道症状明显，易并发支气管肺炎，肠出血、肠穿孔少见。

（2）老年伤寒　症状不典型，发热不高，但病程长，易并发支气管肺炎、心力衰竭，病死率高。

（3）复发　少数患者进入恢复期，在体温正常后 1～3 周，发热等临床表现再度出现，血培养再出现阳性称为复发，其原因与病灶内抗菌治疗不彻底、机体抵抗力下降时伤寒杆菌再度繁殖，重新侵入血流有关。复发症状与初次发病相似但病情较轻，病程短，并发症较少。

（4）再燃　部分患者进入恢复期，体温开始下降接近正常时又重新上升，持续 5～7 天后才恢复正常，血培养可为阳性，称再燃。

**4. 并发症**

（1）肠出血　是最常见的并发症，多见于病程第 2～3 周。常见诱因为饮食不当、腹泻、用力排便、过早活动等。根据出血量的多少而临床表现轻重不一，可有大便隐血至大量便血，大出血时可出现面色苍白、血压下降、脉搏细速、意识模糊等失血性休克表现。少量出血可无症状，或仅有轻微头疼、脉搏增快等表现。

（2）肠穿孔　是最严重的并发症，多见于病程第2~3周。好发于回肠末段。诱因与肠出血基本相同。穿孔前常有腹胀、腹泻或肠出血等，穿孔时患者突然右下腹剧痛，伴恶心、呕吐、冷汗、体温初降后升高，腹部压痛、反跳痛等腹膜刺激征，肝浊音界缩小或消失等。X线检查膈下有游离的气体，白细胞计数增高伴核左移。严重者可发生感染性休克。

（3）其他并发症　中毒性心肌炎、中毒性肝炎、支气管肺炎、急性胆囊炎、中毒脑病、血栓性静脉炎及肾盂肾炎等。

### （三）心理社会状况

评估患者对伤寒的了解及认识程度；对住院隔离的认识及适应情况，有无因为隔离等而产生自卑、焦虑、恐惧等心理；对发热等症状的心理反应、应对措施；疾病对工作、学习、家庭产生的影响；家庭经济状况；家属及亲友对患者的态度。

### （四）辅助检查

**1. 常规检查**

（1）血常规检查　血白细胞计数一般在（3~5）×$10^9$/L之间，中性粒细胞减少，嗜酸性粒细胞减少或消失，嗜酸性粒细胞消长情况可作为判断病情与疗效的指征之一。血小板计数一般正常或稍低，如突然下降应警惕并发DIC等并发症。

（2）其他常规检查　尿常规检查可见轻度蛋白尿。粪便常规检查可见少许白细胞，并发肠出血时，隐血试验阳性。

**2. 细菌学检查**

（1）血培养　为最常用的确诊依据，发病第1~2周血培养阳性率高达80%以上。在使用抗菌药物前及体温上升阶段采集标本可提高血培养阳性率。

（2）骨髓培养　阳性率高于血培养，阳性持续时间长，适合于已用抗生素药物治疗及血培养阴性者。

（3）粪便培养　在发病第2周起阳性率逐渐增加，第3~4周阳性率最高，可达75%，对早期诊断价值不高，常用于判断带菌情况。

（4）尿培养　早期常为阴性，第3~4周可有阳性结果，阳性率约为25%，注意采集标本时粪便不能污染尿液。

（5）玫瑰疹的刮取物或活检切片也可获阳性结果，但不作为常规检查。

**3. 免疫学检查**

（1）肥达反应（伤寒血清凝集试验）：运用伤寒杆菌菌体"O"、鞭毛"H"、副伤寒的鞭毛（"A"、"B"、"C"）5种抗原，通过血清凝集反应检测血清中相应的抗体的凝集效价。当"O"抗体凝集效价在1：80及"H"抗体在1：160或以上时，可确定为阳性，有辅助诊断价值。本试验病程第1周常为阴性，一般从第2周开始阳性率逐渐增高，第3~4周阳性率最高，并可持续数月。有少数患者抗体升高延迟或整个病程抗体效价很低或阴性。表面"Vi"抗体的检测可用于慢性带菌者的调查，效价在1：32以上有诊断意义。

（2）其他免疫学检查：脂多糖－被动血凝、对流免疫电泳、酶联免疫吸附试验等技术均可用于血清中伤寒特异性抗体或抗原的检测。

【护理问题】

**1. 体温过高**　与伤寒杆菌感染有关。

**2. 营养失调**　低于机体需要量。与高热及摄入减少有关。

**3. 知识缺乏**　缺乏伤寒疾病的预防知识。

**4. 潜在并发症**　肠出血、肠穿孔、中毒性心肌炎等。

【护理措施】

**（一）消毒与隔离**

执行消化道隔离，隔离至体温正常后15天或体温正常后每周粪便培养1次，连续2次阴性，方可解除隔离。接触者医学观察2周，对发热的可疑患者应立即隔离。不同病种分室居住，同一病房需做好床边隔离。患者的食具和便器应专人专用，其排泄物、呕吐物和剩余食物应消毒处理后排放。

**（二）一般护理**

**1. 休息与活动**　应绝对卧床休息至热退后1周，休息可减少能量消耗，并可减少肠蠕动，有利于预防肠道并发症。保持口腔、皮肤清洁，经常更换体位，协助患者生活护理。恢复期无并发症者可逐渐增加活动量。

**2. 饮食**

（1）伤寒患者在疾病进展期，不恰当的饮食如生冷、过硬的食物或进食过饱等，易诱发穿孔或出血等并发症，应向患者及其家属说明控制饮食的重要性，使患者及家属主动配合，并监督切实执行饮食管理。

（2）发热期间应给予营养丰富、易消化、清淡的流质饮食，少量多餐，避免过饱；鼓励患者少量、多次饮水，保证每日液体入量2000～3000ml，必要时静脉补液；有肠出血时，禁食24小时，静脉补充营养；有腹胀时应禁食牛奶、糖等产气食物；热退期间，可予高热量、高蛋白、高维生素、无渣或少渣的半流质饮食；恢复期患者食欲好转，常有饥饿感，容易饮食过量，但此时肠道功能尚未完全恢复，仍可能发生并发症，切忌暴饮暴食或进食生硬、粗糙、辛辣、油炸、不易消化的食物。一般体温正常后2周才恢复正常饮食。

**（三）病情观察**

密切观察生命体征、意识状态及面色的变化；大便颜色、性状，有无便血、腹胀、腹泻、便秘等情况；皮疹出现的部位、数量、性质、颜色；观察有无肝脾肿大及肝功能情况；观察有无肠出血、肠穿孔等并发症表现。

**（四）对症护理**

**1. 高热**　以物理降温为主，应注意皮疹患者禁用乙醇擦浴；周围循环不良的患者禁用冷敷和乙醇擦浴，避免长时间在同一部位冰敷。如物理降温效果不明显者可遵医嘱采用药物降温。高热期间应注意卧床休息，大量出汗后应用温水擦拭，及时更换衣物、被单，保持皮肤清洁、干燥。做好口腔护理。

**2. 腹胀**　患者如有腹胀出现应停食如牛奶、糖类等产气食物，可热敷腹部及肛管排气，禁用新斯的明，以免引起剧烈肠蠕动，诱发肠穿孔或肠出血。

**3. 便秘**　排便时忌过度用力，必要时可用开塞露或生理盐水低压灌肠，忌用高压灌肠和泻药，防止剧烈肠蠕动或腹腔压力过大诱发肠出血、穿孔等并发症。

**（五）心理护理**

在护理中，向患者及家属讲解伤寒的相关知识，做好消毒隔离的解释工作，消除患者焦虑、恐惧等不良心理；多与患者交流沟通，鼓励患者说出其内心的感受和忧虑，并给予安慰和支持。

### （六）治疗护理

**1. 治疗要点**

（1）病原治疗　①喹诺酮类：是目前治疗伤寒的首选药物。常用药物有诺氟沙星、氧氟沙星、环丙沙星等，也可用左氧氟沙星。一般用药5天退热，退热后继续用药10~14天。②氯霉素：总疗程2~3周。③其他：复方磺胺甲噁唑，第2、3代头孢菌素，氨苄西林等药物。

（2）对症治疗　腹胀时停食产气食物，可肛管排气，禁用新斯的明等促进肠蠕动的药物。便秘时可用开塞露或生理盐水低压灌肠，忌用泻药。高热者宜物理降温，不宜使用发汗退热药。毒血症状严重的患者，可加用适量肾上腺糖皮质激素。

（3）并发症治疗　①肠出血：禁食，绝对卧床休息。密切观察生命体征、意识、便血等。可使用止血剂或适当输注新鲜血液。禁用泻剂及灌肠。经积极的内科治疗无效时，可考虑手术处理。②肠穿孔：禁食、胃肠减压，静脉输液维持水、电解质平衡，加强抗菌药物治疗，控制腹膜炎。密切观察生命体征并做好手术前准备。③中毒性心肌炎：严格卧床休息，在足量有效的抗感染治疗下，给予糖皮质激素；给予能力合剂改善心肌营养状态。出现心力衰竭给予洋地黄和利尿剂治疗。

（4）慢性带菌者治疗　成人给予氨苄西林、氧氟沙星、环丙沙星等口服，疗程6周，伴有胆石症或胆囊炎的慢性带菌者可考虑胆囊切除术。

**2. 用药护理**　严格遵医嘱用药，并注意观察用药疗效及药物的不良反应。喹诺酮类常见的副作用有胃肠道反应、头痛、失眠、皮疹等，因其诱发癫痫及影响骨骼发育，癫痫病患者、孕妇、哺乳期妇女及幼儿应慎用；应用氯霉素应注意观察血常规变化，尤其是粒细胞减少症的发生；复方磺胺甲噁唑常见的副作用有过敏反应、粒细胞减少症、贫血、胃肠道反应，可产生结晶，对磺胺类药物过敏、肝肾功能不全、贫血、粒细胞减少者应忌用。

【健康指导】

**1. 预防指导**　开展伤寒的卫生宣教做好预防工作。

（1）控制传染源　及早隔离、治疗患者。隔离期应至临床症状消失，体温恢复正常后15天为止，或每周粪便培养检查1次，连续2次均为阴性者可解除隔离。慢性带菌者要进行治疗、监督和管理。接触者进行医学观察3周。饮食、保育、供水等行业从业人员应定期检查，及早发现带菌者。

（2）切断传播途径　为预防本病的关键性措施。应做好水源管理、粪便管理和饮食卫生管理，消灭苍蝇等卫生工作，即"三管一灭"工作。患者的大小便、便器、食具、衣物、生活用品均需消毒处理。养成良好的卫生习惯，饭前与便后洗手，不吃不洁食物，不饮用生水、生奶等。改善给水卫生，严格执行水的卫生监督是控制伤寒流行的重要环节。

（3）保护易感人群　对易感人群可进行预防接种。生活和副伤寒甲、乙三联灭活菌苗因其保护效果不佳且副作用大，临床实际应用较少。近年来口服伤寒菌苗的研究有加大发展，如口服减毒活菌苗Ty21a株的疫苗，保护效果可达50%~96%。

**2. 生活指导**　保证足够的休息和睡眠，患者出院后，继续休息1~2周，逐渐增加活动量。在恢复期应注意饮食的过渡，切忌暴饮暴食。

**3. 出院指导**　指导患者遵医嘱用药，定期复查，若有发热等不适，应及时就诊。

# 附：副伤寒患者的护理

副伤寒是由副伤寒甲、乙、丙三种沙门杆菌引起的急性肠道传染病。副伤寒的流行病学、临床表现、治疗和护理、预防等与伤寒基本相似，其主要临床特点为：起病较急，潜伏期较伤寒短，一般为8~10天，少数可为3~6天；男女老幼均可发病，儿童发病率较高。

**1. 副伤寒甲、乙** 与伤寒表现类似，但病情相对较轻，病程也较短。其临床经过可分为初期、极期、缓解期和恢复期。可有以下表现。

（1）发热 热型主要为稽留热，少数呈弛张热或不规则热，波动较大，热程较伤寒短，毒血症状较轻。

（2）消化道症状 常为最早出现的症状。表现为食欲不振、腹痛、腹胀，可有便秘或腹泻，下腹有轻压痛等，2~3天后症状减轻。

（3）心血管系统症状 相对缓脉和重脉。

（4）神经系统症状 可出现表情淡漠、反应迟钝、听力减退，重症患者可有谵妄、昏迷或脑膜刺激征。

（5）肝脾大 多数患者有脾大，质软有压痛。部分有肝大，并发中毒性肝炎时，可出现肝功能异常或黄疸。

（6）玫瑰疹出现时间较早，数量多，直径大。

（7）复发与再燃多见，而肠出血、肠穿孔少见。

**2. 副伤寒丙** 临床表现复杂，可分为三种类型。

（1）伤寒型 临床表现与副伤寒甲、乙相似，但较易出现肝功异常。

（2）胃肠炎型 以胃肠炎症状为主，病程短，2~3天可恢复。

（3）脓毒血症型 该型并发症多且顽固，常见于体弱儿童和抵抗力低下者。主要表现为起病急、寒战、高热、热型不规则等脓毒血症症状，伴有皮疹、肝脾肿大等，部分患者可出现骨及关节局限性化脓性病灶，偶可见并发性化脓性脑膜炎、心内膜炎、肾盂肾炎、胆囊炎、皮下脓肿、肝脓肿等并发症。

副伤寒甲、乙、丙的治疗、护理及预防等与伤寒大致相同。对并发化脓性病灶者，一旦脓肿形成，可行外科手术治疗，并加强抗菌药物的使用。

# 第二节 细菌性痢疾患者的护理

PPT

细菌性痢疾简称菌痢，是由痢疾杆菌引起的肠道传染病，好发于夏、秋季。临床主要表现为发热、腹痛、腹泻、里急后重和黏液脓血便，严重者可发生感染性休克和（或）中毒性脑病。本病急性期一般数日即愈，少数患者病情迁延不愈，发展成为慢性菌痢，可以反复发作。

**【病原学及发病机制】**

**1. 病原学** 痢疾杆菌属肠杆菌科志贺菌属，革兰染色阴性杆菌，无鞭毛、荚膜及芽孢。按其抗原结构和生化反应之不同，可分为4群，即痢疾志贺菌（A群）、福氏志贺菌（B群）、鲍氏志贺菌（C群）、宋内志贺菌（D群），各群各型之间多无交叉反应。各型痢疾杆菌均可产生内毒素，是导致全身毒血症状，如发热、休克的重要因素。我国目前以B群福氏志贺菌和D群宋内志贺菌流行为主，福氏志贺菌感染易转为慢性，宋内志贺菌感染症状较轻，多呈不典型发作。痢疾杆菌存在于患者及带菌者的粪便中，在外界环境中生存力较强，在瓜果、蔬菜及污染物上可生存 1 ~ 2 周，在牛奶中可生存 20 天之久；在阴暗潮湿及冰冻条件下生存数周。加热 60℃15 分钟或阳光照射 30 分钟即可杀灭，一般消毒剂能将其杀灭。抵抗力由强至弱依次为 D 群宋内志贺菌、B 群福氏志贺菌、C 群鲍氏志贺菌、A 群痢疾志贺菌。

**2. 发病机制**　痢疾杆菌经口进入消化道后，在抵抗力较强的健康人中大部分可被胃酸杀灭，少量未被杀灭的病菌亦可通过正常肠道菌群的拮抗作用将其排斥。痢疾杆菌侵入肠黏膜上皮细胞后，先在上皮细胞内繁殖，通过基底膜侵入黏膜固有层并在该处进一步繁殖，在其产生的毒素作用下，迅速引起炎症反应，导致肠上皮细胞坏死，形成溃疡。菌体内毒素吸收入血，引起全身毒血症。中毒性菌痢的发病机制可能是特异性体质对细菌内毒素的超敏反应，产生儿茶酚胺等多种血管活性物质引起急性微循环障碍、感染性休克、DIC 等，导致重要脏器功能衰竭，以脑组织受累较重。急性菌痢病变常累及整个结肠，尤其是以乙状结肠和直肠最为显著，呈急性弥漫性纤维蛋白性渗出性炎，黏膜弥漫性充血、水肿，肠腔内含黏液血性渗出液，黏膜坏死部位形成许多不规则浅表溃疡。中毒性菌痢病理改变以大脑、脑干和其他脏器的弥漫性充血和水肿为主，而肠黏膜改变轻微，仅见轻度充血和水肿，极少出现溃疡。慢性菌痢主要表现为肠黏膜水肿、增厚；溃疡长期不能修复，可形成凹陷性瘢痕，溃疡周围可有息肉增生，瘢痕组织收缩可引起肠腔狭窄。

**【流行病学】**

**1. 传染源**　菌痢患者及带菌者。非典型患者、慢性患者及带菌者因其症状轻或无症状易忽略而成为重要的传染源。

**2. 传播途径**　病原菌随患者粪便排出，直接或通过苍蝇污染食物、水源、生活用品或生活接触，经消化道使人感染。在流行季节，因食入污染的食物、饮用水，引起食物或水型暴发流行，常发生于夏、秋两季。另外地震、战争、洪水等因素也可致水源污染引起暴发流行。

**3. 易感人群**　人群对痢疾杆菌普遍易感，学龄前儿童患病多，与有良好卫生习惯有关，成人患者同机体抵抗力降低、接触感染机会多有关，加之患同型菌痢后无巩固免疫力，不同菌群间以及不同血清型痢疾杆菌之间无交叉免疫，故造成重复感染或再感染而反复多次发病。

**4. 流行特征**　细菌性痢疾呈全年散发，但有明显季节性以夏、秋两季多见，一般 5 月份开始上升，8 ~ 9 月份达高峰，10 月份开始逐渐减少。主要原因为夏、秋两季气温条件适合痢菌生长繁殖；苍蝇多，传播媒介多；同时天热易感者喜冷饮及生食瓜果、蔬菜等食品等因素导致夏、秋两季多发。

**【护理评估】**

**（一）健康史**

询问患者有无不洁食物及污染水源的摄入史；是否与患者密切接触；询问患者既往有无细菌性痢疾病史。评估患者的起病情况，起病后是否治疗等。

**（二）身体状况**

潜伏期数小时至 7 天，一般为 1 ~ 4 天。潜伏期长短和临床表现轻重与患者的年龄、抵抗力、细菌数量、毒力及菌型有关。据临床表现及病程可分为急性和慢性菌痢。

**1. 急性菌痢**　根据毒血症及肠道症状轻重可分为 4 型。

（1）普通型（典型）　急性起病，寒战、高热，全身不适、体温达 39℃以上，继之出现腹痛、腹泻和里急后重，腹痛以左下腹为主，呈阵发性，大便后减轻，大便每日 10 ~ 20 次以上，量少，开始为稀水样便，1 ~ 2 天转为黏液脓血便。体检时可有左下腹压痛及肠鸣音亢进。治疗及时，多于 1 周左右病情逐渐恢复而痊愈，少数可病程迁延转为慢性。

（2）轻型（非典型）　全身症状轻，无明显发热，大便每日 3～5 次，黏液稀便，常无脓血，腹痛较轻。3～7 天可痊愈，亦可转为慢性。

（3）重型　多见于年老、体弱、营养不良等抵抗力低下患者，急起发热、腹泻每天 30 次以上，为稀水脓血便，偶可排除片状假膜，甚至大便失禁，腹痛及里急后重明显。后期可出现严重腹胀、中毒性肠麻痹、外周循环衰竭。部分患者表现为中毒性休克，体温不升，水、电解质、酸碱失衡。少数患者可出现心、肾功能不全。

（4）中毒型　多见于 2～7 岁儿童。起病急，进展快，病死率高。表现为突起高热，全身中毒症状严重，可出现惊厥、抽搐、嗜睡、昏迷，并迅速发生循环、呼吸衰竭，而胃肠道症状在早期并不明显。分三型：①休克型：主要表现为感染性休克。面色苍白、皮肤花斑、四肢肢端湿冷及发绀，早期血压可正常，但亦可降低甚至测不出；脉搏细速甚至触不到，可伴有少尿或无尿及轻重不等的意识障碍、DIC和 MODS 等，此型较常见。②脑型：此型较严重，病死率高，以脑缺血、缺氧、脑水肿及颅内压升高为主要表现，如烦躁不安、剧烈头痛、喷射状呕吐、意识障碍、瞳孔大小不等、对光反应迟钝或消失、抽搐等，严重者可发生脑疝，最终因呼吸衰竭而死亡。③混合型：兼有以上两型表现，最为凶险，病死率高（90％以上）。

**2. 慢性菌痢**　急性菌痢病程超过 2 个月不愈者即为慢性菌痢。多与急性期治疗不及时或不彻底，细菌耐药或机体抵抗力下降有关，可分为以下三型。

（1）急性发作型　一般半年内有细菌性痢疾病史或复发史，常因进食生冷食物、受凉或劳累等因素诱发。表现为急性发作，腹痛、腹泻、黏液脓血便，但发热不明显。

（2）慢性迁延型　迁延不愈，消化道症状轻重不一，常有腹痛、腹泻，黏液脓血便，亦可腹泻和便秘交替出现。可伴有乏力、营养不良及贫血等症状。体检时左下腹有压痛，可扪及乙状结肠，呈条索状。

（3）慢性隐匿型　1 年内有急性菌痢史，无明显腹痛、腹泻等临床表现，但大便培养可检出痢疾杆菌，乙状结肠镜检查可见黏膜炎症甚至溃疡病变。

**（三）心理、社会状况**

询问患者对细菌性痢疾知识的了解程度，有无因腹痛、腹泻引起紧张、焦虑、恐惧等心理反应；患病后是否对学习、工作、家庭造成影响；患者的应对能力等。

**（四）辅助检查**

**1. 血常规**　急性期白细胞总数可轻中度增高，多为（10～20）×10^9/L，以中性粒细胞为主。慢性患者可有贫血表现。

**2. 粪便检查**

（1）大便常规　大便常规外观为黏液脓血便，镜检可见大量白细胞、脓细胞、红细胞，以白细胞为主。如有巨噬细胞可有助于诊断。

（2）大便培养　在使用抗生素之前，取新鲜粪便的脓血部分送检，可提高阳性率。同时可做药物敏感试验以指导临床合理选用抗菌药物。

（3）志贺菌核酸检测　用基因探针或 PCR 法检测，不仅能够缩短检测时间，而且能检出已用抗菌药物治疗患者标本中死亡的志贺菌 DNA，尤其适用于细菌培养阴性患者的标本检测，可提高 45％ 志贺菌的检测率。

**3. 乙状结肠镜或纤维结肠镜检查**　乙状结肠镜检查可见急性期肠黏膜弥漫性充血、水肿、大量渗出、浅表溃疡，有时有假膜形成。慢性期可见溃疡或息肉形成。此外，X 线钡剂检查在慢性期患者，可见肠道痉挛、动力改变、袋形消失、肠腔狭窄、肠黏膜增厚，或呈节段状。近年来有人以葡萄球菌协同凝集试验作为菌痢的快速诊断手段，具有良好的敏感性和特异性。

表3-1 急性细菌性痢疾与急性阿米巴痢疾的区别

| 要点 | 急性细菌性痢疾 | 急性阿米巴痢疾 |
|---|---|---|
| 病原学及流行病学 | 痢疾杆菌，散发，可流行 | 阿米巴原虫，散发 |
| 潜伏期 | 数小时至7天 | 数周至数月 |
| 全身症状 | 多有发热及全身毒血症状 | 多不发热，全身毒血症状少见 |
| 胃肠道症状 | 腹痛腹泻伴里急后重，腹痛重 | 腹痛腹泻无里急后重，腹痛轻 |
| 腹痛部位 | 多在左下腹 | 多在右下腹 |
| 粪便检查 | 量少，黏液脓血便，镜检白细胞、红细胞增多，可见巨噬细胞，粪便培养有痢疾杆菌 | 量多，暗红色果酱样便，镜检红细胞多、白细胞少，可见溶组织阿米巴滋养体 |

【护理问题】

**1. 体温过高** 与痢疾杆菌感染有关。

**2. 有体液不足的危险** 与高热、腹泻、摄入减少有关。

**3. 组织灌注量改变** 与微循环障碍有关。

**4. 焦虑** 与缺乏疾病相关知识、担心疾病预后等有关。

**5. 潜在并发症** 脑水肿、呼吸衰竭等。

【护理措施】

（一）消毒与隔离

执行消化道隔离，经治疗待临床症状消失，连续两次大便培养为阴性即可解除隔离。接触者医学观察7天。患者的食具、用物应煮沸消毒；粪便应用含氯消毒剂浸泡2小时后再倒掉，粪便污染的卫生纸要焚烧，污染的内裤应用含氯消毒剂浸泡15分钟后再洗涤；饭前便后应清洗双手。

（二）一般护理

**1. 休息与活动** 急性期应卧床休息，保证充足睡眠，减少体力消耗。中毒型细菌性痢疾应绝对卧床休息，专人监护，安置平卧位或休克位，注意保暖。惊厥者应做好安全护理，拉起床栏，防止坠床。

**2. 饮食** 给予清淡、易消化、高蛋白、高维生素流质或半流质饮食，避免生冷、多渣、油腻及刺激性食物。严重腹泻、呕吐者暂禁食，静脉补充所需营养。恢复期可逐渐过渡至正常饮食。

（三）病情观察

严密监测生命体征、意识、有无脱水及休克表现；观察大便次数、量、性状及伴随症状；观察瞳孔大小、形状、对光反射，头痛等情况，有无并发症的发生；准确记录24小时出入液量。

（四）对症护理

**1. 高热** 监测体温变化，患者卧床休息，可先给予物理降温，必要时药物降温或亚冬眠疗法，防止高热惊厥导致脑缺氧、脑水肿。

**2. 腹泻** 密切观察大便量、次数、性状及伴随症状。注意补充所需营养，维持体液平衡。每次排便后用软纸轻轻擦拭再用温水清洗，并涂以润滑剂，预防肛周皮肤破裂，每天可用温水或1：5000的高锰酸钾溶液坐浴，预防感染。

**3. 休克** 患者绝对卧床休息，专人护理，将患者置于平卧位或中凹卧位；迅速建立静脉通路，遵医嘱抗休克治疗；给予鼻导管吸氧；密切监测生命体征、神志、尿量等；注意保暖，尽量减少暴露部位，忌局部加热等。

**4. 脑水肿**　密切观察颅内压增高的表现，有无头痛、呕吐，瞳孔的大小、形状等。颅内压增高可快速滴注甘露醇，或与利尿剂交替使用。

**（五）心理护理**

在护理过程中护理人员多和患者进行交流沟通，分析了解患者出现焦虑、恐惧心理的原因，换位思维，充分理解患者，并注意语言艺术和沟通技巧，满足患者不同层次的心理需要，为患者提供切实的帮助，消除其消极的心理反应，树立战胜疾病的信心。

**（六）治疗护理**

**1. 急性菌痢治疗**

（1）一般治疗　消化道隔离至症状消失，粪便培养两次阴性。卧床休息，以流质或半流质食物为主。高热脱水者口服补液盐溶液（ORS液），吐泻严重者可静脉补液，维持体液平衡。

（2）病原治疗　近年来痢疾杆菌对各种抗菌药物的耐药性逐年增长，并呈多重耐药性，因此参考药物敏感试验，选用或联用下列抗生素，首选喹诺酮类药物，抗菌谱广，口服吸收好，副作用小，常用诺氟沙星、环丙沙星、氧氟沙星等，本类药物可影响骨骺发育，儿童、孕妇及哺乳期妇女慎用。其他抗生素如庆大霉素、氨苄西林、头孢类抗生素及复方新诺明、黄连素等，疗程5～7天。

**2. 中毒性菌痢治疗**　病情凶险，密切观察，应注意早期发现，并采取综合抢救措施。

（1）病原治疗　应用有效抗生素，首选静脉滴注，病情缓解可改为口服，成人可选环丙沙星，儿童可选第三代头孢菌素。

（2）对症治疗　①降温镇静止惊：高热给予物理降温及退热药，以降低耗氧量或减轻脑水肿；高热伴烦躁惊厥者可采用冬眠疗法，反复惊厥者可用地西泮、苯巴比妥肌内注射或水合氯醛灌肠。②抗休克：扩充血容量，纠正酸中毒，快速给予葡萄糖盐水、低分子右旋糖酐等补充血容量；给予抗胆碱类药物改善微循环；必要时可使用糖皮质激素纠正休克，有早期DIC表现者可给予肝素抗凝治疗。③对脑型中毒性菌痢可给予20%甘露醇快速静脉滴注以减轻脑水肿，应用血管活性药物改善脑循环同时给予糖皮质激素；呼吸衰竭者保持呼吸道通畅、吸氧、机械通气等。

**3. 慢性菌痢治疗**

（1）慢性细菌性痢疾切忌滥用抗菌药物，应根据细菌药敏试验选用两种不同类型的抗菌药物，疗程需适当延长，必要时可予多个疗程治疗。对于肠道黏膜病变经久不愈者，可采用保留灌肠疗法。

（2）选用微生物制剂调整肠道菌群，如乳酸杆菌、双歧杆菌制剂，纠正肠道菌群失调。

（3）生活规律，注意饮食，适当进行体育活动，提高机体抵抗力。

**【健康指导】**

**1. 预防指导**　向患者及家属讲解疾病的相关知识，讲解细菌性痢疾的预防措施，本病以切断传播途径为主的综合措施预防疾病传播。

（1）控制传染源　执行消化道隔离，隔离至临床症状消失、粪便培养两次阴性。接触者医学观察7天。

（2）切断传播途径　把好"病从口入"做好三管一灭工作。①注意饮食卫生，食品宜新鲜，不吃变质、腐烂、过夜的食物，存放在冰箱的熟食和生食不能过久，熟食应再次加热；不吃生冷蔬菜，不吃不干净的瓜果；不喝生水。②患者的食具、用物应严格消毒。粪便及呕吐物用1%漂白粉液浸泡2小时后再倒掉，粪便污染的卫生纸要焚烧，污染的内裤应用含氯消毒剂浸泡15分钟后再洗涤；改善环境和个人卫生，饭前便后应清洗双手。③注意个人卫生，饭前便后要洗手。④发现患者要早诊断、早隔离、早治疗，以预防扩散蔓延。⑤流行季节服用大蒜、马齿花、黄连、白头翁、金银苦参等煎剂，可以预防菌痢的发生。

（3）保护易感人群　口服痢疾活菌苗，可刺激肠黏膜产生局部保护性抗体——分泌型 IgA，免疫力可维持 6～12 个月。

**2. 生活指导**　患者出院后仍应避免过度劳累、受凉、暴饮暴食，以防细菌性痢疾再次发作；指导患者注意饮食卫生，养成良好的卫生习惯。

**3. 用药指导**　嘱患者按时、按量、按疗程坚持服药，不要刚停止腹泻就停止服药，防止转变为慢性。

# 第三节　霍乱患者的护理

PPT

霍乱是由霍乱弧菌引起的烈性肠道传染病，起病急、传播快，曾引起世界大流行，属国际检疫传染病。霍乱常经污染的水和食物引起传播。临床上以起病急骤，呕吐、排泄大量米泔水样肠内容物，水、电解质、酸碱平衡紊乱及周围循环衰竭为特征，严重者可因休克、尿毒症或酸中毒而死亡。霍乱为我国法定的甲类传染病。

【病原学及发病机制】

**1. 病原学**　霍乱病原体为霍乱弧菌，呈弧形或逗点状，革兰染色阴性，无芽孢和荚膜。菌体末端有一根鞭毛，为菌体的 4～5 倍。细菌运动极为活跃，在暗视野悬滴镜检可见穿梭运动。粪便直涂片可见弧菌纵列呈"鱼群"样。WHO 腹泻控制中心将霍乱弧菌分为 $O_1$ 群霍乱弧菌、$O_1$ 群不典型霍乱弧菌及非 $O_1$ 群霍乱弧菌三群，其中 $O_1$ 群霍乱弧菌是主要致病菌。霍乱弧菌耐碱不耐酸，在正常胃酸中仅能存活 4 分钟，在未经处理的大便中能存活数天。霍乱弧菌对热、干燥、日光、化学消毒剂和酸均很敏感，耐低温，干燥 2 小时，加热 55℃ 10 分钟，100℃ 1～2 分钟，水中加 0.5mg/L 氯 15 分钟可被杀死。0.1% 高锰酸钾浸泡蔬菜、水果可达到消毒的目的。

**2. 发病机制**　正常胃酸可杀灭霍乱弧菌，当胃酸分泌缺乏或低下，或入侵的霍乱弧菌数量较多，未被杀灭的弧菌就进入小肠，并通过黏液对细菌的趋化吸引作用、细菌鞭毛活动及弧菌黏蛋白溶解酶和黏附素等的作用，黏附于小肠黏膜的上皮细胞表面，并在此大量繁殖产生强烈的外毒素。霍乱肠毒素由 A 亚单位和 B 亚单位组成。霍乱的发病机制并非霍乱弧菌直接侵犯肠壁引起小肠黏膜上皮细胞损伤，而是通过霍乱肠毒素作用于肠黏膜上皮细胞与肠腺，使肠液过度分泌，从而患者出现上吐下泻，泻出物呈"米泔水样"并含大量弧菌，此为本病的典型特征。由于剧烈呕吐、腹泻，引起脱水、电解质和酸碱平衡失调，导致有效血容量急剧减少，血压下降，甚至休克、急性肾功能衰竭等。

【流行病学】

**1. 传染源**　患者和带菌者为主要传染源。轻型患者、隐性感染者和恢复期带菌者具有更重要的传染意义。一般而言霍乱感染者多，发病者少；轻型者多，重症者少。患者在发病期间可连续排菌 5～14 天，排菌量大，污染面广，传染性强。

**2. 传播途径**　通过污染的水、食物等经消化道传播是主要的传播途径，也可经苍蝇以及日常生活接触而传播。其中经水传播最为重要，常发生于沿海港口、江河沿岸及水网地区，发病率高，易造成流行暴发。

**3. 易感人群**　人群普遍易感。由于胃酸具有强大的杀弧菌作用，只有在进食大量被霍乱弧菌污染的水、食物或胃酸缺乏者才可发病。病后可获得一定免疫力，但持续时间短，可再次感染。

**4. 流行特征**　霍乱具有很强的流行性、地方性和外来性。本病多见于沿江、沿海地带，特别是江河入海口附近的江河两岸及水网地带。全年均可发病，我国绝大多数地区的发病季节一般在夏、秋季，流行高峰多在 7 ~ 10 月。

【护理评估】

（一）健康史

询问患者有无与霍乱患者的接触史；有无进食不洁食物或饮用被污染的水；是否到过流行区域；评估患者的起病情况、呕吐、腹泻的时间、次数、量；有无经过处理等。

（二）身体状况

本病大多为突然起病，病情轻重不一。少数患者有乏力、头晕、腹胀、轻度腹泻等前驱症状。潜伏期一般为 1 ~ 3 天，短者数小时，长者可达 7 天。

1. **典型病例病程**　分为 3 期。

（1）泻吐期　多以突然腹泻开始，继而呕吐，个别病例先吐后泻，腹泻为无痛性，无里急后重，多数患者伴有肌肉痉挛。大便次数可从每日数次到数十次，量多，每次可超 1000ml，每天总量可达 2000 ~ 4000ml，严重者可达 8000ml 以上，甚至排便失禁。起初大便含粪质，迅速成为米泔水样，无粪臭味。呕吐一般发生在腹泻后，常为喷射性和连续性，次数不多，不伴恶心，初为胃内容物，后呈米泔水样，与大便性质相仿，轻者无呕吐。一般无发热，仅少低热。此期可持续数小时至 1 ~ 2 天。

（2）脱水虚脱期　严重吐泻可引起脱水、电解质紊乱和代谢性酸中毒，严重者出现周围循环衰竭。

①脱水：由于大量液体和电解质丢失，血容量锐减及血液浓缩患者出现不同程度的脱水表现，表现为皮肤干燥皱缩、烦躁不安、口渴、眼窝凹陷、声音嘶哑、血压下降、尿量减少，严重者皮肤干燥皱缩、舟状腹、意识障碍、少尿或无尿、休克等。

②电解质紊乱及酸中毒：电解质紊乱可致肌肉痉挛或抽搐、低血压、肌张力减退甚至肌肉麻痹、腱反射消失、腹胀、心动过速、心音减弱、心律不齐等严重表现；酸中毒时可出现神志不清、呼吸深长、血压下降。

③循环衰竭：严重吐泻引起体液及电解质大量丢失，血容量显著下降及血液极度浓缩，导致循环衰竭，患者表现为面色苍白，四肢冰凉，血压下降、脉搏细速，尿量减少或无尿，意识障碍等。血液检查可有红细胞、血红蛋白、血浆蛋白及血浆比重等增高，血液黏稠度增加。此期可持续数小时至 2 ~ 3 天。

（3）恢复期　脱水纠正后，大多数患者症状消失，逐渐恢复正常。部分患者可出现发热性反应，体温可升高至 38℃ ~ 39℃，一般持续 1 ~ 3 天后自行消退，以儿童多见，这可能是由于循环改善后大量肠毒素吸收所致，故此期又称为反应期。

2. **临床分型**　目前霍乱按脱水程度、血压、脉搏及尿量多少分为四型。

（1）轻型　仅有短期腹泻，无典型米泔水样便，无明显脱水表现，血压、脉搏正常，尿量略少。

（2）中型　有典型症状及典型大便性状，脱水明显，脉搏细速，血压下降，少尿，每天 500ml 以下。

（3）重型　患者极度虚弱或神志不清，严重脱水及休克，脉搏细速或不能触及，血压下降或测不出，尿极少或无尿，可发生典型症状后数小时死亡。

（4）暴发型　又称中毒型或干性霍乱，罕见。起病急骤，迅速进入休克状态，起病后无泻吐或泻吐较轻，无脱水或仅轻度脱水，但有严重中毒性循环衰竭，可不待患者泻吐出现即已死于循环衰竭。

（三）心理、社会状况

霍乱为我国法定的甲类传染病，传染性极强，易引起流行和暴发流行，造成极大危害，一旦发现应严密隔离。患者可因隔离引起焦虑、恐慌等心理，对学习、工作、家庭也会造成一定影响。注意评估患者家庭经济情况及患者的应对能力。

（四）辅助检查

**1. 血常规及生化检查** 红细胞、血红蛋白及红细胞压积可增高，白细胞计数可达（10～30）×10⁹/L 或更高，中性粒细胞及大单核细胞增多。脱水期间血清钾、钠、氯化物和碳酸盐均降低，血 pH 值下降，尿素氮、肌酐升高。

**2. 尿常规** 尿液检查可见少量蛋白，镜检有少量红细胞、白细胞和管型。

**3. 粪便检查**

（1）**粪便常规** 部分或者可见黏液，镜检无明显炎性细胞。

（2）**涂片染色** 取粪便或早期培养物涂片作革兰染色镜检，可见革兰阴性呈鱼群状排列的稍弯曲的弧菌。

（2）**运力试验与制动试验** 取急性期患者的水样粪便或碱性陈水增菌培养的表层生长物，在暗视野显微镜下可见弧菌的穿梭样运动，凡运力试验阳性即为弧菌。当动力试验阳性时，则加入 O₁ 群多价血清一滴，若是 O₁ 群霍乱弧菌，由于抗原抗体作用，则凝集成块，弧菌运动即停止，证明标本中有 O₁ 群霍乱弧菌。当运力试验与制动试验均为阳性时，临床即刻按霍乱隔离治疗。

（3）**细菌培养** 所有怀疑霍乱患者的粪便，除作显微镜检外，均应作细菌培养，为明确诊断提供依据。

**4. 血清学检查** 可检测血清中抗体，有诊断参考价值。

【护理问题】

**1. 腹泻** 与霍乱肠毒素导致肠细胞分泌功能增强有关。

**2. 体液不足** 与剧烈的吐、泻导致大量水分丢失有关。

**3. 焦虑或恐惧** 与担心预后及隔离治疗有关。

**4. 潜在并发症** 休克、急性肾功能衰竭、急性肺水肿等。

【护理措施】

（一）消毒与隔离

**1. 隔离** 按甲类传染病进行严密的消化道隔离（确诊与疑似病例分开隔离），并立即上报卫生防疫部位，将患者置于单间，限制探视，严密隔离至症状消失后 6 天，并隔日做粪便培养 1 次，连续 3 次均呈阴性可解除隔离。慢性带菌者粪便培养连续 7 天阴性，胆汁培养每周 1 次，连续 2 次阴性可解除隔离。

**2. 消毒** 接触污物或患者后必须严格洗手或消毒双手；吐泻物经消毒后方可倒掉，患者生活用具和医疗用具专用，未经消毒处理，不得带出病房；被粪便污染的衣物应消毒处理后再进行洗涤。

（二）一般护理

**1. 休息与活动** 严格卧床休息，患者住单间卧床休息，限制探视，避免精神紧张，必要时遵医嘱应用镇静剂。腹部注意保暖，保持床单清洁、干燥。

**2. 饮食** 吐泻剧烈者应禁食，静脉补充营养，加强口腔护理。轻者给予少渣、低脂、高蛋白、高热量、清淡、易消化的流食，应少量多餐，切忌过早给予刺激性、多渣、多纤维的食物，尽量避免豆制品、牛奶、糖类等易产气食物。病情好转，可逐渐增加食量。大便正常后逐渐恢复正常饮食。

（三）病情观察

1. 密切观察生命体征、意识状态，特别注意观察脉搏、血压等。

2. 观察呕吐物、排泄物的颜色、性质、量、次数，并准确记录 24 小时出入量。

3. 监测血清电解质等血生化结果，特别注意有无腱反射消失、腹胀、心动过速、心音减弱、心律不齐等低钾血症的表现。

4. 观察有无口渴、眼窝深陷、声音嘶哑、皮肤干燥等脱水表现，有无面色苍白、四肢冰凉、血压下降、脉搏细速、尿量减少或无尿等休克表现。

（四）对症护理

1. 腹泻　密切观察大便次数、量、性状及伴随症状，记录 24 小时出入量，注意补充足够水分及所需营养。由于大便次数增多，皮肤容易溃破，每次便后用软卫生纸轻轻按擦后用温水清洗，涂上凡士林油膏或抗生素类油膏加强肛周皮肤护理。排泄物应及时消毒处理。

2. 腹直肌及腓肠肌痉挛　监测血清电解质浓度，遵医嘱及时纠正低钠和低钙；局部采用热敷、按摩、针灸等方法以降低肌肉张力缓解不适。

3. 体液不足　①密切监测血压、脉搏、呼吸，记录 24 小时出入液量。②评估患者体液不足的程度及脱水体征。③采取休克体位，绝对卧床休息。④建立静脉通路，必要时采取两路输液，观察输液效果，并注意有无输液反应。补液后血压仍不升者，遵医嘱给予血管活性药物。

（五）心理护理

在护理过程中注意多与患者交流沟通，讲解隔离的重要性与必要性，鼓励患者说出自己的想法和感受，分析了解患者出现焦虑、恐惧心理的原因，充分理解患者，并注意运用语言艺术和沟通技巧，满足患者不同层次的心理需要，为患者提供切实的帮助，消除其消极的心理反应，树立其战胜疾病的信心。

（六）治疗护理

 素质提升

### 高守一——中国霍乱防治第一人

高守一（1927.04 - 2011.05），中国工程院院士，中国霍乱防治第一人。辽宁省新民市人。1950 年毕业于中国医科大学。1960 年他在印度期间发现第 IV 组霍乱噬菌体能鉴别霍乱弧菌的古典型和埃尔托型，首次证实 1961 年在广东发生的霍乱为埃尔托霍乱，不是新中国成立前流行的古典霍乱。20 世纪 60 年代建立了我国的霍乱弧菌噬菌体分型方案。20 世纪 70 年代提出霍乱弧菌存在两类菌株（流行株与非流行株）的论点及其区分技术，在霍乱防病中具有重要的实用价值，取得显著的经济和社会效益。获得 1991 年国家科技进步一等奖。1978 年曾获全国科学大会奖，并获大会颁发的全国先进工作者奖。他这一生始终秉持严谨、认真的治学态度，潜心研究、开拓创新、无私奉献，在中国霍乱和流行病防治的研究方面取得了许多重要突破，并为学科建设和人才培养作出了巨大贡献。

霍乱的治疗原则包括严密隔离、补液、抗菌和对症治疗，补液为主，抗菌为辅。

1. 一般治疗　按甲类消化道传染病严密隔离。重型患者绝对卧床休息至症状好转；剧烈泻吐暂停饮食，缓解可给流质饮食。

2. 补液治疗　及时补充液体和电解质是治疗本病的关键。补液原则为早期，迅速，适量，先盐后糖，先快后慢，纠酸补钙，见尿补钾。对老年人、婴幼儿及心肺功能不全的患者，补液时严格掌握静脉补液量和速度。

（1）口服补液　适用于轻、中度脱水及纠正低血容量休克后的重度脱水患者。WHO 推荐的口服补液盐（ORS）配方为葡萄糖20g、NaCl 3.5g、NaHCO₃ 2.5g、KCl 1.5g，加水1000ml。方法为：治疗最初6小时，成人每小时口服750ml，小儿（20kg以下）每小时给250ml。以后每6小时的口服补液量为前6小时泻吐量的1.5倍。腹泻停止应立即停服，以防止出现高钠血症。

（2）静脉补液　适用于中、重度脱水及口服补液困难的患者。常用补液种类有541溶液、腹泻治疗液、2∶1液溶液及林格乳酸钠溶液等。①输液量：按脱水程度补液，一般入院后最初2小时应快速输液以纠正低血容量休克及酸中毒。轻度脱水者不必静脉补液，以口服补液为主，如有呕不能口服者给予静脉补液，24小时静脉补液3000～4000ml，儿童100～150ml/kg，中度脱水者补液4000～8000ml，儿童150～200ml/kg，重度脱水者补液8000～12000ml，小儿200～250ml/kg。②输液速度：成人中度脱水最初2小时内快速静脉输入2000～3000ml，待血压、脉搏恢复正常后，再减慢速度为5～10ml/min。重度脱水一般两条静脉通道输注，先按40～80ml/min输注，30分钟后改为20～30ml/min，直至休克纠正后，减慢输液速度。补液同时注意纠正酸中毒及补充钾盐和钙剂。

 **素质提升**

### 541溶液的组成

每1000ml溶液中含NaCl 5g、NaHCO₃ 4g、KCl 1g，另加50%葡萄糖注射液20ml或0.9% NaCl 550ml、1.4% NaHCO₃ 300ml、10% KCl 10ml加10%葡萄糖140ml。

**2. 抗菌治疗**　为辅助治疗。常用药物有诺氟沙星、环丙沙星、庆大霉素、四环素、黄连素等，一般连用3天，药物疗效以口服为佳。

**3. 对症治疗**　频繁呕吐可给阿托品；剧烈腹泻可酌情使用肾上腺皮质激素；肌肉痉挛可静脉缓注10%葡萄糖酸钙及热敷、按摩；周围循环衰竭者在大量补液纠正酸中毒后，血压仍不回升者可加用肾上腺皮质激素及血管活性药物，如间羟胺、多巴胺药物。有心功能不全和肾功能不全者进行相应处理。

【健康指导】

**1. 预防指导**

（1）控制传染源　健全疫情报告制度，加强卫生检疫，对霍乱患者及带菌者按甲类传染病进行严密的消化道隔离，并立即上报卫生防疫部位。将患者置于单间，限制探视，严密隔离至症状消失后6天，并隔日做粪便培养1次，连续3次均呈阴性可解除隔离。对接触者需留观5天，留取粪便培养并服药预防，如多西环素、诺氟沙星等。

（2）切断传播途径　大力开展以三管（管水、管粪、管饮食）、一灭（灭蝇）为中心的群众性卫生运动，切断传播途径。接触污物或患者后必须严格洗手或消毒双手；吐泻物经消毒后方可倒掉，患者生活用具和医疗用具专用，未经消毒处理，不得带出病房；被粪便污染的衣物应消毒处理后再进行洗涤。

（3）保护易感人群　积极锻炼身体，提高抗病能力。对渔民、船民、码头职工等易感者给予霍乱菌苗接种，对减少急性病例，缩短流行过程，可起到一定的作用。

**2. 疾病知识指导**　宣教霍乱的相关知识，对患者和家属解释腹泻、呕吐可引起脱水，并指导患者如何观察脱水情况，指导患者家属配制简易口服补液盐。

**3. 生活指导**　向患者及家属讲解疾病的相关知识，认识霍乱的危害性、隔离的必要性，使患者积极配合治疗，以尽快控制病情。教会患者正确采集粪便标本，水样便采取1～3ml，成形便采取指甲大小的粪量，亦可用直肠棉拭或采便管由肛门插入直肠内3～5cm处采取。指导患者不吃生或半熟的水产品，不喝生水，饭前便后要洗手，养成良好的个人卫生习惯。

PPT

# 第四节　细菌性食物中毒患者的护理

细菌性食物中毒是由于进食被细菌或细菌毒素污染的食物而引起的急性感染中毒性疾病。临床上分为胃肠型及神经型（肉毒中毒）两大类，以胃肠型多见。

【病原学及发病机制】

（一）病原学

**1. 胃肠型食物中毒病原体**

（1）沙门菌属　革兰染色阴性菌，是胃肠型食物中毒最常见的致病菌。细菌广泛存在于猪、牛等家禽、家畜的内脏、肠道及肌肉中，细菌由粪便排出，污染饮水、食物、餐具等，人进食后造成感染。此类菌在自然界中抵抗力强，在水和土壤中能存活数月，粪便中能活1～2个月。但不耐热，加热60℃10～20分钟可将其灭活，煮沸立即死亡，对一般消毒剂敏感。

（2）副溶血性弧菌　又称嗜盐杆菌，革兰染色阴性，嗜盐生长，存在于海水、海产品（带鱼、黄鱼、乌贼、梭子蟹）及腌腊制品中（咸菜、咸肉、咸蛋）。本菌抵抗力强，在抹布和砧板上能生存1个月以上。对酸敏感，食醋中3分钟即可死亡。不耐热，加热56℃5分钟即可灭活。

（3）大肠埃希菌　革兰染色阴性菌，为肠道正常菌群，一般不致病，其中某些菌株如产肠毒素大肠埃希菌、致病性大肠埃希菌、侵袭性大肠埃希菌和肠出血性大肠埃希菌可引起腹泻。本菌抵抗力较强，在水和土壤中能存活数月，但在含余氯水中不能生存，对热敏感。

（4）金黄色葡萄球菌　革兰染色阳性菌。广泛存在于外界环境及人体皮肤、鼻咽部和各种皮肤化脓感染灶等处；在乳类、肉类、蛋类食物中极易繁殖；细菌在30℃经1小时后即可产生耐热性很强的外毒素，是致病的主要原因。

（5）其他　变形杆菌、蜡样芽孢杆菌等也可导致胃肠型食物中毒。

**2. 神经性食物中毒病原体**　肉毒杆菌为厌氧芽孢杆菌，按抗原不同可分为A、B、C、D、E、F、G 7种血清型，对人致病主要是A型、B型、E型外毒素。细菌主要存在于土壤及家畜粪便中。食物被污染后，在缺氧环境中大量繁殖产生嗜神经外毒素，毒力极强。肉毒杆菌芽孢对热及一般消毒剂抵抗力极强，沸水中可存活5～22小时，但高压蒸汽灭菌可灭活。

（二）发病机制

**1. 胃肠型食物中毒**　上述病原菌在污染的食物中大量繁殖，并产生肠毒素类物质或菌体裂解释放内毒素。进入体内的细菌和毒素，可引起人体剧烈的胃肠道反应。

**2. 神经性食物中毒**　食物被污染后，在缺氧环境中大量繁殖产生嗜神经外毒素，毒力极强。肉毒杆菌芽孢对热及一般消毒剂抵抗力极强，沸水中可存活5～22小时，但高压蒸汽灭菌可灭活。

【流行病学】

**1. 传染源**　传染源为致病菌感染的人和动物。带菌的动物如家畜、家禽及其蛋品、鱼类及野生动物是本病的主要传染源；由于患者带菌时间较短，不是主要传染源。

**2. 传播途径**　通过进食被细菌及其毒素污染的食物经消化道而致病。食品本身带菌，或在加工、贮存过程中被污染。苍蝇、蟑螂亦可作为沙门氏菌、大肠埃希菌污染食物的媒介。

**3. 易感人群**　普遍易感，病后无持久免疫力，可多次感染。

**4. 流行特征**　本病多以暴发和集体发病的形式出现，多流行于5～10月，7～9月尤易发生，此与夏季气温高、细菌易于大量繁殖密切相关。常因食物采购疏忽（食物不新鲜或病死畜肉）、保存不好

（各类食品混毁存放或贮条件差）、烹调不当（肉块过大、加热不够或凉拌菜）、生熟刀板不分或剩余食物处理不当、从业人员带菌污染食品等而引起。节日会餐时、饮食卫生监督不严，尤易发生食物中毒。

**【护理评估】**

**（一）健康史**

询问患者有无不洁饮食史、食物种类、加工烹调方式等；询问起病后有无恶心、呕吐、腹痛、腹泻及神经系统等症状；询问家庭成员、集体中或其他共同饮食者有无类似发病史。

**（二）身体状况**

细菌性食物中毒的特征为：在集体用膳单位常呈暴发起病，发病者与食入同一污染食物有明显关系；潜伏期短，突然发病，临床表现以急性胃肠炎为主，肉毒中毒则以眼肌、咽肌瘫痪为主；病程较短，多数在 2 ~ 3 日内自愈。

**1. 胃肠型食物中毒** 潜伏期短，沙门菌属潜伏期一般为 4 ~ 24 小时；副溶血性弧菌潜伏期 1 ~ 26 小时，葡萄球菌潜伏期为 1 ~ 6 小时；大肠埃希菌潜伏期为 2 ~ 20 小时。急性起病，主要症状为恶心、呕吐、腹痛、腹泻，呕吐物多为所进食物、胃液及胆汁，金葡菌所致呕吐最为剧烈。腹痛以上腹部及脐周多见，呈持续性或阵发性绞痛，腹泻每日数次至数十次，为黄色稀便、水样或黏液便，便后腹痛常缓解。剧烈吐泻可致脱水、酸中毒、休克。部分患者可出现畏寒、发热等全身中毒症状。经治疗多在 1 ~ 3 天内恢复。

**2. 神经型食物中毒（肉毒中毒）** 潜伏期 12 ~ 36 小时，潜伏期愈短，病情愈重。以神经系统症状为主要表现，先有全身乏力、头痛、头晕或眩晕，继而出现视力模糊、复视、瞳孔散大、眼睑下垂等眼肌瘫痪表现。重症者可出现咽肌瘫痪，表现为吞咽、咀嚼、发音等困难，甚至出现呼吸困难。胃肠道症状较轻，可有恶心、便秘及腹胀，但腹痛、腹泻少见。病程长短不一，轻者可于 4 ~ 10 天内逐渐恢复，但全身乏力、眼肌瘫痪可持续数月。病情严重者可在 2 ~ 3 天内因呼吸中枢麻痹而危及生命。

**（三）心理、社会状况**

注意询问食物中毒对患者及其家属心理影响，有无紧张、焦虑等不良情绪；集体发病时有无抱怨、愤怒、悲哀等情绪反应；患病后是否对学习、工作、家庭造成影响；由于食物中毒具有集体发病的特点，疫情涉及面广，注意询问患者及周围人群中有无恐慌心理。

**（四）辅助检查**

**1. 细菌培养** 对可疑患者呕吐物、排泄物做细菌培养，分离鉴定菌型，找到相应细菌可确诊。

**2. 血清凝集试验** 留取早期及发病后 2 周的双份血清与培养分离所得可疑细菌进行血清凝集试验，双份血清凝集效价递增者有诊断价值。

**【护理问题】**

**1. 疼痛** 与胃肠道炎症及痉挛有关。

**2. 有体液不足的危险** 与呕吐、腹泻引起大量体液丢失有关。

**3. 有受伤的危险** 与眼肌麻痹引起视力障碍有关。

**4. 潜在并发症** 休克、呼吸衰竭。

**【护理措施】**

**（一）消毒与隔离**

执行消化道隔离，呕吐物与排泄物消毒处理。

**（二）一般护理**

**1. 休息与活动** 急性期嘱患者卧床休息，严重者绝对卧床休息。大便频繁者应用便盆等，以保存体力。避免劳累，腹部注意保暖，防止着凉感冒。

**2. 饮食**　吐泻、腹痛剧烈者暂禁食。呕吐停止后给予清淡、易消化流质、半流质饮食，如米汤、藕粉、脱脂奶等，应少量多餐，病情好转后可逐渐增加稀饭、面条等，逐渐过渡到正常饮食。切忌过早给予刺激性、多渣、多纤维的食物。鼓励患者多饮糖盐水，以补充体液，促进病原菌及毒素排泄。吐泻严重引起脱水、酸中毒及电解质紊乱者则需静脉补液。

**（三）病情观察**

严密观察腹痛的部位、性质、程度；呕吐和腹泻的次数、量及性状的变化，记录 24 小时液体出入液量；观察生命体征、意识、面色、皮肤、黏膜颜色及弹性变化，注意有无脱水、休克等表现。

**（四）对症护理**

**1. 腹痛**　注意腹部保暖，严重者暂禁食，可给予阿托品、颠茄合剂等解痉止痛。

**2. 呕吐、腹泻**　呕吐、腹泻有助于清除胃肠道内残留的毒素，故一般不予止吐、止泻。观察呕吐和腹泻的次数、量及性状的变化，记录 24 小时液体出入量；帮助患者及时清理呕吐物，用清水漱口，保持口腔清洁和衣物、床单干燥、整洁。

**3. 眼肌瘫痪**　注意环境安全，协助患者进行日常活动，防止受伤。

**4. 咽肌瘫痪**　吞咽障碍易引起窒息或吸入性肺炎，应及时清除口腔分泌物，可用鼻饲饮食或静脉补充营养；呼吸困难者给予吸氧，必要时气管切开。

**（五）心理护理**

向患者及家属说明本病的病情特点及预后，减轻患者心理压力，树立战胜疾病信心，主动配合医护措施；注重家庭及来自他人的情感支持，帮助患者早日康复。

**（六）治疗护理**

**1. 治疗要点**　本病的病原菌及其毒素多于短期内排出体外，故以对症治疗为主。

（1）一般治疗　卧床休息，早期饮食应为易消化的流质或半流质饮食，吐泻、腹痛剧烈者暂禁食，病情好转后可恢复正常饮食。沙门菌食物中毒应床边隔离。

（2）对症治疗　注意休息、饮食，密切观察病情变化。对有高热、中毒症状重、吐泻不止、脱水、休克等重症患者应进行抢救：①静脉补液：及时纠正水与电解质紊乱及酸中毒。②高热者，可给予物理降温；烦躁不安者，可给予水合氯醛或苯巴比妥镇静。③吐泻、腹痛剧烈者暂禁食，给复方颠茄片口服或注射东莨菪碱，腹部热敷等。

（3）病因治疗　一般不使用抗菌药物。病情严重伴有高热或黏液脓血便者，可按不同病原菌选用敏感抗菌药物，如葡萄球菌的食物中毒可用苯唑青霉素，沙门菌属食物中毒可选用喹诺酮类抗菌药物治疗等，肉毒杆菌食物中毒应立即用水或 1∶4000 高锰酸钾液洗胃，灌肠，并尽早应用多价抗毒血清，在起病后 24 小时内或瘫痪发生前注射最为有效。

**2. 用药护理**　指导患者按医嘱用药，向患者说明药物的名称、剂量、给药时间和方法，使用敏感抗菌药者应注意观察药物疗效及不良反应。用多价抗肉毒血清者，注射前应先做过敏试验，阳性者采用脱敏疗法。注射前备好抢救物品，注射后观察有无呼吸急促、脉率增快等过敏反应，一旦出现，立即给予肾上腺素、吸氧等抢救处理。

**【健康指导】**

**1. 疾病知识指导**　向患者及家属讲解本病病因、临床特点、治疗及护理措施，取得理解和支持。指导患者和家属识别病情变化，教会其观察呕吐及腹泻的次数、量及性状，指导其观察面色、神志、皮肤弹性的变化等。

2. **心理指导** 指导患者保持良好的心情，避免焦虑、紧张等不良情绪，正确对待疾病，树立战胜疾病的信心。

3. **生活指导** 指导患者及家属的饮食卫生，如不吃病死禽畜、不洁和腐败变质的食物；生熟切菜板分开；生鱼、生肉和蔬菜应分开存放；饭菜最好现吃现做等，严把"病从口入"。消灭苍蝇、鼠类、蟑螂等，以切断传播途径，减少疾病的传播。

# 第五节 猩红热患者的护理 e微课1

PPT

猩红热是由 A 组 β 型溶血性链球菌引起的急性呼吸道传染病。临床特征为急性起病，发热、咽峡炎、全身弥漫性充血性点状皮疹及疹后脱屑。少数患者患病后由于变态反应而出现心、肾、关节的损害。本病一年四季都有发生，尤以冬、春之季发病为多。发病多见于小儿，尤以 5～15 岁居多。

【病原学及发病机制】

1. **病原学** A 组 β 型溶血性链球菌，又称化脓性链球菌，革兰染色阳性，球形或卵圆形，链状排列，可形成荚膜，无芽孢和鞭毛。在含血培养基中易生长，可产生完全（β 型）溶血现象，根据菌体细胞壁多糖抗原不同可将链球菌分为 A～H、K～U19 个组，猩红热主要由 A 组引起。A 组溶血性链球菌有 M、T、R、S 四种表面抗原，M 抗原与致病有关。根据表面抗原不同可分为 100 多种血清型。A 组 β 型溶血性链球菌对普通消毒剂、热及干燥的抵抗力不强，加热 56℃30 分钟及一般消毒剂可杀灭，3%～5% 苯酚 15 分钟内可杀灭，但在痰液和脓液中可生存数周。

2. **发病机制** A 组 β 型溶血性链球菌的致病力来源于细菌本身及其产生的毒素和蛋白酶类。细菌本身的 M 蛋白和荚膜能抵抗机体吞噬细胞的作用，在链激酶、透明质酸酶等作用下使炎症扩散并引起组织坏死。产生的毒素和酶包括：①溶血素 O 和 S 能破坏红细胞、白细胞、血小板，并能引起组织坏死。②致热性外毒素即红疹毒素，为本病主要致病因素，能致发热，皮肤血管充血水肿，上皮细胞增殖，白细胞浸润，形成猩红热样皮疹等。③链激酶、透明质酸酶等可溶解组织间质的透明质酸，致使宿主组织和细胞破坏、炎症扩散并引起组织坏死。A 族链球菌有超过 100 种 M 蛋白血清型，机体感染后产生的抗 M 蛋白抗体只可以抵抗同型细菌的再次感染，机体感染后获得的抗菌免疫每个血清型之间没有交叉免疫性，因此儿童可能多次发生猩红热。本病的主要病理变化是皮肤真皮层毛细血管充血、水肿，表皮有炎性渗出，毛囊周围皮肤水肿、上皮细胞增生及炎性细胞浸润，表现为丘疹样鸡皮疹，恢复期表皮角化、坏死，大片脱落。少数可见中毒性心肌炎，肝、脾、淋巴结充血等变化。

【流行病学】

1. **传染源** 猩红热患者和带菌者。猩红热患者自发病前 24 小时至疾病高峰期传染性最强。正常人鼻咽部、皮肤可带菌，学龄儿童中带菌率为 15%～20%，成人相对较低，人群中的带菌率与地区、季节、年龄和是否有流行等有关。

2. **传播途径** 主要经空气飞沫传播，其次经污染玩具、用具、饮料、书籍等间接传播，病菌也可由皮肤伤口或产道侵入，引起"外科猩红热"或"产科猩红热"。

3. **易感人群** 普遍易感，感染后可产生抗菌免疫力和抗毒素免疫力。抗菌免疫和抗毒素免疫均为机体产生的特异性抗体，但不同类型间无交叉免疫，它对不同型链球菌无保护作用，因此人的一生中可受到不同类型链球菌感染而再患病。

4. **流行特征** 一年四季都有发生，尤以冬、春之季发病为多。多见于小儿，尤以 5～15 岁居多。

【护理评估】

（一）健康史

询问发病季节，当地是否有本病流行，有无与猩红热患儿密切接触史；既往有无猩红热发病史；询问患者起病经过，如发病前有否感冒受凉及皮肤受伤史等、起病时间、病情的进展情况等；起病后有无发热、咽痛、恶心、呕吐等症状，尤其注意皮疹的颜色、分布、消退情况；病后患儿的精神、食欲、大小便情况等，有无并发症的出现等。

（二）身体状况

潜伏期 1~7 天，一般 2~4 天。根据病情轻重不同，可分为 5 种临床类型，以典型猩红热多见。

**1. 典型猩红热（普通型）** 发热、咽峡炎、皮疹构成猩红热三大特征性表现。

（1）前驱期 多数患者骤起畏寒、持续发热，重者体温可升至 39℃~40℃，伴头痛、咽痛、食欲减退、恶心呕吐、全身不适。婴儿可有谵妄和惊厥。咽部红肿，扁桃体可见点状或片状脓性分泌物，软腭充血水肿，并有米粒大的红色斑疹或出血点，即黏膜内疹，一般先于皮疹出现。

（2）出疹期

1）皮疹：皮疹为猩红热主要症状。一般于病程第 1~2 天出现，此时体温最高，全身中毒症状明显。少数患者可在病程第 5 天出疹。皮疹始于耳后、颈部及上胸部，24 小时内迅速蔓延全身。典型皮疹为在全身皮肤充血发红的基础上散布针尖大小、密集而均匀的点状充血性丘疹，疹间无正常皮肤，压之褪色，常感瘙痒。皮疹于 48 小时达高峰，然后按出疹顺序消退，2~3 天退尽。退疹后皮肤脱屑。

2）其他特征性表现：①帕氏线：皮肤皱褶处如肘窝、腘窝及腹股沟等处皮疹密集，常因压迫、摩擦引起皮下出血，形成紫红色的"线状疹"。②"口周苍白圈"：面颊潮红无皮疹，口鼻周围皮肤相对苍白。③"草莓舌"：病初舌覆白苔，舌乳头红肿，突出于白苔之上，以舌尖及边缘处显著。④"杨梅舌"：2~3 日后白苔脱落，舌面光滑呈肉红色，舌乳头仍突起。

（3）恢复期 此期体温逐渐降低，中毒症状消失，皮疹隐退。退疹后 1 周内开始脱皮，脱皮部位的先后顺序与出疹的顺序一致。躯干多为糠状脱皮，手掌足底皮厚处时可见手套、袜套状脱皮，甲端皲裂样脱皮是典型表现。脱皮持续 2~4 周，严重者可有暂时性脱发。

**2. 轻型猩红热** 近年来由于患者很早使用抗生素，干扰了疾病的自然发展，出现症状轻者多见，常仅有低热或无发热、全身中毒症状、咽峡炎症状轻微，皮疹少，消退快，脱屑轻或无脱屑。但仍可引起变态反应性并发症，损害心脏、肾及关节。

**3. 中毒型猩红热** 起病急，高热、头痛、剧烈呕吐、意识障碍等毒血症症状严重，咽峡炎不重，但有广泛出血性皮疹，可迅速出现中毒性心肌炎及感染性休克。此型病死率高，目前亦很少见。

**4. 脓毒型猩红热** 见于营养及卫生条件极差的小儿。主要表现为严重的化脓性咽峡炎，咽部红肿，渗出脓液，甚至发生溃疡及坏死，并向周围组织扩散，引起邻近器官化脓性炎症（如化脓性中耳炎、鼻旁窦炎、乳突炎）、迁徙性化脓性病灶及败血症。皮疹可呈带小脓头的"粟粒疹"，体温可呈弛张热。此型病情重，病死率亦高。此型已少见。

**5. 外科或产科型猩红热** 多在伤口周围，继之波及全身，常无明显咽峡炎，全身症状轻，预后较好。

**6. 并发症** 初期可出现如化脓性淋巴结炎、中耳炎、中毒性心肌炎、中毒性肝炎等。病程第 2~3 周可出现变态反应性并发症，如急性肾小球肾炎、风湿热等。

（1）变态反应性并发症 为主要的并发症，如风湿热、关节炎及急性肾小球肾炎等，多见于病程 2~3 周，病情较轻，多能自愈，很少转为慢性。

（2）化脓性并发症　为细菌直接感染侵袭附近组织、器官所引起，如化脓性中耳炎、鼻窦炎、乳突炎及颈部淋巴结炎和蜂窝织炎等。多见于儿童。

（3）中毒性并发症　多发生于病程第1周，如中毒性心肌炎、中毒性肝炎等，为一过性预后良好。

（三）心理、社会状况

注意询问患者及家属对猩红热的了解程度；患者患病后对住院隔离和疾病预后的认识，有无焦虑、抑郁、悲伤及隔离后的孤独感等心理反应；患病后是否对学习、家庭造成影响，患者的应对能力；家属及亲友等社会支持系统对患者的关心、支持程度等。

（四）辅助检查

**1. 血常规**　白细胞总数增高达（10~20）×10$^9$/L，中性粒细胞占80%以上，严重者可出现中毒颗粒。出疹后嗜酸性粒细胞增多，占5%~10%。红疹毒素试验早期为阳性。

**2. 尿液**　常规检查一般无明显异常。如并发生急性肾小球肾炎可出现尿蛋白、红细胞、白细胞及管型。

**3. 细菌学检查**　咽拭子、脓液培养可获得A组β溶血性链球菌，细菌培养阳性可确诊。

**4. 血清学检查**　可用免疫荧光法检测咽拭子图片进行快速诊断。

【护理问题】

**1. 有传播感染的危险**　与患者呼吸道排菌有关。

**2. 体温过高**　与β溶血性链球菌感染有关。

**3. 疼痛**　与咽及扁桃体炎症有关。

**4. 皮肤完整性受损**　与红疹毒素引起皮肤损害有关。

**5. 潜在并发症**　中毒性心肌炎、急性肾小球肾炎、风湿热等。

【护理措施】

（一）消毒与隔离

执行呼吸道隔离，隔离至咽拭子培养3次阴性且无化脓性并发症可解除隔离。房间应定时通风换气，充分利用日光照射，患者的鼻咽分泌物、痰液要吐在纸内焚烧，患者使用或接触过的物品均应消毒处理。

（二）一般护理

**1. 休息与活动**　卧床休息2~3周。保持病室清洁、安静，室内通风良好，室温维持在18℃~20℃。加强皮肤、口腔护理，保持皮肤、口腔清洁卫生，预防并发症。

**2. 饮食**　急性期给予高热量、高维生素、低脂肪、适量蛋白、少渣易消化的流质或半流质饮食，补充足够水分和维生素。对持续高热、进食少、中毒症状严重者，遵医嘱静脉补液，维持体液平衡。如伴有急性肾炎，则根据肾功能给予低盐、优质低蛋白饮食，限制水钠摄入，并记录24小时出入液量。

（三）病情观察

监测生命体征，尤其注意体温变化及意识状态；严密观察咽痛症状，咽部黏膜及分泌物情况；皮疹范围、颜色、有无出血及脱屑等变化。警惕并发症的发生，观察有无其他部位化脓性病灶，注意定时检查尿常规，及时发现肾脏损害。

（四）对症护理

**1. 发热**　监测体温变化，体温超过38.5℃时应及时降温，可采用冷敷、冰敷、温水擦浴或冷盐水灌肠等，必要时按医嘱使用退热剂。

**2. 咽痛**　保持口腔清洁，年龄较大儿童可用温盐水或复方硼砂含漱液漱口；年龄较小的幼儿，需用生理盐水清洗口腔。咽部不适时给予润喉片或雾化吸入。

**3. 皮疹**　①保持皮肤清洁，每日用温水清洗皮肤（禁用肥皂水），勤换衣裤。②剪短指甲，防止抓伤皮肤造成感染，皮肤瘙痒严重者可用炉甘石洗剂。③脱屑时可涂液体石蜡或凡士林油保护皮肤；有大皮脱离时可用消毒剪刀剪掉翘起部分，不能强行撕去，以免出血或发生继发感染。

**（五）心理护理**

由于起病急，持续高热、咽喉疼痛、皮肤瘙痒等，患者常出现急躁、焦虑、恐惧、抑郁、悲观等消极心理。在护理中要经常与患者及其家属沟通，注意介绍疾病相关知识，如主要症状、治疗方法、护理措施、疾病预后及隔离的意义等；关心和支持患者，耐心听取患者的叙述，鼓励患者说出自身感受，和患者一起分析不良心理反应产生的原因，耐心解释患者的疑虑，帮助缓解焦虑、恐惧、孤独等负面情绪，树立战胜疾病的信心。

**（六）治疗护理**

**1. 治疗要点**

（1）病原治疗　是根除病原菌，防止各种并发症发生及传播的主要治疗方法。首选青霉素，肌内注射或静脉给药，疗程7～10天。中毒型及脓毒型应加大青霉素剂量。对青霉素过敏者可选用红霉素、阿奇霉素等。有条件者最好先做药物敏感试验，根据结果选择敏感药物。

（2）对症治疗　①化脓病灶应切开引流或手术治疗。②中毒性休克，应积极扩充血容量，纠正酸中毒及选用血管活性药物等。③重症或体弱者可考虑输血浆或新鲜全血。④如出现风湿热、肾小球肾炎等并发症，除了进行病原治疗外，尚应给予相应的内科治疗。

**2. 用药护理**　指导患者按医嘱用药，向患者说明药物的名称、剂量、给药时间和方法，应用青霉素之前应询问过敏史，做过敏试验，并备好抢救物品，注意观察疗效及过敏反应。应用其他抗生素应注意观察不良反应。

【健康指导】

**1. 预防指导**　向患者及其家属宣教疾病基本知识，预防疾病发生。

（1）控制传染源　对猩红热患者应做到早发现、早隔离、早治疗。执行呼吸道隔离期应至临床症状消失后1周，咽拭子培养连续3次阴性且无化脓性并发症，方可解除隔离，若有化脓性并发症应隔离至痊愈为止，其分泌物及污染物应严格消毒。对猩红热密切接触者应医学观察7～12天。儿童机构工作人员中的带菌者，暂时调离工作，并给予治疗，至咽拭子培养连续3次阴性方可恢复工作。

（2）切断传播途径　为预防本病的关键性措施。室内保持通风良好，充分利用日光照射，患者的鼻咽分泌物、痰液要吐在纸内焚烧，患者接触过物品应用0.5%苯酚消毒。

（3）保护易感人群　猩红热目前尚无主动免疫菌苗，流行期间避免儿童去公共场所，保持室内空气新鲜，接触患者应戴口罩。在流行期间除做好上述工作外，可酌情应用青霉素、磺胺类药物预防，对青霉素过敏者，可口服红霉素。

**2. 心理指导**　帮助患者和家属正确认识疾病，强调隔离的重要性，避免焦虑、紧张等不良情绪，保持良好的心情，正确对待疾病，树立战胜疾病的信心。

**3. 生活指导**　指导患儿注意休息，保持生活规律，养成良好的个人生活习惯；居室常通风换气，保持空气新鲜，恢复期加强营养。

**4. 用药指导**　指导患者按医嘱用药，并教会患者观察疗效和不良反应。

## 第六节　流行性脑脊髓膜炎患者的护理 ⓔ微课2

PPT

流行性脑脊髓膜炎简称流脑，是由脑膜炎奈瑟菌引起的化脓性脑膜炎，主要临床表现为高热、头痛、呕吐、皮肤黏膜瘀点、瘀斑及脑膜刺激征等，严重者可有感染中毒性休克及脑实质损害，病死率高。本病主要经呼吸道传播，常散发流行，多见于冬、春季，儿童发病率高。

【病原学及发病机制】

**1. 病原学**　脑膜炎球菌属奈瑟菌属，为革兰阴性双球菌，呈肾形成对或四联排列。能产生毒力较强的内毒素。按其表面荚膜多糖抗原的不同可分为13个血清群，其中以A、B、C三群最常见，我国以A群流行为主。该菌为专性需氧菌，仅存在于人体，可自带菌者鼻咽部及患者血液、脑脊液、皮肤瘀点中发现，在脑脊液及皮肤瘀点涂片中，该菌多见于中性粒细胞内，仅少数在细胞外。细菌侵犯脑膜，进入脑脊液释放内毒素等引起脑膜和脊髓膜化脓性炎症。本菌对外界抵抗力差，加热、寒冷、干燥及常用消毒剂均能灭活，在体外低于37℃或高于50℃的环境中易死亡。此外该菌能产生自身溶解酶，在体外极易自溶，故采集标本后应保暖并及时送检。

**2. 发病机制**　脑膜炎双球菌侵入鼻咽部并繁殖，或成为无症状带菌者，或仅表现为上呼吸道感染症状而自愈。脑膜炎双球菌侵入人体后，如果机体缺乏特异性杀菌抗体，侵入的细菌量多或毒力强，病菌则从鼻咽部侵入血流，再侵入脑脊髓膜形成化脓性脑脊髓膜炎。主要病理改变为：败血症期主要病变为血管内皮损害，血管壁炎症、坏死和血栓形成同时有血管周围出血，皮肤、皮下组织、黏膜和浆膜等局灶性出血；脑膜炎期的病变以软脑膜为主，早期充血少量浆液性渗出及局灶性小出血点；后期则有大量纤维蛋白、中性粒细胞及血浆外渗。病变主要在大脑两半球表面和颅底。由于颅底脓液黏稠及化脓性病变的直接侵袭，可引起脑膜粘连，加重视神经、外展神经及动眼神经、面神经、听神经等颅神经损害。由于内毒素的损伤使脑神经组织表层发生退行性病变。此外，炎症亦可沿着血管壁侵入脑组织，引起充血、水肿、局灶性中性粒细胞浸润及出血。

【流行病学】

**1. 传染源**　患者和带菌者是本病的传染源。患者在潜伏末期和急性期均有传染性，一般不超过发病后10天。流行期间人群带菌率高达50%，感染后细菌寄生于正常人鼻咽部，不引起症状不易被发现，而患者经治疗后细菌很快消失，因此带菌者是重要传染源。

**2. 传播途径**　经空气飞沫传播是本病主要传播途径，病原菌主要是通过咳嗽、喷嚏等经飞沫直接从空气中传播。本菌在体外生活力极差，因此通过间接接触如玩具、日用品等传播机会极少，但密切接触如同睡、怀抱、喂奶、接吻等对2岁以下婴幼儿传播有重要意义。

**3. 易感人群**　普遍易感，15岁以下多见，以6个月至2岁婴幼儿发病率最高。病后对本群病原菌产生持久免疫力。人群易感性与抗体水平密切相关，新生儿有来自母体的IgG抗体不易患病，6个月至2岁的婴幼儿抗体水平最低，故发病率最高，以后随年龄增长，抗体逐渐升高，发病率逐渐下降。

**4. 流行特征**　本病遍布全球，在温带地区可出现地方性流行。全年均可发生，但有明显的季节性，多发生于11月至次年5月，3～4月为高峰。

【护理评估】

（一）健康史

注意询问发病的年龄和季节；患者有无和流脑患者密切接触史，近期是否接种过流脑疫苗，既往有无流脑的患病史；患病后有无高热、头痛、呕吐、意识障碍等。

**（二）身体状况**

潜伏期 1 ~ 7 天，一般为 2 ~ 3 天。根据病情和病程分为 4 种临床类型，即普通型、暴发型、轻型、慢性败血症型。

**1. 普通型**　临床上最常见，占 90% 以上。病程经过可分为以下四期。

（1）前驱期（上呼吸道感染期）　多数患者无明显症状，部分患者可出现低热、咽痛、咳嗽、鼻塞等上呼吸道感染症状。持续 1 ~ 2 天，此期易被忽视。鼻咽拭子培养可发现脑膜炎双球菌。

（2）败血症期　患者突然起病，表现为突发寒战、高热、体温迅速高达 40℃ 以上，伴头痛、呕吐、食欲不振、乏力、全身关节痛、精神极度萎靡等毒血症状。幼儿常表现为哭闹、拒食、烦躁不安、皮肤感觉过敏和惊厥。皮肤黏膜的瘀点或瘀斑是本期特征性表现，直径 1 ~ 2mm 至 1 ~ 2cm，鲜红色，后变为紫红，大多数患者在发病后数小时即可出现，其出现速度、范围、大小及颜色与病情有关，病情重者瘀点、瘀斑迅速扩大，出现紫黑色坏死或大疱形成，以肩、肘、臀等处多见。少数患者出现口周疱疹或脾肿大，持续 1 ~ 2 天。

（3）脑膜炎期　除败血症期高热及中毒症状外，同时伴有剧烈头痛、喷射性呕吐、烦躁不安及颈项强直、凯尔尼格征和布鲁津斯基征阳性等脑膜刺激征，重者谵妄、抽搐及意识障碍。部分婴幼儿因囟门未闭，中枢神经系统发育不成熟，脑膜炎表现不典型，常表现为拒乳、惊叫、两眼凝视和前囟膨隆，而脑膜刺激征不明显。本期经治疗通常在 2 ~ 5 天内进入恢复期。

（4）恢复期　患者体温逐渐下降至正常，皮肤瘀点、瘀斑逐渐消失，头痛等症状逐渐好转，神经系统检查逐渐恢复正常。患者一般在 1 ~ 3 周内痊愈。

**2. 暴发型**　多见于儿童。起病急骤，病情凶险，不及时抢救，常在 24 小时内死亡。可分为以下三型。

（1）休克型　急起寒战、高热，严重者体温不升，伴头痛、呕吐等，短期内皮肤黏膜出现广泛瘀点、瘀斑，且迅速融合成大片皮下出血，或继之大片坏死。循环衰竭为本型特征，表现为面色苍白、唇周及指端发绀，四肢厥冷，皮肤呈花斑状，脉搏细速，血压下降等，若抢救不及时，病情可迅速恶化，周围循环衰竭症状加重，血压显著下降，尿量减少及昏迷。本型大多数患者脑膜刺激征缺如，但血培养常为阳性。脑脊液大多清亮，细胞数正常或轻度增加。本型易并发 DIC。

（2）脑膜脑炎型　亦多见于儿童。以脑实质损害的临床表现为主要表现，除高热、瘀斑及全身毒血症外，突出表现为严重颅内高压症状，如剧烈头痛，频繁地喷射性呕吐，反复或持续惊厥，迅速陷入昏迷、有锥体束征阳性及两侧反射不等、血压持续升高；严重者可发生脑疝，瞳孔明显缩小或散大，或忽大忽小，瞳孔边缘也不整齐，对光反射迟钝。双侧肌张力增高或强直，上肢多内旋，下肢呈伸展性强直。呼吸不规则，或快慢、深浅不匀，或暂停，或为抽泣样，或点头样呼吸，或为潮式呼吸，进而出现呼吸衰竭。体检脑膜刺激征阳性、锥体束征阳性，眼底检查可见视乳头水肿。若不及时抢救，常迅速死亡。

（3）混合型　是本病最严重的一型，病死率常高达 80%，兼有两种暴发型的临床表现，常同时或先后出现。

**3. 轻型**　多见于本病流行后期，病变轻微，临床表现为低热，轻微头痛及咽痛等上呼吸道症状，可见少数出血点，脑膜刺激征轻微，脑脊液改变不明显。出血点涂片染色镜检及咽拭子培养可发现脑膜炎球菌。此型多见于年长儿及青少年。

**4. 慢性败血症型**　少见，一般为成人患者，病程可迁延数周甚至数月。常表现为间歇性发冷、发热，每次发热历时 12 小时后缓解，相隔 1 ~ 4 天再次发作。每次发作后常成批出现皮疹，亦可出现瘀点。常伴关节痛、脾大、白细胞增多，血液培养可为阳性。

**5. 并发症** 常见并发症有脑积水、硬膜下积液、中耳炎、鼻窦炎、心包炎、心肌炎、化脓性关节炎等。

### (三) 心理、社会状况

注意询问患者有无因起病急，症状重，不了解病情及治疗效果、担心预后等而出现的紧张、焦虑、孤独等不良心理；评估患者家属对疾病的了解认识程度；疾病对工作、学习、家庭的影响；患者对医护工作者的要求；家属及亲友等社会支持系统对患者的关心、支持程度等。

### (四) 辅助检查

**1. 血常规** 白细胞总数明显增加，一般在 $(15 \sim 30) \times 10^9/L$ 以上。中性粒细胞 80% ~ 90%。有 DIC 者，血小板明显减少。

**2. 脑脊液检查** 脑脊液检查对明确诊断有重要意义。对有脑膜刺激征而无出血点症状不典型者，或有中枢神经系统感染表现不能确诊者可行腰穿。病程初期脑脊液即有压力升高、外观仍清亮，稍后则浑浊似米汤样。白细胞数常达 $1000 \times 10^6/L$，以中性粒细胞为主。蛋白显著增高，糖和氯化物明显减少。

**3. 细菌学检查**

(1) 涂片检查 包括皮肤瘀点和脑脊液沉淀涂片检查。皮肤瘀点检查时，用针尖刺破瘀点上的皮肤，挤出少量血液和组织液涂于载玻片上染色后镜检，阳性率可达 80% 左右。脑脊液沉淀涂片阳性率为 60% ~ 70%。

(2) 细菌培养 可取血液、皮肤瘀点刺出液或脑脊液做细菌培养，但阳性率低，应在使用抗生素药物治疗之前采集标本并及时送检，可提高阳性率。①血培养脑膜炎双球菌的阳性率较低，但对慢性脑膜炎双球菌败血症的诊断非常重要。②脑脊液培养：将脑脊液置于无菌试管离心后，取沉淀立即接种于巧克力琼脂培养基，同时注入葡萄糖肉汤，在 5% ~ 10% $CO_2$ 浓度下培养。

**4. 血清免疫学检查** 用于已使用抗生素治疗，细菌学检查阴性者。如荚膜多糖抗原的免疫学试验、抗体的免疫学试验，可检测血清或脑脊液中的细菌抗原及血清中的特异性抗体，如血清中的特异性抗体恢复期大于急性期 4 倍，则有诊断价值。血清免疫学检查是近年来开展的流脑快速诊断方法。

【护理问题】

**1. 体温过高** 与脑膜炎奈瑟菌感染引起毒血症有关。

**2. 组织灌注量改变** 与内毒素导致微循环障碍有关。

**3. 皮肤完整性受损** 与皮肤血管受损有关。

**4. 潜在并发症** 休克、脑疝、呼吸衰竭。

【护理措施】

### (一) 消毒与隔离

按呼吸道隔离，隔离至症状消失后 3 天，一般不少于 7 天，防止疫情传播与扩散。患者接触过的物品应采用日晒、苯酚等消毒，痰液要吐在纸内并焚烧。

### (二) 一般护理

**1. 休息与活动** 卧床休息，病房保持空气新鲜、安静、温暖，定期紫外线消毒，注意保暖，保持床单清洁、干燥。颅内高压患者需抬高头部，呕吐者头偏向一侧，防止误吸。

**2. 饮食** 给予高热量、高蛋白、高维生素、易消化的流质或半流质饮食，鼓励患者少量、多次饮水。高热、频繁呕吐患者，适当增加摄入量，必要时可遵医嘱使用镇静剂或止吐剂。不能进食及意识障碍者，遵医嘱静脉补充足够水分和营养，注意维持水、电解质平衡。

### （三）病情观察

严密监测生命体征，及早发现循环、呼吸衰竭；观察有无皮肤、黏膜颜色及弹性变化、尿量减少等休克征象；密切观察意识状态，瘀点、瘀斑的部位、大小及消长情况；有无惊厥先兆等。

### （四）对症护理

**1. 发热**　监测体温变化，高热时以物理降温为主，如冷敷头部、温水擦浴，或遵医嘱给予药物降温，注意用药剂量及出汗情况，避免大汗导致虚脱。

**2. 皮肤护理**　①避免局部皮肤长期受压，定时翻身，翻身时避免拖、拉、拽等动作，可用气垫、空心圈等加以保护，尽量避免发生破溃。②剪短指甲，避免抓破皮肤。③瘀斑破溃后可用无菌生理盐水清洗，小面积者涂以抗生素软膏，大面积者给以消毒纱布遮盖，防止继发感染；其污染物必须消毒处理。④保持被褥要干燥、清洁、平整，内衣裤应柔软、宽松、勤洗勤换，及时清理大小便，保持皮肤清洁。

**3. 头痛**　保持病室内安静，限制探视，避免不必要的刺激。头痛轻者可不需处理，如由颅内高压所致剧烈头痛，则应做好相应的护理：①密切观察病情：如发现烦躁不安、意识障碍进行性加重、频繁呕吐、瞳孔忽大忽小或两侧不对称、血压进行性升高、脉搏加快、呼吸不规则等症状，提示颅内高压，发生脑疝，应及时通知医生，迅速降低颅内压。②保持呼吸道通畅，吸氧。③遵医嘱使用脱水剂、肾上腺糖皮质激素等，以减轻脑水肿，降低颅内压。

### （五）心理护理

多与患者交流沟通，向患者及家属介绍疾病的相关知识，消除紧张、焦虑情绪；尊重、关心患者及家属，对提出的问题做耐心解释，并尽量帮助解决，鼓励患者树立信心，配合医护措施，尽早康复。

### （六）治疗护理

**1. 普通型的治疗**

（1）一般治疗　卧床休息，保持病室安静、空气流通。给予流质饮食，昏迷者宜鼻饲。

（2）对症治疗　高热时可用酒精擦浴。头痛剧烈者可予镇痛或高渗葡萄糖；用脱水剂脱水；惊厥时可用10%水合氯醛灌肠，或用盐酸氯丙嗪、地西泮等镇静剂。

（3）病原治疗　尽早大量应用对细菌敏感并能透过血脑屏障的抗菌药物，青霉素G为首选药，疗程5～7天；第三代头孢菌素如头孢曲松或头孢噻肟通过血脑屏障，在脑脊液中有较高浓度；氯霉素对脑膜炎球菌有良好的抗菌效果，较易通过血脑屏障，但需注意其对骨髓造血功能的抑制，一般不做首选。

**2. 暴发型治疗**

（1）休克型的治疗　①抗菌治疗：尽早应用抗菌药物，可联合用药，如第三代头孢菌素、氯霉素等大剂量静脉滴注，以迅速控制败血症。②抗休克治疗：扩充血容量、纠正酸中毒、应用血管活性药等措施。③抗凝治疗：本病的休克及出血与血栓形成有关，凡疑有DIC可用肝素治疗，用肝素后可输新鲜血液以补充被消耗的凝血因子。④糖皮质激素应用：如地塞米松，休克纠正后迅速减量或停药。

（2）脑膜脑炎型的治疗　以减轻脑水肿，防止脑疝和呼吸衰竭，改善高热、惊厥等对症治疗为重点。抗生素的应用同休克型的治疗。

**3. 慢性败血症的治疗**　抗生素的应用同普通型。

**4. 用药护理**　遵医嘱补液及使用抗生素，注意观察疗效及副作用。如使用青霉素治疗，应注意给药次数、剂量、间隔时间及有无过敏史。如用磺胺类药，注意过敏，鼓励患者多喝水，遵医嘱使用碱性药物以碱化尿液，避免出现肾损害。若用氯霉素治疗，注意胃肠道反应、骨髓抑制现象。

**【健康指导】**

**1. 预防指导**

（1）控制传染源　早期发现患者就地进行呼吸道隔离和治疗，隔离至症状消失后 3 天或自发病后 7 天；接触者医学观察 7 天。

（2）切断传播途径　流行期间做好个人卫生及环境卫生，减少大型集体活动，保持居室通风，外出戴口罩等，均有利于降低发病率。

（3）保护易感人群　①菌苗预防：我国普遍采用 A 群荚膜多糖菌苗预防接种，保护率达 90% 以上，主要对象为 15 岁以下儿童。②药物预防：国内仍采取磺胺类药预防。与患者密切接触者，成人每天 2g，儿童 75～100mg/（kg·d），分 2 次与等量碳酸氢钠同服，连用 3 天。

**2. 疾病知识指导**　做好卫生宣教，向患者及家属宣讲流脑的病因、表现、护理知识等。流脑流行期间，提醒社区群众在冬、春季节发现小儿感冒症状，尤其是高热、头痛、呕吐、颈项强直、皮肤瘀点等，及时就诊。密切接触者可服用磺胺嘧啶进行预防。少数患者可留有神经系统后遗症，如耳聋、失明或肢体瘫痪等，应指导家属帮助患者进行功能锻炼和按摩等，以促进早日康复。

**3. 生活指导**　注意个人及环境卫生，保持室内通风、安静、清洁，流行期间应尽量避免到公共场所，外出时戴好口罩。如有高热、抽搐、意识障碍及皮肤瘀点患者应及早送医院诊治。

**4. 用药指导**　指导患者按医嘱用药，向患者说明药物的名称、剂量、给药时间和方法，教会患者观察疗效和副作用。少数患者可能遗留后遗症，指导其进行功能锻炼与康复保健治疗。

# 第七节　鼠疫患者的护理

PPT

　　鼠疫是由鼠疫杆菌引起的一种烈性自然疫源性传染病、国际规定检疫传染病，在我国法定传染病中属甲类传染病。主要临床表现为寒战、高热、严重的毒血症症状、淋巴结肿大以及出血倾向等，传染性极强，病死率高。本病主要通过带菌的鼠蚤为媒介，经人的皮肤传入引起腺鼠疫，经呼吸道传入发生肺鼠疫，各型鼠疫均可发展为败血症。

**【病原学及发病机制】**

**1. 病原学**　鼠疫耶尔森菌，亦称鼠疫杆菌，两端钝圆、革兰染色阴性小杆菌，无鞭毛、无芽孢，不活动。鼠疫杆菌能产生内毒素、外毒素和一些有致病性的抗原成分。鼠疫杆菌对外界抵抗力较弱，对干燥、热、光和一般消毒剂均较敏感，加热 100℃ 1 分钟，日光照射 4～5 小时等均可迅速杀灭。在潮湿、低温及有机物内存活时间则较久，在痰和脓液中可存活 10～20 天，在蚤粪中可存活 1 个月，在尸体中可存活数周至数月。

**2. 发病机制**　当人类被携带鼠疫杆菌的跳蚤叮咬后，鼠疫杆菌经皮肤侵入人体后，被吞噬细胞吞噬，先在局部繁殖，随后靠透明质酸及溶纤维素等作用，迅速经淋巴管至局部淋巴结繁殖，引起原发型淋巴结炎（腺鼠疫）。鼠疫杆菌可经血液循环进入肺组织，引起"继发性肺鼠疫"。鼠疫杆菌如直接经呼吸道吸入，则先在局部淋巴组织繁殖，继而进入肺组织，引起"原发性肺鼠疫"。各型鼠疫均可发送全身感染、败血症和严重中毒症状。鼠疫基本病变是血管和淋巴管内皮细胞损害及急性出血性、坏死性病变。淋巴结肿常与周围组织融合，形成大小肿块，呈暗红或灰黄色；脾、骨髓有广泛出血；皮肤黏膜有出血点，浆膜腔发生血性积液；心、肝、肾可见出血性炎症。肺鼠疫呈支气管或大叶性肺炎，支气管及肺泡有出血性浆液性渗出以及散在细菌栓塞引起的坏死性结节。

**【流行病学】**

**1. 传染源**　主要是鼠类和其他啮齿类动物，以黄鼠属和旱獭属最为重要，感染后可越冬，次年再感染幼鼠，造成野生啮齿动物间鼠疫的流行。野鼠鼠疫传入家鼠，使家鼠成为人鼠疫的直接传染源。肺鼠疫患者痰中含有大量鼠疫杆菌，也是人肺鼠疫的重要传染源。

**2. 传播途径**

（1）经鼠蚤叮咬传播　鼠蚤吸入含有病菌的鼠血后，鼠疫杆菌在其胃内大量繁殖，形成菌栓阻塞消化道。当该蚤再次叮咬鼠或人时，吸入的血液受阻反流，病菌随之侵入，造成鼠或人的感染。"啮齿动物→蚤→人"的传播方式，是主要传播途径。

（2）经皮肤传播　剥食患病啮齿类动物的皮、肉或直接接触患者的痰液、脓血分泌物，均可经破损皮肤或黏膜感染。

（3）呼吸道飞沫传播　肺鼠疫患者痰中含有的鼠疫杆菌借助飞沫经呼吸道感染他人，造成人间鼠疫的流行。

**3. 易感人群**　人群普遍易感。患病后可获持久免疫力。

**4. 流行特征**　目前世界各地仍存在许多鼠疫自然疫源地。鼠间感染可长期持续存在，呈反复的流行与静止交替。人鼠疫流行，均发生于鼠间鼠疫之后。人鼠疫以非洲、亚洲和美洲最多，我国主要在云南和青藏高原。鼠疫流行多发生在鼠类及鼠蚤繁殖最旺盛的夏、秋季节。肺鼠疫多发生在冬季，发病男性高于女性，以狩猎者和农民居多，这与其接触机会的多少有关。

**【护理评估】**

**（一）健康史**

询问患者起病10天内是否曾到过鼠疫疫区或有与鼠类、旱獭等动物或鼠疫患者的接触史；了解起病的缓急，起病后有无寒战、高热、脉搏细速、全身乏力、肌肉疼痛、淋巴结肿大等。

**（二）身体状况**

潜伏期短至数小时，长至12天。腺鼠疫一般为2～5天（2～8天），肺鼠疫一般为1～3天（数小时～3天）。曾接受过预防接种者可延长至9～12天。

**1. 腺鼠疫**　此型最常见。多见于流行初期，以急性淋巴结炎为特征。患者起病急骤，寒战、高热、脉搏细速、乏力、全身酸痛，常伴恶心、呕吐。发病时即出现局部淋巴结疼痛、肿大、变硬，可与周围组织粘连呈团块，1～2天迅速加重，2～4天最为明显，淋巴结肿大常累及腹股沟淋巴结，其次为腋下和颈部。此时患者毒血症症状加重，烦躁不安、意识模糊、言语不清、颜面及结膜高度充血，呈酒醉状，步履蹒跚。肝、脾肿大，皮肤黏膜可见瘀点、瘀斑。如未能及时治疗，患者淋巴结迅速化脓、溃破，严重者可在3～5天内死于毒血症和心力衰竭。重症腺鼠疫患者其淋巴结内所含鼠疫杆菌及其内毒素进入血流，易转为败血症型鼠疫。少数患者病菌可经血液循环进入肺组织转为"继发性肺鼠疫"。

**2. 肺鼠疫**　分为原发性肺鼠疫和继发于腺鼠疫。原发性肺鼠疫系由呼吸道直接吸入含有鼠疫杆菌的空气飞沫所致。起病急，寒战、高热等毒血症症状重，伴有胸痛、呼吸急促、发绀、咳黏液或血性泡沫痰。肺部体征与病情严重程度不一致，肺部仅可闻及散在湿啰音、轻微胸膜摩擦音。X线检查呈支气管肺炎改变。患者多在2～3天内因心力衰竭、出血、休克而死亡。

**3. 败血症鼠疫**　可原发也可继发于腺鼠疫。原发性败血症鼠疫又称暴发型鼠疫，最为凶险，病死率极高。起病急骤，无淋巴结肿大，主要表现为寒战、高热、谵妄或昏迷、面色苍白、呼吸急促、脉搏细弱、血压下降、皮肤黏膜广泛出血及内脏出血等感染性休克和DIC表现。败血症型鼠疫与肺鼠疫因严重循环衰竭，皮肤发绀以及皮肤广泛出现瘀斑、坏死，致患者皮肤呈紫黑色，故历史上称为"黑死病"。

**4. 轻型鼠疫**　又称小鼠疫，发热轻，局部淋巴结肿大，轻度压痛，偶见化脓。血培养阳性。多见于流行初期、末期或预防接种者。

**5. 其他鼠疫**  根据鼠疫杆菌侵袭部位不同，尚可发生皮肤鼠疫、肠鼠疫、眼鼠疫以及咽、扁桃体鼠疫等，均少见。

### （三）心理、社会状况

注意询问患者对鼠疫的认知了解程度；患者患病后对住院隔离和疾病预后的认识；有无因对疾病的恐惧产生的孤独、被人遗弃、悲观失望甚至绝望等心理反应；患病后是否对学习、工作、家庭造成影响；患者的应对能力；家庭经济情况；社会支持系统对鼠疫的认识以及对患者的关心程度。

### （四）辅助检查

**1. 常规检查**

（1）血常规  白细胞总数显著增高，可高达（20～30）×10⁹/L 以上，初为淋巴细胞升高，以后中性粒细胞增多为主，红细胞与血小板减少。

（2）尿常规  尿量减少，可有蛋白尿、血尿及管型。

**2. 细菌学检查**  是确诊的重要依据。可取淋巴结穿刺液、咽部分泌物、脓、血、痰等标本，通过涂片、细菌培养等可见革兰染色阴性、两端浓染的短杆菌即可确诊。

**3. 血清学检查**  可选用间接血凝法、酶联免疫吸附试验测定患者或动物血清中的 $F_1$ 抗体，$F_1$ 抗体在感染后 5～7 天阳性，2～4 周达高峰，可持续 4 年。

【护理问题】

**1. 体温过高**  与鼠疫杆菌感染有关。

**2. 疼痛**  与淋巴结炎症有关。

**3. 气体交换受损**  与肺鼠疫有关。

**4. 潜在并发症**  出血、感染中毒性休克、DIC 等。

**5. 有孤独的危险**  与严密隔离有关。

【护理措施】

### （一）严密隔离与消毒

鼠疫患者和疑似病例应分别立即按甲类传染病进行严格的消毒、严密隔离、就地隔离治疗。肺鼠疫和败血症型鼠疫患者应住单人房间，严禁与外人接触。患者的分泌物、排泄物需随时消毒，可能污染的物品应严格消毒或彻底焚毁。同时应严格执行消毒杀虫等措施，做到病区及病室无鼠、无蚤。

隔离解除的标准是：患者体温正常后，一般情况良好且符合下列条件者，可解除隔离：①腺鼠疫患者隔离至症状消失后，其淋巴结穿刺液细菌检查 3 次均为阴性。②肺鼠疫在症状消失后，每隔 3 天检痰1 次，连续 6 次阴性。③败血症鼠疫在症状消失后，血培养 3 次阴性。④皮肤鼠疫：创面每隔 3 天检查1 次，3 次菌检阴性或创面愈合。

### （二）一般护理

**1. 休息与活动**  患者绝对卧床休息，待症状好转后可适当活动，活动量视恢复情况而定。

**2. 饮食**  给予高热量、营养丰富、易消化的流质或半流质饮食，同时注意液体的补充，必要时鼻饲或静脉滴注生理盐水、葡萄糖液及维生素 C 等，以保证营养和液体的摄入。

### （三）病情观察

密切监测患者的生命体征和神志变化；密切观察局部淋巴结病变及其变化情况；观察有无呼吸困难、发绀、胸痛、咳痰等支气管肺炎的表现；观察皮肤黏膜有无出血坏死，以及有无脏器、腔道出血的表现；准确记录 24 小时出入量；及时查阅血常规、尿常规、细菌学、血清学等实验室检查结果，以便及时发现病情变化。

### （四）对症护理

**1. 高热** 按时测量体温，鼓励患者适量饮水，结合药物治疗和物理降温，及时更换汗湿的衣被，避免受凉。

**2. 淋巴结炎** ①因局部淋巴结炎导致剧烈疼痛，患者多采取强迫体位，给予软垫或毛毯适当衬垫加以保护缓解不适。②局部外敷：可采用热敷或鱼石脂酒精外敷，以缓解疼痛。③切忌挤压。④切开引流：淋巴结化脓时应切开引流，及时清创，做好创口护理及消毒、隔离处理。

**3. 肺鼠疫患者** 安置舒适体位，将患者置于半坐位或坐位，及时清除呼吸道的分泌物，必要时可行气管切开，以保证呼吸道通畅，并给予吸氧。

### （五）心理护理

因严密隔离致患者与外界隔绝，尤其是不能与家人、朋友交流，加之对鼠疫的恐惧等因素，使患者很容易产生孤独、被人遗弃、悲观失望甚至绝望等心理反应。因此护理人员应：①向患者解释隔离、消毒的目的、必要性以及具体要求，争取患者的理解和合作。②积极、主动关心患者，千万不可流露出怕被传染的厌恶情绪。③鼓励患者树立战胜疾病的信心，积极配合治疗。④创造条件，可通过电话、视频等使其与家人、朋友交流，保持与外界的联系，缓解患者孤独的情绪。

### （六）治疗护理

**1. 治疗要点**

（1）病原菌治疗 早期、足量、联合应用抗生素。首选氨基苷类抗生素如链霉素、庆大霉素等，其次可选用氯霉素、卡那霉素、环丙沙星、磺胺类等，但青霉素无效。疗程一般 10～20 天。

（2）对症治疗 腺鼠疫的急性淋巴结炎应避免挤压，早期可热敷或 5%～10% 鱼石脂酒精外敷，已化脓时可切开引流。肺鼠疫和败血症鼠疫除一般对症处理外，酌情使用泼尼松缓解毒血症症状。皮肤鼠疫的皮肤溃疡可局部注射链霉素或外敷 0.5%～1% 链霉素软膏或 5% 磺胺软膏。眼鼠疫可用氯霉素或链霉素眼药水。

**2. 用药护理** 熟悉鼠疫治疗的常用药物及其注意事项，观察药物的不良反应。链霉素应注意观察有无耳鸣、听力下降等，庆大霉素可引起肾脏损害，应监测尿常规及肾功能的变化；氯霉素主要是引起粒细胞减少，应密切监测、定期检查血常规。

【健康指导】

**1. 预防指导**

（1）控制传染源 灭鼠、灭蚤，监控鼠间鼠疫。加强疫情报告，在鼠疫自然疫源地及可能有鼠疫传入的口岸，发现有死鼠或死獭、急死患者及不明原因高热患者应及时上报。鼠疫患者和疑似病例应立即分别严密隔离。腺鼠疫患者隔离至症状消失后，其淋巴结穿刺液细菌检查 3 次均为阴性；肺鼠疫在症状消失后，每隔 3 天检痰 1 次，连续 6 次阴性。接触者医学观察 9 天，曾接受预防接种者应检疫 12 天。

（2）切断传播途径 加强国际卫生检疫与交通检疫，对来自疫区的车、船、飞机等进行严格检疫，灭鼠、灭蚤。

（3）保护易感人群 ①加强个人防护：医务人员及防疫人员必须戴面罩、N95 口罩和防护镜，穿防护服等。如接触患者或死鼠后可预防性服药，如四环素、多西环素、环丙沙星片等。②预防接种：主要对象是疫区及周围的人群及参加防疫、进入疫区的医务人员。非流行区人员应在接种疫苗 10 天后方可进入。

**2. 疾病知识指导** 宣传鼠疫的发病原因、传播途径、主要临床表现及防治措施。宣传灭鼠、灭蚤是消灭鼠疫、防止传播的关键。

**3. 生活指导**　指导患者卧床休息，待症状消失后可适当增加活动，但应避免劳累。注意营养，摄入高热量、易消化、营养丰富的流质或半流质饮食。指导患者保持皮肤清洁，衣着应宽松，皮肤如有出血点应做好保护，防止皮肤擦伤，尽量使其不发生溃破。

PPT

# 第八节　布氏杆菌病患者的护理

布氏杆菌病简称布氏病，又名波状热，是由布氏杆菌引起的急性或慢性人畜共患性传染病。其临床特征为长期发热、多汗、关节痛、睾丸炎、淋巴结及肝脾肿大等。该病病程迁延，易复发，并易转为慢性。

【病原学及发病机制】

**1. 病原学**　布氏杆菌是一组革兰染色阴性的短小球杆菌。该菌属有 10 个生物种，其中对人致病力最强的是羊布氏杆菌，其次是牛布氏杆菌、猪布氏杆菌、犬布氏杆菌。一般寄生在细胞内，需氧。该菌不产生外毒素，致病主要与活菌荚膜、侵袭性酶及内毒素有关。布氏杆菌在外界环境中生存力较强，在干燥土壤中可存活 20 ~ 100 天，在皮毛中可存活 45 ~ 150 天，在冷藏乳或乳制品中可生存活 6 ~ 40 天。该菌对热、光及常用消毒剂较为敏感，湿热 100℃ 3 ~ 5 分钟、60℃ 10 ~ 30 分钟、日光照射 10 ~ 20 分钟，3% 含氯石灰澄清液可杀灭。

**2. 发病机制**　布氏杆菌自皮肤黏膜进入人体后，即为吞噬细胞吞噬，带到附近淋巴结。当感染的病原菌数量少、毒力较弱和人体免疫力较强时病原菌即被消灭，反之病原菌在淋巴结中大量繁殖形成以肉芽肿为特点的感染灶。当病菌增殖到一定程度时，则侵入血循环，形成菌血症。本菌易在肝、脾、骨髓、淋巴结等中形成多发感染灶。病菌主要寄生于巨噬细胞内，抗菌药物及抗体不易进入其中发挥作用，细菌不易被消灭，病程易转成慢性。病灶中的细菌多次进入血流，引起症状反复发作，发热呈波状型（又称波状热）。本病的发病机理以Ⅳ型迟发变态反应为主，变态反应发生在骨、关节和神经系统，表现为关节炎、骨髓炎和神经炎等。此外，尚可有睾丸炎。

【流行病学】

**1. 传染源**　人类感染的传染源为羊、牛、猪，其次是犬、鹿、马、骆驼等病畜，其中羊是主要传染源。病原菌存在于病畜的皮毛、羊水、胎盘、阴道分泌物、尿液，乳汁中排菌也可达数月至数年。极少发生人传人。

**2. 传播途径**

（1）接触传播　牧民接羔、剪毛、挤奶、剥皮、屠宰、加工畜产品以及实验室人员接触染菌标本未采取防护措施，病原菌可通过皮肤、黏膜而感染。

（2）消化道传播　进食被病菌污染的食物或未煮熟的畜肉、饮水、生奶等感染。

（3）呼吸道传播　通过吸入含有病菌的气溶胶传播。

（4）其他　布氏菌还可通过苍蝇机械传播以及蜱虫叮咬传播。

**3. 易感人群**　人群普遍易感，感染后可获较强的免疫力，各菌型间有交叉免疫。

**4. 流行特征**　本病遍布全球，欧洲疫情最重，我国以内蒙古、西北等牧区较为严重。全年均可发病，人的布氏病发病高峰常在 4 ~ 8 月，牛布氏杆菌病在夏季较多，猪布氏杆菌病无明显季节性。发病者以与牲畜或畜产品接触较多的人员较多。

【护理评估】

（一）健康史

注意询问患者有无与羊、猪、牛的接触史；有无饮用未经消毒的羊乳、牛乳史；患者的职业；是否来自布氏杆菌病的流行疫区；询问患者起病后有无发热、多汗、乏力、关节痛、神经痛、淋巴结肿大、睾丸肿痛等。

（二）身体状况

潜伏期 3 天～数月，最长可达 1 年以上，一般 1～3 周，平均 2 周。

**1. 急性期** 多数患者缓慢起病，仅 10% 的病例起病急骤。前驱症状有全身不适、乏力、食欲减退、肌肉及关节酸痛、头疼、失眠、多汗等。前驱期持续数日至数周不等。病程在 6 个月内。主要表现有以下几个方面。

（1）发热 典型热型为波状热。发热持续 1 周～数周，间歇数日～2 周无热后再度发热，如此反复，一般出现 2～3 个波后自然缓解，但个别可多达 10 余波次。目前典型波状热少见，而以长期不规则间歇热多见，高热时可伴寒战无其他明显不适，而体温下降后自觉症状反而加重，此种现象可有助于布氏杆菌病的诊断。

（2）多汗 多汗也是本病的主要特征之一。多汗常与发热无关，患者大汗淋漓，衣被尽湿。大汗后软弱无力，甚至虚脱。

（3）关节炎 70% 以上的患者伴有肩、肘、膝、腰、髋等大关节的疼痛。常于发病初期出现，也有发病 1 个月后出现者。疼痛初为游走性、针刺性，以后疼痛固定于某些关节。有时发生滑膜炎、腱鞘炎和下肢肌肉痉挛性疼痛。

（4）神经系统症状 由神经干病变导致，主要表现为神经痛。以坐骨神经、腰神经、肋间神经、三叉神经受累较多。有时可见脑膜炎、脑炎、脊髓炎等中枢神经系统损害。

（5）泌尿、生殖系统症状 男性患者可有睾丸炎或附睾炎导致睾丸肿痛，多为单侧。女性患者可发生卵巢炎、输卵管炎、子宫内膜炎，偶可导致流产。

（6）肝、脾及淋巴结肿大 半数以上的患者可发生肝、脾肿大。淋巴结肿大常见于颈、颌下、腋窝和腹股沟等处，肿大的淋巴结一般无明显疼痛，可自行消散，也可发生化脓、溃破。

**2. 慢性期** 病程持续 6 个月以上称为慢性布氏杆菌病。可由急性期发展而来，也可无明显急性病史，发现时已为慢性。慢性期症状多不典型，主要为低热、乏力、多汗、头痛、关节和肌肉疼痛，以及抑郁、失眠、烦躁、注意力不集中等症状。骨关节损害是慢性布氏杆菌病的最主要临床表现，如滑膜炎、关节炎、关节周围炎等，重症者关节屈曲畸形、强直以及肌肉萎缩。慢性布氏杆菌病易导致心脏血管受累，以血管损害最为常见，如动脉炎、静脉炎、血管内膜炎；心脏受累表现有心肌炎、心包炎、心内膜炎等。

（三）心理、社会状况

注意询问患者对布氏杆菌病知识的了解程度；患者患病后对住院隔离和疾病预后的认识，有无恐惧、焦虑、抑郁等心理反应；患病后是否对学习、工作、家庭造成影响；家庭经济情况；患者的应对能力；社会支持系统对布氏杆菌病的认识及对患者的关心程度。

（四）辅助检查

**1. 血常规** 白细胞总数正常或偏低，淋巴细胞相对增多，部分患者血小板减少。

**2. 病原菌检查** 急性期患者在未用抗生素前取血液、骨髓、脑脊液等做细菌培养，阳性率可达 80%。慢性期血培养阳性率较低。低热或无热患者可取骨髓培养，阳性率较血培养高，但培养时至少应观察 2~4 周。

**3. 血清学检查** 采用凝集试验检测布氏杆菌抗体，效价在病程中呈现 4 倍或 4 倍以上增高，或抗体效价≥1：160，则有诊断价值。此外亦可采用酶联免疫吸附法、固相放射免疫试验、补体结合试验等。

【护理问题】

**1. 体温过高** 与布氏杆菌感染有关。

**2. 疼痛** 与布氏杆菌病变累及肌肉、神经和关节有关。

**3. 有体液不足的危险** 与高热、出汗过多有关。

**4. 焦虑或恐惧** 与知识缺乏、担心疾病预后有关。

【护理措施】

（一）消毒与隔离

急性期患者执行消化道、接触及呼吸道隔离，隔离至症状消失，血、尿细菌培养每 5~10 天 1 次，连续 2 次阴性方可解除隔离。对患者的排泄物及污染物需随时消毒。粪便加 10%~20% 的漂白粉乳剂搅匀后加盖放置 2 小时后倾倒。患者的食具、药杯可煮沸消毒，便具用 3% 漂白粉澄清液浸泡，地面及家具用 84 消毒液擦拭消毒。

（二）一般护理

**1. 休息与活动** 急性期患者卧床休息，减少活动，注意保暖。

**2. 饮食** 给予营养丰富、富含 B 族维生素和维生素 C 的易消化饮食。患者出汗较多时，多饮开水或糖盐水，成人每天入量 3000ml，出汗多或饮水不足时，可静脉补充水分和电解质。

（三）病情观察

密切观察体温的变化；有无多汗、脱水的表现；关节有无红肿、疼痛；淋巴结有无肿大；肝、脾有无肿大；男性患者有无睾丸肿大及疼痛；治疗效果等。

（四）对症护理

**1. 发热** 定时测量体温，记录体温曲线，观察热型。体温超过 38.5℃ 以上时应物理降温，一般不采用退热药，避免增加出汗量导致虚脱。及时更换衣被，保持皮肤清洁、干燥，避免受凉。

**2. 疼痛** 协助患者取舒适体位，保持关节功能位，必要时采用石膏托、小夹板固定。关节疼痛者可服用解热镇痛药，或采用 5%~10% 硫酸镁局部湿热敷，每日 2~3 次。神经痛严重者，遵医嘱给予消炎止痛药，或普鲁卡因局部封闭。睾丸肿痛者，可用"十"字吊带托扶，同时指导患者学会深呼吸等放松术以减轻疼痛。

（五）心理护理

急性期患者因发热、多汗、肌肉关节疼痛、睾丸肿痛等症状，常感重病缠身，易出现恐惧、焦虑表现，尤其在不能确诊时上述心理障碍更为严重。慢性期患者由于病程迁延，疾病反复发作，常有抑郁心理，缺乏治愈疾病的信心。护理人员应根据患者的不同心理表现给予相应的心理护理，进行心理疏导。鼓励患者配合有关的检查与治疗，消除顾虑，促进患者早日恢复康复。

（六）治疗护理

**1. 治疗要点**

（1）一般及对症治疗 患者应卧床休息，注意营养，补充维生素、水分和电解质。高热者物理降温，疼痛给予镇痛药，中毒症状严重者可用肾上腺皮质激素。

（2）病原治疗 急性期感染应以抗菌治疗为主，原则为早期、联合、足量、足疗程，联合使用抗菌药和多疗程治疗可提高疗效，防止耐药菌株产生及减少复发。抗生素可选用多西环素、利福平、链霉素、复方磺胺甲噁唑等。通常选用利福平与多西环素或利福平与链霉素等联合治疗的方案，WHO 推荐把利福平和多西环素联用作为首选方案。

（3）脱敏疗法　采用布氏杆菌菌体菌苗疗法、水解素和溶菌素疗法，适用于慢性患者，有脱敏和增加机体抵抗力的作用。脱敏疗法宜与抗菌药物合用。

（4）其他　针灸疗法以缓解患者局部疼痛。慢性期患者可选用热疗、水浴等疗法。

**2. 用药护理**　指导患者按医嘱用药，向患者说明药物的名称、剂量、给药时间和方法，教会患者观察疗效和副作用。利福平可引起肝脏损害，应定期检查肝功能，该药还可使患者分泌物、排泄物呈橘黄色，护士应提前告知，避免引起患者恐惧。多西环素可引起恶心、呕吐、腹部不适、腹痛等胃肠反应以及皮疹；链霉素可引起神经损害，出现指端麻木感、耳鸣、听力减退等症状。脱敏疗法时应注意给药方法正确、剂量准确，指导患者卧床休息，以减轻用药过程中的不适。

【健康指导】

**1. 预防指导**

（1）控制传染源　①及时检出、隔离病畜：牧区定期检疫，购进牲畜要留检 1 个月，证明无病后方可合群放牧。定期对健康牲畜进行预防接种。②急性期患者应隔离至症状消失，血、尿细菌培养每 5～10 天 1 次，连续 2 次阴性方可解除隔离。

（2）切断传播途径　做好粪便管理，保护水源，加强畜产品的卫生监督。生乳应经巴氏消毒法灭菌或煮沸后饮用。染菌牛皮存放 1 个月、羊毛存放 4 个月、带毛生皮存放 3～5 个月，待布氏杆菌自行死亡后使用。指导从事饲养、管理、屠宰家畜的人员、兽医以及从事畜产品收购、保管、运输、加工等人员做好个人防护工作，包括穿工作服、戴手套、口罩等，养成良好的卫生习惯，工作时不吸烟、不进食，工作结束后应更衣、洗手，并对用具及环境消毒。

（3）保护易感人群　凡密切接触病区家畜和畜产品的人员，及可能遭受布氏杆菌威胁的人员应预防接种疫苗，但活动性肺结核、急性传染病、孕妇及哺乳期妇女禁忌接种。

**2. 疾病知识指导**　宣教布氏杆菌病的发病、传播途径、主要表现、转归、预防等知识。

**3. 生活指导**　指导患者注意休息 该病病程较长，体内多种脏器均可受累，因此不论急性期或慢性期，患者均应卧床休息。间歇期每天可室内适当活动。加强营养，注意维生素及水分的摄入，尤其在出汗较多时更应注意水分的摄入，避免发生虚脱。教会患者采取舒适体位以保持关节于功能位，防止关节强直、肌肉痉挛、关节活动障碍。嘱咐患者出院后仍应避免过劳及注意营养，出院 1 年内应定期复查。

# 第九节　百日咳患者的护理

PPT

百日咳是由百日咳杆菌所致的急性呼吸道传染病，其临床特征为阵发性痉挛性咳嗽，咳嗽终止时伴有鸡鸣样特殊吸气吼声。本病病程较长，未经治疗咳嗽症状可达数周甚至 3 个月左右，故有"百日咳"之称。本病好于儿童。

【病原学及发病机制】

**1. 病原学**　百日咳杆菌属鲍特菌属，为革兰阴性杆菌，两端着色较深的短杆菌，有荚膜，需氧。对外界理化因素抵抗力弱，56℃经 30 分钟即被破坏，干燥数小时即可杀灭，对一般消毒剂敏感，对紫外线抵抗力弱，但在 0℃～10℃存活时间较长。

**2. 发病机制**　百日咳杆菌侵入易感者呼吸道后，先黏附在喉、气管、支气管黏膜上皮细胞的纤毛上，繁殖并释放内毒素，导致柱状纤毛上皮细胞变性，细菌及产生的毒素使上皮细胞纤毛麻痹，使呼吸道炎症所产生的黏稠分泌物排出障碍，滞留的分泌物不断刺激呼吸道末梢神经，通过咳嗽中枢引起痉挛性咳嗽，直至分泌物排除为止。由于长期咳嗽刺激咳嗽中枢形成持久的兴奋灶，其他刺激（如检查咽部、饮水及进食）亦可反射性引起咳嗽痉挛性发作，当分泌物排出不净时，可导致不同程度的呼吸道阻塞引起肺不张、肺气肿、支气管扩张及感染；长期剧烈咳嗽还可使肺泡破裂形成纵隔气肿和皮下气肿；痉咳引起面部浮肿、眼结膜充血等。

【流行病学】

**1. 传染源** 百日咳患者、隐性感染者、带菌者是本病的传染源。患者从潜伏期开始至发病后6周内都有传染性，以病初1~3周最强。

**2. 传播途径** 咳嗽时病原菌随飞沫传播，易感者吸入带菌的飞沫而被感染，家庭内传播多见。

**3. 易感人群** 人群普遍易感，5岁以内易感性较高。百日咳病后不能获得终身免疫，目前不少儿童时期的百日咳患者发生第二次感染，但症状较轻。

**4. 流行特征** 本病分布遍及全世界，多见于寒带及温带，全年均可发病。但以冬、春两季高发。平常为散发，在幼儿园等集体机构、居住条件差的地区可发生局部流行。接种菌苗后一般可获数年免疫力。据统计，接种超过12年者，百日咳发病率可达50%，因此百日咳的发病率向大龄儿童及成年人转移。

【护理评估】

（一）健康史

询问有无百日咳患者接触史；是否接种过百白破疫苗，既往是否有过百日咳。同时注意患者的发病季节和发病年龄。患儿的出生史、生长发育史。

（二）身体状况

本病潜伏期为3~21天，一般为7~10天。典型经过分为三期。

**1. 痉咳前期（卡他期）** 自发病至痉挛性咳嗽的出现，持续7~10天。出现类似一般上呼吸道感染症状，如低热、咳嗽、流涕、喷嚏等。3~4天后其他症状好转而咳嗽加重。此期传染性最强，治疗效果也最好。

**2. 痉咳期** 主要表现为阵发性痉挛性咳嗽。其特征为咳嗽由单声转为阵咳，连续十余声至数十声短促的咳嗽，继而一次深长的吸气，因声门仍处于收缩状态，故发出鸡鸣样吼声，以后又是一连串阵咳，如此反复，直至咳出黏稠痰液或吐出胃内容物为止。每次阵咳发作可持续数分钟，每天可达十数次至数十次，日轻夜重。阵咳时患儿往往面红耳赤、涕泪交流、面唇发绀、大小便失禁。少数患者痉咳频繁，可出现眼睑浮肿、眼结膜及鼻黏膜出血。婴儿由于声门狭小，痉咳时可发生呼吸暂停，并可因脑缺氧而抽搐，甚至死亡。此期短则1~2周，长则可达2个月。

**3. 恢复期** 阵发性痉挛性咳嗽逐渐减少至停止，鸡鸣样吼声消失。此期一般为2~3周。若有并发症可长达数月。

**4. 并发症** 百日咳可有支气管肺炎、肺不张、肺气肿及皮下气肿、百日咳脑病等，其中以支气管肺炎最常见，百日咳脑病最严重。

（三）心理、社会状况

询问患儿此次患病及治疗的经历，家庭经济情况，是否有哭闹、易激惹等表现，家长有无因患儿病情出现焦虑、恐惧等情绪。

**（四）辅助检查**

**1. 血常规** 白细胞计数及淋巴细胞分类自发病第1周末开始升高，痉咳期增高最为明显，白细胞总数可达（20～40）×10⁹/L或更高，淋巴细胞分类一般在60%以上。

**2. 细菌学检查** 鼻咽拭子培养法，在阵咳后，用金属拭子从鼻咽后壁取黏液培养，培养越早，阳性率越高，痉咳前期培养阳性率可达90%。

**3. 血清学检查** ELISA检测特异性抗体IgM，可做早期诊断。

**4. 其他检查** 胸片及双肺CT对百日咳肺部损伤的判断具有重要价值。

**【常见护理诊断/问题】**

**1. 体温升高** 与百日咳杆菌感染有关。

**2. 有窒息的危险** 与痉挛性咳嗽有关。

**3. 有传播感染的危险** 与呼吸道排菌有关。

**4. 焦虑、恐惧** 与长时间未见痊愈有关。

**5. 潜在并发症** 气管肺炎、肺不张、肺气肿、百日咳脑病。

**【护理措施】**

**（一）消毒与隔离**

按呼吸道传染病进行隔离。轻症患儿可在家隔离治疗，重症患儿则宜住监护病房隔离治疗。

**（二）一般护理**

**1. 休息与活动** 病室安静清洁，空气新鲜流通，定期紫外线消毒。咳嗽频繁、体质虚弱及有并发症者应卧床休息，避免各种刺激、哭泣，治疗护理操作应尽量集中进行，以免诱发痉咳。

**2. 饮食护理** 给予营养丰富、清淡可口、易消化的食物，如稠米粥、面条、菜泥、蒸鸡蛋等，上述食物不需长时间咀嚼、不久留于胃内。食物温度要适宜，少量多餐，进食不可过急或强迫，以免引起呛咳、呕吐。

**（二）病情观察**

注意密切观察痉挛性咳嗽，如次数、发作表现、严重程度及有无痉咳发作诱因；排痰情况；呕吐次数、量和性状；有无呼吸暂停、并发症表现，一旦发现异常，及时报告医生并配合处理。

**（三）对症护理**

婴幼儿痉咳时可采取头低位，轻拍背。咳嗽较重者睡前可用盐酸氯丙嗪或盐酸异丙嗪顿服，有利睡眠，减少阵咳，也可用盐酸普鲁卡因每次3～5mg/kg，加入5%葡萄糖30～50ml中静脉滴注，每天1～2次，连用3～5天，有解痉作用。患儿发生窒息时应及时做人工呼吸、吸痰和给氧。重者可适当加用镇静剂，如苯巴比妥或地西泮等。痰稠者可给予祛痰剂或雾化吸入，痰液不易咳出者立即配合医生行气管插管，以预防窒息的发生。重症婴儿可给予肾上腺皮质激素以减轻炎症。

**（四）治疗护理**

**1. 治疗要点**

（1）一般治疗和对症治疗 按呼吸道隔离，保持空气清新。婴幼儿痉咳时可采取头低位，轻拍背。咳嗽剧烈可给予镇静剂，如苯巴比妥或地西泮等。痰稠者可给予祛痰剂或雾化吸入。

（2）病原治疗 卡他期4天内应用抗生素可减短咳嗽时间或阻断痉咳的发生。4天后或痉咳期应用可缩短排菌期，预防继发感染，但不能缩短病程。首选红霉素，也可用罗红霉素、复方新诺明、氨苄青霉素等。

（3）糖皮质激素与高效价免疫球蛋白治疗　重症患儿可应用泼尼松减轻症状，疗程 3～5 天。也可应用高效价免疫球蛋白，减少痉咳次数和缩短痉咳期。

**2. 用药护理**　遵医嘱用药，常用抗生素、肾上腺皮质激素，注意观察疗效及副作用。红霉素注意观察胃肠道反应；复方新诺明应注意观察有无过敏反应，鼓励患者多喝水，遵医嘱使用碱性药物以碱化尿液，避免出现肾损害。

**（五）心理护理**

关心体贴患者，鼓励患儿说出自己的感受，及时沟通，向患儿家长讲解疾病的有关知识，使其和医护人员主动配合，解除焦虑、紧张情绪。指导患儿和家属了解本病的基本知识、治疗和预后，进行心理调整，树立战胜疾病的信心。

**【健康指导】**

**1. 预防指导**

（1）控制传染源　发现患者应立即进行疫情报告，并立即对患者进行隔离和治疗，隔离自发病之日起 40 天或痉咳出现后 30 天。有本病接触史的易感儿童应予以隔离检疫 21 天，出现症状应予隔离治疗。

（2）切断传播途径　流行期间不去公共场所，保持室内通风，每日紫外线消毒病室，对患者的痰及口鼻分泌物进行消毒处理。

（3）保护易感人群　预防百日咳的重要手段是接种百日咳疫苗。①主动免疫：目前预防接种百日咳菌苗。常用的疫苗是白喉类毒素、百日咳菌苗、破伤风类毒素（DPT）三联制剂，一般于出生后 3 个月开始初种，每月 1 次，共 3 次。注射量分别为 0.5ml、1ml、1ml，次年再加强注射 1 次。遇到百日咳流行时可提前至出生后 1 个月接种。②被动免疫：未接受过预防注射的体弱婴儿接触百日咳病例后，可注射含抗毒素的免疫球蛋白预防。③ 药物预防：对没有免疫力而有百日咳接触史的婴幼儿主张进行药物预防，可服用红霉素或复方新诺明 7～10 天。

**2. 疾病知识指导**　向患儿及其家属介绍百日咳的疾病知识，如痉咳发作表现、诱因、本病对患儿的危害、治疗及护理措施等。告诉患儿家长可能出现的并发症及表现，一旦发现要告知医务人员。嘱患儿出院后也应注意休息，避免疲劳、受惊等，以防范呼吸道感染及百日咳疾病的复发。

# 第十节　结核病患者的护理

PPT

## 一、肺结核患者的护理

肺结核是结核分枝杆菌引起的肺部慢性传染性疾病。主要临床表现为低热、盗汗、乏力、食欲减退、咳嗽、咯血等。结核分枝杆菌可侵及许多脏器，以肺部受累形成肺结核最为常见，占各器官结核病总数的 80%～90%。

肺结核是全球关注的公共卫生和社会问题。世界卫生组织发布的《2021 年全球结核病报告》显示，2020 年全球新发结核病患者约 987 万，死于结核病的患者约 150 万（包括 21.4 万 TB/HIV 双重感染患者），我国新发肺结核人数为 84.2 万，仅次于印度，居全球第二位。世界卫生组织将每年 3 月 24 日定为"全球防治结核病日"，以提醒公众加深对结核病的认识，同时推行全程督导短程化学治疗策略（DOTS）作为国家结核病规划的核心内容。

**【病原学及发病机制】**

**1. 病原学**　结核分枝杆菌分为人型、牛型、非洲型和鼠型 4 类，其中引起人类结核病的主要为人型结核分枝杆菌，少数为牛型结核分枝杆菌。结核分枝杆菌具有抗酸性，对干燥、酸、碱、冷等抵抗力较强，在阴湿环境下能生存活 5 个月，在干燥环境可存活 6 ~ 8 个月或数年；对紫外线、热敏感，阳光下暴晒 2 ~ 7 小时、紫外线灯消毒 30 分钟均有明显杀菌作用；煮沸（100℃）5 分钟可杀菌；70% 酒精接触 2 分钟即可杀菌。

**2. 发病机制** 人体对结核分枝杆菌的反应性包括免疫反应和变态反应，二者常同时存在。①免疫力：人体对结核菌的自然免疫力（先天免疫力）是非特异性的，接种卡介苗或经过结核菌感染后所获得的免疫力（后天性免疫力）具有特异性，能将入侵的结核菌杀死或严密包围，制止其扩散，使病灶愈合。②变态反应：变态反应为结核杆菌侵入人体后 4 ~ 8 周，身体组织对结核分枝杆菌及其代谢产物所产生的敏感反应，为第Ⅳ型（迟发型）变态反应，可通过结核分枝杆菌素试验来测定。入侵结核分枝杆菌的数量、毒力和人体的免疫力和变态反应的高低，决定着结核病的发生、发展和转归。其基本病理变化是炎性渗出、增生和干酪样坏死，以坏死与修复同时进行为特点，三种病理变化同时存在并可相互转化。肺部首次感染结核菌后（初感染），细菌被吞噬细胞携带至肺门淋巴结，并可全身播散。这时若正值免疫力过于低下，可以发展成为原发性进行性结核病。但成人（往往在儿童时期已经受过轻微结核感染，或已接种卡介苗）机体已有相当的免疫力，不易发生全身性播散，而在感染局部发生剧烈组织反应，病灶为渗出性，甚至干酪样坏死，液化而形成空洞。

【流行病学】

**1. 传染源** 肺结核的主要传染源是排菌的肺结核患者，尤其是未经治疗者。

**2. 传播途径** 肺结核最主要的传播途径是飞沫传播，排菌肺结核患者在咳嗽、打喷嚏、大笑或高声说话时飞沫带有大量的结核分枝杆菌，易感者吸入飞沫而感染。其他途径如消化道、皮肤、血行等也可传播。

**3. 易感人群** 肺结核的易感人群主要为婴幼儿、老年人、HIV 感染者、免疫抑制剂使用者、慢性疾病等免疫功能低下者。另外，生活贫困、居住拥挤、营养不良等社会因素也可成为肺结核的促发因素。

**4. 流行特征** 据 WHO 报告，全球约 20 亿人曾受到结核分枝杆菌感染，世卫组织发布的《2021 年全球结核病报告》显示，2020 年全球新发结核病患者约 987 万人，我国现在是全球 22 个结核病高负担国家之一，结核患者数居世界第二位，仅次于印度。目前我国现有传染性肺结核患者约 200 万。

【护理评估】

（一）健康史

询问有无结核病患者接触史；是否患有 HIV 及慢性疾病；有无免疫抑制剂使用；是否接种过卡介苗；有无低热、盗汗、乏力、食欲减退、咳嗽、咯血等。

（二）身体状况

**1. 全身症状** 发热最常见，多为长期午后低热。部分患者有乏力、盗汗、食欲减退和体重减轻等全身毒性症状。若肺部病灶进展播散，可有畏寒、不规则高热等。育龄女性可有月经失调或闭经。

**2. 呼吸系统症状**

（1）咳嗽、咳痰 是肺结核最常见症状。多为干咳或有少量白色黏液痰。有空洞形成时，痰量增多；合并细菌感染时，痰呈脓性且量增多；合并厌氧菌感染时有大量脓臭痰；合并支气管结核表现为刺激性咳嗽。

（2）咯血 多数患者有不同程度咯血，多为小量咯血，严重者可大量咯血，甚至发生失血性休克。咯血与病情的严重程度不一定成正比，咯血后出现持续高热多提示病灶播散。

（3）胸痛　病变累及壁层胸膜时可有胸壁刺痛，随呼吸和咳嗽加重。

（4）呼吸困难　多见于干酪样肺炎和大量胸腔积液患者，也可见于纤维空洞性肺结核患者。

**3. 体征**　随病变的范围和性质而异。病变范围小多无异常体征。渗出性病变范围较大或干酪样坏死时可有肺实变体征，如触诊语颤增强、叩诊浊音、听诊闻及管样呼吸音和湿啰音；胸膜粘连增厚可有胸廓塌陷、气管移位；结核性胸膜炎有胸腔积液体征。

**（三）临床分型**

根据 2004 年我国新实施的结核病分类标准将肺结核分为以下几型。

**1. 原发型肺结核**　本型多见于儿童。症状轻，原发病灶、淋巴管炎和肿大的肺门淋巴结形成典型的原发综合征。结核分枝杆菌素试验多呈强阳性，X 线表现为哑铃状阴影，如图 3 – 1 所示。

**2. 血行播散型肺结核**　根据结核分枝杆菌侵入的数量和毒力、机体免疫力及临床表现的不同，分为急性、亚急性、慢性血行播散型肺结核。急性血行播散型肺结核常见于婴幼儿、青少年，是由病变部位大量结核杆菌在短时间内多次侵入血循环，血管通透性增加，结核分枝杆菌进入肺间质，并侵犯肺实质形成典型的粟粒大小的结节。起病急，全身毒血症状重，持续高热、呼吸困难等，常伴发结核性脑膜炎。X 线显示全肺满布粟粒状阴影，其大小、密度和分布均匀，结节直径 2mm 左右，如图 3 – 2 所示。

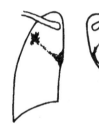
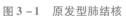
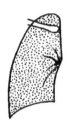
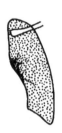
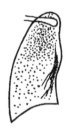
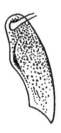

图 3 – 1　原发型肺结核　　　　　　　　图 3 – 2　急性粟粒型肺结核

**3. 继发型肺结核**　是成人中最常见的肺结核类型，病程长，易反复，好发于上叶尖后段或下叶背段，痰结核分支杆菌检查常为阳性。

（1）浸润性肺结核　多发生在肺尖和锁骨下。X 线显示为小片状、絮状阴影，可融合形成空洞。（图 3 – 3）。

（2）空洞性肺结核　空洞形态不一，由干酪渗出病变溶解形成，洞壁不明显，含多个空腔的虫蚀样空洞。空洞性肺结核多有支气管播散，临床表现为发热、咳嗽、咳痰和咯血。

（3）结核球　干酪样坏死灶部分吸收周围形成纤维包膜或空洞阻塞性愈合形成球形病灶，称为"结核球"，此为结核病的重要特征之一。

（4）干酪样肺炎　发生于免疫力低下、体质衰弱、大量结核分枝杆菌感染的患者，或有淋巴结支气管瘘的患者，其淋巴结内大量干酪样物质经支气管进入肺内。病情呈急性进展，可有高热、剧烈咳嗽、大量咳痰、发绀、呼吸困难等明显毒血症状。分为大叶性干酪样肺炎和小叶性干酪样肺炎。

（5）慢性纤维空洞型肺结核　肺结核未及时发现或治疗不当，空洞长期不愈，反复进展恶化，出现空洞壁增厚和广泛纤维增生，肺组织破坏严重、肺功能严重受损，结核分枝杆菌检查阳性且耐药，为结核病控制和临床治疗难题。由于肺组织广泛纤维增生，造成肺门抬高，肺纹理呈垂柳样，纵隔向患侧移位，健侧呈代偿性肺气肿。X 线胸片可见一侧或两侧有单个或多个纤维厚壁空洞（图 3 – 4），是重要的传染源。

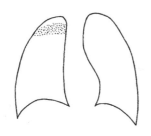

图 3 - 3　浸润性肺结核

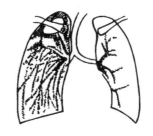

图 3 - 4　慢性纤维空洞型肺结核

**4. 结核性胸膜炎**　包括结核性干性胸膜炎、结核性渗出性胸膜炎、结核性脓胸等，结核渗出性胸膜炎最常见，多见于青年人。

**5. 其他肺外结核**　按部位和脏器命名，如骨关节结核、肾结核、肠结核等。

**6. 菌阴肺结核**　菌阴性结核为 3 次痰涂片及 1 次培养阴性的肺结核。

### （四）心理、社会状况

结核病患者易疲劳，睡眠质量差，学习、工作效率降低，出现自卑感；治疗过程中需要进行隔离，定期检查，严格遵医嘱服药，患者可有焦虑、抑郁、孤独等。

### （五）辅助检查

**1. 痰结核分枝杆菌检查**　是确诊肺结核和判断治疗效果的主要依据。检查方法有涂片法、集菌法、培养法等，应连续多次送检。近年来采用的聚合酶链反应（PCR）、核酸探针检测特异性 DNA 片段等检查技术，使结核病的诊断更为快捷简单。

**2. 影像学检查**　胸部 X 线检查是早期诊断的重要方法，判断病变的部位、范围、性质、有无空洞及空洞大小、洞壁厚薄等。胸部 CT 检查能发现微小或隐蔽的病变，了解病变范围和性质。

**3. 结核菌素试验**　用 0.1 毫升（5IU）结核菌素试验（PPD）皮内注射，48～72 小时观察结果，无硬结或硬结直径小于 5mm 为阴性，硬结直径为 5～9mm 为弱阳性反应，10～19mm 阳性，≥20mm 或 ≤20mm 但局部出现水疱、出血、坏死等均为强阳性。阳性反应仅表示结核感染，并不一定患病。我国城市成年居民的结核感染率在 60% 以上，故用 5IU 结素进行检查，其一般阳性结果意义不大。但如用高稀释度（1IU）作皮试呈强阳性者，常提示体内有活动性结核灶。3 岁以下强阳性反应者，应视为有新近感染的活动性结核病，需给予治疗。阴性反应除提示没有结核菌感染外，还见于以下情况：应用糖皮质激素等免疫抑制剂者，或营养不良及麻疹、百日咳等患者，结素反应也可暂时消失。严重结核病、淋巴瘤、白血病、结节病、艾滋病等患者结核菌素试验也常为阴性。

**4. 其他检查**　纤维支气管镜检查对支气管结核的诊断有重要价值，活动性肺结核血沉可增快，部分病例有红细胞、血红蛋白降低。

【常见护理诊断/问题】

**1. 营养失调**　低于机体需要量。与机体消耗增加、食欲减退有关。

**2. 活动无耐力**　与营养不良、贫血有关。

**3. 体温过高**　与结核分枝杆菌感染有关。

**4. 潜在并发症**　窒息。

【护理措施】

### （一）消毒与隔离

执行呼吸道隔离至痰菌转阴，患者外出戴口罩，严禁随地吐痰。

（二）一般护理

**1. 休息与活动** 肺结核患者症状明显，有咯血、高热等严重结核病毒性症状，或结核性胸膜炎伴大量胸腔积液者，应卧床休息，卧床休息时宜取患侧卧位，以利于健侧的通气，同时减少患侧胸廓的活动度，降低病灶向健侧扩散的危险。恢复期可适当增加户外活动，如散步、打太极拳等提高机体抵抗力。轻症患者在坚持化学治疗的同时，可进行正常工作，应避免劳累和重体力劳动，保证充足的睡眠和休息，做到劳逸结合。

**2. 饮食** 给予高热量、高蛋白、富含维生素的饮食，忌烟酒及辛辣刺激性食物。多食鱼、肉、蛋、牛奶、豆制品等动植物蛋白；多食新鲜蔬菜和水果，补充维生素；注意食物的不同搭配，保证食物的色、香、味；提供安静、清洁、舒适的就餐环境，增加进食的兴趣。鼓励多饮水，以补充因发热、盗汗等而丢失的水分，保证机体代谢所需；有心、肾功能障碍者，液体入量应严格遵医嘱执行。

（三）病情观察

观察患者生命体征；观察患者临床表现，如发热、咳嗽、咳痰、盗汗等变化；观察痰量、颜色、性状；观察咯血的诱因、咯血的量、颜色及伴随的症状，有无窒息表现等。

（四）对症护理

**1. 发热** 嘱患者卧床休息，多饮水，必要时给予物理降温或小剂量解热镇痛药，重症结核患者伴高热时可遵医嘱在抗结核治疗的同时加用糖皮质激素。

**2. 盗汗** 室内温湿度适宜，定时通风换气，大量出汗时及时更换汗湿的衣服、被单。

**3. 胸痛** 胸痛时嘱患者卧床休息，取患侧卧位，转移患者注意力或胶布固定等减轻疼痛。

**4. 咯血**

（1）一般护理 专人护理，保持环境安静；关心、安慰患者，及时清理咯出的血块及污染的衣被，以减轻对患者的视觉刺激，消除其紧张情绪；保持口腔清洁，以防口咽部异味刺激致剧烈咳嗽而诱发再度咯血；如果患者精神高度紧张或剧烈咳嗽，可遵医嘱给予小量镇静剂、止咳剂，但禁用吗啡、哌替啶，以免引起呼吸抑制。

（2）休息与卧位 小量咯血者卧床休息为主，尽量避免搬动患者；大量咯血患者绝对卧床休息，取患侧卧位，既防止病灶向健侧扩散，同时有利于健侧肺的通气功能。

（3）饮食护理 大量咯血者应禁食；小量咯血者宜进少量温凉流质饮食，防过冷或过热食物诱发或加重咯血；多饮水，多食富含纤维素的食物，以保持大便通畅，避免排便时腹压增加而引起再度咯血。

（4）保持呼吸道通畅 鼓励患者轻轻咳出气管内痰液和积血，咯血时轻拍健侧背部，以利血块咳出；嘱患者不要屏气，以免诱发喉头痉挛，引起血液引流不畅而诱发或加重窒息；痰液黏稠咳嗽无力者，给予吸痰。

（5）窒息的抢救 一旦患者出现窒息征象，立即取头低脚高45°俯卧位，头侧向一边，轻拍背部，迅速排出在气道和口咽部的血块，必要时用吸痰管进行机械吸引，并给予高浓度吸氧，做好气管插管或气管切开准备或配合工作，迅速解除呼吸道阻塞。

（6）遵医嘱用药 大量咯血时遵医嘱给垂体后叶素止血，必要时可酌情适量输血。垂体后叶素主要通过收缩小动脉、减少肺循环血量而止血，但能引起冠状动脉、肠道平滑肌和子宫收缩，故冠心病、高血压患者及孕妇忌用，静脉滴注时速度切勿过快，以免引起恶心、便意、心悸、面色苍白等不良反应。

（7）监测病情 密切观察咯血的量、颜色及出血的速度，观察生命体征及意识状态的变化；观察有无咯血不畅、呼吸急促、发绀、烦躁不安、大汗淋漓等窒息征象；观察有无阻塞性肺不张、肺部感染及休克等并发症表现。

（五）心理护理

医护人员积极与患者及家属交流沟通，耐心地介绍本病的相关知识，告诉患者肺结核可以治愈，帮助患者解除心理压力，使其树立战胜疾病的信心。痰菌阴性和经有效抗结核治疗 4 周以上没有传染性的患者，可参加正常的社会生活。

（六）治疗护理

**1. 治疗要点**

（1）化学治疗 合理的化学治疗可彻底杀灭病灶中大量繁殖和静止或代谢缓慢的结核分枝杆菌，达到临床治愈的目的：①治疗原则：早期、联合、适量、规律和全程治疗是化学治疗的原则。②治疗疗程：整个化疗分为两个阶段：强化期 2 个月，巩固期 4~6 个月。③常用抗结核药物：成人用药剂量、不良反应和注意事项如表 3-2 所示。

表 3-2 常用抗结核药物的成人剂量、不良反应和注意事项

| 药名（缩写） | 剂量（g） | 主要不良反应 | 注意事项 |
|---|---|---|---|
| 异烟肼（INH） | 0.3 | 周围神经炎、偶有肝损害 | 避免与抗酸药同时服用，注意消化道反应、肢体远端感觉及精神状态 |
| 利福平（RFP） | 0.45~0.6 | 肝损害、变态反应 | 体液及分泌物呈橘黄色，使隐形眼镜永久变色；监测肝脏毒性及变态反应；加速口服避孕药、降糖药、茶碱、抗凝血剂等药物的排泄，使药效降低或失败 |
| 链霉素（SM） | 0.75~1.0 | 听力障碍、眩晕、肾功能损害 | 注意听力变化及有无平衡失调，用药前和用药后 1~2 个月进行听力检查，了解尿常规及肾功能的变化 |
| 吡嗪酰胺（PZA） | 1.5~2.0 | 胃肠道不适、肝损害、高尿酸血症、关节痛 | 监测肝功能，定期监测 ALT 警惕肝脏毒性反应；监测血尿酸浓度 |
| 乙胺丁醇（EMB） | 0.75~1.0 | 视神经炎 | 检查视觉灵敏度和颜色的鉴别力 |
| 对氨基水杨酸钠（PAS） | 8~12 | 胃肠道反应、变态反应、肝损害 | 监测不良反应的症状、体征，定期复查肝功能 |

（2）对症治疗 在有效抗结核治疗 1~3 周内，肺结核毒性症状多可消失，无需特殊处理。高热、大量胸腔积液者可在使用有效抗结核药物同时，加用糖皮质激素如泼尼松，可减轻中毒症状和炎症反应。咯血患者应注意保持气道通畅，及时止血等处理。

（3）手术治疗 适用于经合理化学治疗无效、多重耐药的厚壁空洞、大块干酪灶、大咯血保守治疗无效者。

**2. 用药护理** 向患者强调并解释抗结核药物治疗的原则，使患者充分认识早期、联合、适量、规律、全程化学治疗的重要性，指导患者按时、按量用药，防止因漏服、减量、停药、不按时服药等导致治疗失败；督促患者治疗期间定期复查胸片和肝、肾功能，出现巩膜黄染、肝区疼痛、胃肠不适、眩晕、耳鸣等及时与医生联系。

【健康指导】

**1. 预防指导**

（1）控制传染源 加强卫生宣教，建立和健全各级结核病防治机构，做到早期发现、早期治疗、登记管理、长期随访、动态观察，是预防肺结核的传播关键。

（2）切断传播途径 ①痰涂阳肺结核需住院治疗，呼吸道隔离；患者单居一室，病室通风良好，

每日紫外线消毒。②严禁随地吐痰，不面对他人打喷嚏或咳嗽。咳嗽或打喷嚏时，用双层纸巾遮住口鼻，将纸放入污物袋中焚烧处理，患者外出时戴口罩，痰液需经灭菌处理再弃去。接触痰液后用流水清洗双手。③餐具煮沸消毒或用消毒液浸泡消毒，同桌共餐时使用公筷。④被褥、书籍在烈日下暴晒 6 小时以上。

（3）保护易感人群　对未受过结核分枝杆菌感染的新生儿、儿童及青少年接种卡介苗，使其身体产生对结核分枝杆菌的特异性免疫力。对受结核分枝杆菌感染易发病的高危人群，如 HIV 感染者、长期应用免疫抑制剂或糖皮质激素者、吸毒者、糖尿病等，可服用异烟肼预防性治疗。

**2. 疾病知识指导**　宣教肺结核的病因、传播途径、主要表现、治疗等知识；强调规律、全程、合理用药的重要性。

**3. 出院指导**　出院后注意营养丰富，合理休息，适当运动，避免劳累，戒烟戒酒等；指导患者定期复查肝功能、胸部 X 线片，及时了解病情变化，以利于调整治疗方案并彻底治愈。

## 二、结核性脑膜炎患者的护理

结核性脑膜炎简称结脑，是结核分枝杆菌侵犯脑膜、脑实质所引起的炎症，是儿童结核病中最严重的病型，多见于 3 岁以下小儿。往往在初染结核后 6 个月到 1 年内发病，早期症状不典型，主要表现为食欲差、逐渐消瘦、睡熟后出汗多，长期不规则的低热，诊断治疗不及时，病情逐渐加重至出现高热、抽搐、昏迷甚至死亡。

【病原学及发病机制】

**1. 病原学**　参见肺结核患者护理。

**2. 发病机制**　结核菌多经呼吸道进入肺部，先形成小区域的感染，数周后杆菌侵入淋巴系统进入局部淋巴结，再经血行播散进入脑膜和脑实质并在此繁殖。主要病理改变为脑部肿胀，软脑膜呈弥漫性混浊，灰黄色浆液纤维素性渗出物。软脑膜可见散在的粟粒状结核结节，多由数个多核巨细胞、大量单核细胞及成纤维细胞组成，并有少量浆细胞，后者多见于较晚期。镜下可见软脑膜弥漫性炎细胞浸润，以单核、淋巴细胞为主，并有少量巨噬细胞及浆细胞。

【流行病学】

参见本节肺结核患者护理。

【护理评估】

（一）健康史

询问患儿有无结核病患者接触史；有无免疫抑制剂使用；是否接种过卡介苗；有无低热、盗汗等。

（二）身体状况

一般起病较缓慢，婴儿可以突发高热、惊厥起病。典型临床表现可分为如下三期。

**1. 早期（前驱期）**　持续 1～2 周。主要症状为性格的改变，如少言、懒动、精神呆滞，易疲倦或烦躁不安，可伴低热、厌食、盗汗、消瘦、不明原因的呕吐及头痛。婴儿可有皱眉、凝视，年长儿诉轻微头痛。

**2. 中期（脑膜刺激期）**　持续 1～2 周。主要为脑膜炎及颅内压增高表现，患儿出现低热、持续性头痛、喷射性呕吐，逐渐出现嗜睡，可有惊厥发作，意识障碍。典型脑膜刺激征多见于年长儿，婴儿主要表现为前囟膨隆或颅缝裂开，腹壁反射消失、腱反射亢进。此期常出现脑神经受累症状，最常见为面神经，其次为动眼神经及外展神经的瘫痪。眼底检查可见视神经炎，视盘水肿，脉络膜可偶见结核结节。

**3. 晚期（昏迷期）** 持续 1～3 周。意识障碍加重，反复惊厥，神志进入半昏迷、昏迷状态，瞳孔散大，对光反射消失，呼吸节律不整甚至出现潮式呼吸或呼吸暂停。常有水、电解质代谢紊乱，最终因颅内压增高导致脑疝死亡。

**4. 并发症及后遗症** 常见的并发症为脑积水、脑实质损害、脑出血及颅神经障碍。前三者也是结脑患儿死亡的常见原因。严重后遗症为脑积水、肢体瘫痪、智力低下、失明、失语、癫痫及尿崩症等。

### （三）心理、社会状况

结核脑膜炎病情危重，预后不良，注意评估家长对本病的病情、治疗及预后等知识的了解程度，患儿因各种检查、治疗所致的恐惧、焦虑程度。

### （四）辅助检查

**1. 脑脊液检查** 脑脊液压力增高，外观透明或微混浊，呈毛玻璃状，白细胞增高，一般在（50～500）×10^6/L，分类以淋巴细胞为主，蛋白定量增高，通常为 1～3g/L，糖及氯化物下降。脑脊液静置 12～24 小时后，取其表面薄膜涂片可查到抗酸杆菌。脑脊液结核菌培养阳性则可确诊。

**2. 胸部 X 线检查** 80%～90% 显示有可见活动性或陈旧性结核感染，胸片证实有血行播散，对结脑的确诊有意义。

**3. 结核菌素试验** 阳性对诊断有帮助，但阴性也不能排除有结核性脑膜炎。

**4. 眼底检查** 可见脉络膜上有粟粒状结节病变。

【常见护理诊断/问题】

**1. 潜在并发症** 颅内压增高、脑实质损害等。

**2. 营养失调** 低于机体需要量。与摄入不足及消耗增多有关。

**3. 体温过高** 与结核分枝杆菌感染有关。

**4. 焦虑** 与病情重、病程长、预后差有关

【护理措施】

### （一）消毒与隔离

参见本节肺结核患者护理。

### （二）一般护理

**1. 休息与活动** 绝对卧床休息，将患儿头肩部抬高 15°～30°，取侧卧位，以促进头部血液回流，减轻脑水肿、降低颅内压，同时应避免呕吐造成窒息；保持室内安静，避免一切不必要的刺激，各种治疗、护理操作尽量集中进行，动作轻柔、迅速，以减少对患儿的刺激。

**2. 饮食** 给予营养丰富、易消化的饮食，清醒的患者取舒适体位协助进食，对昏迷、不能吞咽者，可鼻饲和静脉补液，维持水、电解质平衡。

**3. 皮肤护理** 保持床铺清洁、平整，呕吐后及时清除残留物，保持皮肤清洁、干燥。对昏迷及瘫痪患儿，每2小时翻身拍背1次，防止压疮和坠积性肺炎。每日清洁口腔2～3次，以免因呕吐物导致口腔不洁，细菌繁殖。对昏迷不能闭眼者，可涂眼膏并用纱布覆盖，保护角膜。

### （三）病情观察

密切观察患者体温、呼吸、脉搏、血压、神志、惊厥、瞳孔大小和尿量等的变化，及早发现颅内高压或脑疝，及时采取急救措施。

### （四）对症护理

控制颅内压，及时止惊、改善呼吸功能，维持正常生命体征是抢救成功的关键之一。

**1. 颅内高压**　降颅压遵医嘱给予脱水剂、利尿剂、肾上腺皮质激素、抗结核药物等，注意液体的速度和药物的副作用。配合医生做好腰穿术、侧脑室引流术，以减低颅内压。做好术后护理，腰穿术后取去枕平卧位 4~6 小时，防止脑疝发生。保持安静，避免哭闹和用力。

**2. 保持气道通畅**　及时清除呼吸道分泌物，必要时用吸痰器，保持呼吸道通畅，防止窒息和吸入性肺炎；有呼吸功能障碍时，给予吸氧或人工辅助呼吸，取平卧位，头偏向一侧，以免舌根后坠堵塞喉头。

**3. 惊厥**　参见乙脑患者护理。

**（五）心理护理**

结核性脑膜炎病情重、病程长，关心体贴患儿，加强与患儿及家长的沟通，及时了解他们的心理状态，体会他们的感受，并给予耐心解释和心理上的支持，使其克服焦虑心理，配合治疗护理。

**（六）治疗护理**

治疗原则为抗结核治疗和对症降颅压治疗。

**1. 一般治疗**　卧床休息，供应营养丰富的含高维生素和高蛋白食物，昏迷者鼻饲。

**2. 抗结核治疗**　抗结核药物宜选择渗透力强、脑脊液浓度高的杀菌剂，治疗过程中要观察毒副反应，尽可能避免毒副作用相同的药物联用。常用的联用方案：①异烟肼、链霉素和乙胺丁醇或对氨基水杨酸。②异烟肼、利福平和链霉素。③异烟肼、利福平和乙胺丁醇。

**3. 肾上腺皮质激素的应用**　肾上腺皮质激素能抑制炎性反应，减轻中毒症状及脑膜刺激征，能降低脑压，减轻脑水肿、防止椎管的阻塞，为抗结核药物的有效辅助治疗，一般早期应用效果较好。可选用强的松每日 1~2mg/kg 口服，疗程 6~12 周，病情好转后 4~6 周开始逐渐减量停药。

**4. 对症治疗**

（1）颅内压增高　20% 甘露醇 5~10ml/kg 快速静脉注射，必要时 4~6 小时一次，50% 葡萄糖 2~4ml/kg 静注，与甘露醇交替使用；乙酰唑胺每日 20~40mg/kg 分 2~3 次服用 3 天、停 4 天；必要时脑室穿刺引流，每日不超过 200ml，持续 2~3 周。

（2）高热、惊厥　参见乙脑患者护理。

（4）鞘内用药　对晚期严重病例，脑压高、脑积水严重、椎管有阻塞以及脑脊液糖持续降低或蛋白持续增高者，可考虑应用鞘内注射，注药前宜放出与药液等量脑脊液。常用药物为地塞米松。

**【健康指导】**

**1. 预防指导**　积极开展预防结核病宣传工作，未受过结核菌的感染新生儿、儿童等应接种卡介苗，以预防肺结核等的发生，降低结核性脑膜炎的发病率；加强锻炼，增强体质，保持乐观，劳逸结合，提高抵抗力；积极治疗原发结核，彻底清除结核病灶，防止继发感染。

**2. 疾病知识指导**　给家长解释治疗方法，强调全程、规律、合理用药的重要性；定期门诊随访，停药后随访观察 3~5 年，防止复发。加强营养供给、保证休息及适当的户外活动，对留有后遗症的患儿，指导家长对瘫痪肢体进行被动活动等功能训练，或按摩、理疗、针灸，防止肌挛缩。对失语和智力低下者，进行语言训练和适当教育。

## 三、肠结核患者的护理

肠结核是结核分枝杆菌引起肠道的慢性特异性感染。主要表现为发热、盗汗、乏力、消瘦、贫血、腹痛、腹泻及便秘等。本病多见于 20~40 岁的中青年，女性较男性多见。

**【病原学及发病机制】**

**1. 病原学**　参见肺结核患者护理。

**2. 发病机制** 结核分枝杆菌主要经口传染而侵入肠道，患者常为开放性肺结核，由于吞咽了自身含有结核分枝杆菌的痰液而致病；或者经常与开放性肺结核患者一同进餐，缺乏必要的消毒隔离措施从而致病。少数情况下饮用未经消毒的含有结核分枝杆菌的牛奶或乳制品也可引起原发性肠结核。其他结核分枝杆菌可经血行播散而引起肠结核；女性生殖器官结核和肾结核直接蔓延可引起肠结核。肠结核主要位于回盲部，其他发病部位依次为升结肠、空肠、横结肠、降结肠、阑尾、十二指肠和乙状结肠等处，少数见于直肠。对结核分枝杆菌的免疫力与过敏反应程度影响本病的病理性质。当人体的过敏反应强，病变以炎症渗出性为主；当感染菌量多、毒力大，可发生干酪样坏死，形成溃疡，成为溃疡性肠结核。机体免疫状况良好，感染较轻，则表现为肉芽组织增生和纤维化，成为增生型肠结核。兼有这两种病变者并不少见，称为溃疡增生型或混合型肠结核。

【流行病学】

**1. 传染源** 主要为开放性肺结核患者，其次是饮用带结核杆菌的牛奶或乳制品而感染。

**2. 传播途径**

（1）经口感染 此为主要感染途径，患者多有开放性肺结核或喉结核，因经常吞下含结核分枝杆菌的痰液而感染；或经常和开放性肺结核患者共餐，餐具未经消毒而感染；或饮用带结核杆菌的牛奶或乳制品而感染。

（2）血行播散 肠外结核病灶经血行播散侵犯肠道，多见于粟粒型结核。

（3）直接蔓延 由腹腔内结核病灶直接侵犯肠壁引起，如女性生殖器结核侵犯肠道。

**3. 易感人群** 人体免疫力低下及肠道局部抵抗力减弱者。

【护理评估】

（一）健康史

评估患者有无结核病史，是否患过肺结核或肺外结核及治疗情况。

（二）身体状况

**1. 腹痛** 多位于右下腹或脐周，系回盲部病变引起的牵涉痛，但此时体检仍可发现压痛点位于右下腹。疼痛多为痉挛性阵痛伴肠鸣，有时进餐可诱发或加重，排便或排气后即有不同程度的缓解。增生型肠结核或并发肠梗阻时有腹部绞痛，常位于右下腹或脐周，伴有腹胀、肠鸣音亢进、肠型与蠕动波。

**2. 腹泻与便秘** 腹泻是溃疡型肠结核的主要临床表现之一，一般每天 2～4 次，粪便多呈糊状或稀水状，不含黏液、脓血，直肠未受累，无里急后重感；重者每天达 10 余次。此外，可有腹泻与便秘交替出现，此为，肠结核引起胃肠功能紊乱所致。增生型肠结核多以便秘为主要表现。

**3. 全身症状和肠外结核表现** 溃疡型肠结核常有结核毒血症状，表现为长期发热、盗汗、乏力、消瘦、贫血，严重时出现维生素缺乏、营养不良性水肿等表现，并可同时有肠外结核特别是活动性肺结核的临床表现。增生型肠结核病程较长，全身情况一般较好，无发热或低热，多不伴肠外结核表现。

**4. 体征** 腹部肿块主要见于增生型肠结核，常位于右下腹，一般比较固定，中等质地，伴有轻度或中度压痛，溃疡型肠结核并发局限性腹膜炎、病变肠段和周围组织粘连或同时有肠系膜淋巴结结核也可出现腹部肿块。

**5. 并发症** 见于晚期患者，以肠梗阻多见，其次为瘘管形成及腹腔脓肿，肠出血、急性肠穿孔少见，也可合并结核性腹膜炎。

（三）心理、社会状况

评估患者有无因病程长、疗程长等因素所致的焦虑、抑郁心理。

（四）辅助检查

**1. 实验室检查** 溃疡型肠结核可有不同程度的贫血，无并发症时白细胞计数一般正常；血沉多明显增快；粪便隐血试验可呈阳性；结核菌素试验呈强阳性有助于本病诊断。

**2. X 线检查** X 线胃肠钡餐造影对肠结核的诊断具有重要价值。主要表现为黏膜皱襞粗乱、增厚、溃疡形成。溃疡型肠结核钡剂在病变肠段呈现激惹征象，排空很快，充盈不佳，而在病变的上下肠段则钡剂充盈良好，称为 X 线钡影跳跃征象。也可见肠腔狭窄、肠段缩短变形、回肠盲肠正常角度消失。

**3. 结肠镜检查** 可直接观察全结肠和回盲末段，对诊断具有重要价值。镜下见病变肠黏膜充血、水肿、溃疡形成（常呈环形，边缘呈老鼠咬状）、大小及形态各异的炎症息肉、肠腔变窄等，镜下取肠黏膜组织活检具有确诊价值。

【常见护理诊断/问题】

**1. 疼痛** 与结核分枝杆菌侵犯肠壁有关。

**2. 营养失调** 低于机体需要量。与结核杆菌毒性作用、消化吸收功能障碍有关。

**3. 排便形态改变** 与结核分枝杆菌侵犯肠壁有关。

**4. 潜在并发症** 肠梗阻。

【护理措施】

（一）消毒与隔离

执行呼吸道与消化道隔离，开放性肺结核患者禁止吞咽痰液，餐具等用物严格消毒。

（二）一般护理

**1. 休息与活动** 急性发作期或病情严重时卧床休息，缓解期指导患者适当活动，并注意劳逸结合。

**2. 饮食** 给予高热量、高蛋白、高维生素、易于消化的食物，如新鲜蔬菜、水果、鲜奶、肉类及蛋类等，注意补充维生素和矿物质；腹泻明显的患者少食乳制品、粗纤维食物和富含脂肪的食物，以免加快肠蠕动；肠梗阻患者禁食；严重营养不良者静脉补充营养，以满足机体代谢需要。

（三）病情观察

观察患者生命体征；观察腹痛程度与部位、腹泻次数、腹胀程度，准确记录 24 小时出入液量，一旦发现异常应及时报告医生，并做好相应的护理和配合治疗。

（四）对症护理

**1. 腹痛** 观察腹痛的性质、部位、程度，出现腹痛症状时，指导患者分散注意力，如深呼吸、听音乐等以缓解疼痛；除急腹症外，可采用热敷、按摩、针灸等方法；必要时遵医嘱给予镇痛药。肠梗阻所致疼痛应禁食、行胃肠减压。如疼痛突然加重、压痛明显，或出现便血、肠鸣音亢进等，应考虑并发肠梗阻、肠穿孔或肠出血等并发症，应及时报告医师并积极配合采取抢救措施。

**2. 腹泻** 观察患者排便次数、量、颜色、形状、伴随症状及粪便的化验检查结果，以便及时发现病情变化；加强肛周皮肤护理，便后用温水清洗肛门及周围皮肤并保持干燥，必要时涂凡士林或抗生素软膏；留取大便标本时注意采集大便脓血、红白胶冻状物等有价值部分；遵医嘱用药，维持水、电解质和酸碱平衡；对长期不能进食患者宜早采用完全胃肠外营养，以保证机体营养物质的摄入。

（五）心理护理

本病病程长，需长期服药，患者易产生焦虑心理，护理人员应多与患者交流，介绍肠结核的相关知识，说明只要早期、合理、足量应用抗结核药物，症状可以逐渐缓解并能治愈，增强患者战胜疾病的信心。

### （六）治疗护理

**1. 治疗要点**　肠结核的治疗目的是消除症状、改善全身情况，促进病灶愈合及防止并发症发生。

（1）抗结核化学药物治疗　是本病治疗的关键，治疗方案参见"肺结核患者的护理"。

（2）对症治疗　腹痛者用抗胆碱能药物，摄入不足或腹泻严重者纠正水、电解质与酸碱平衡紊乱，不完全性肠梗阻患者进行胃肠减压。

（3）手术治疗　适应证包括完全性肠梗阻、急性肠穿孔、慢性肠穿孔瘘管形成、肠道大量出血经积极抢救不能有效止血者等。

**2. 用药护理**　参见本节肺结核患者护理。

### 【健康指导】

**1. 预防指导**　做好肺结核的早期诊断和抗结核治疗工作，尽快使痰菌转阴，以免吞入含菌的痰而造成肠感染。积极开展结核病防治宣传工作，注意个人卫生，提倡分餐，消毒餐具，不饮用未经消毒的牛奶，不吞咽痰液。接种卡介苗可增强人体对结核菌的抵抗力，有利于预防结核病的发生。

**2. 疾病知识指导**　宣教肠结核的病因、传播途径、主要表现、治疗等知识；强调规律、全程、合理用药的重要性。

**3. 出院指导**　出院后注意营养丰富，合理休息，适当运动，避免劳累等；指导患者定期复查，及时了解病情变化，以利于治疗方案的调整。

## 目标检测

答案解析

1. 霍乱对症治疗时应重点注意
   A. 止泻
   B. 镇静
   C. 解痉止痛
   D. 降温
   E. 补充有效血容量

2. 关于鼠疫的预防，错误的是
   A. 腺鼠疫对周围人群影响不大，不必严格隔离
   B. 肺鼠疫要单独隔离
   C. 加强国境检疫与交通检疫
   D. 进入疫区可进行预防性服药
   E. 对疫区人群进行鼠疫菌苗预防接种

3. 细菌性食物中毒的治疗最重要的是
   A. 隔离与消毒
   B. 卧床休息
   C. 病原治疗
   D. 止吐镇痛
   E. 对症治疗

4. 治疗猩红热时抗生素首选
   A. 头孢曲松
   B. 青霉素
   C. 阿米卡星
   D. 万古霉素
   E. 庆大霉素

5. 某患者确诊为细菌性痢疾，为预防传播，该患者的隔离时间应为
   A. 临床症状好转
   B. 临床症状消失
   C. 3 次大便培养阴性
   D. 2 次大便培养阴性
   E. 1 次大便培养阴性

6. 患者，女，突发寒战、高热，伴腹痛，腹泻十余次，粪便质少，为黏液脓血便，大便细菌培养痢疾杆菌阳性，便常规，脓液（++），便红细胞6个/HP，便白细胞满视野，该患者首选治疗

    A. 先锋霉素         B. 红霉素         C. 诺氟沙星

    D. 氯霉素         E. 庆大霉素

7. 患儿，男，6岁，发热两天，体温39℃，咽痛，咽部有脓性分泌物，周身可见针尖大小的皮疹，全身皮肤鲜红，护士考虑该患儿是

    A. 麻疹         B. 水痘         C. 猩红热

    D. 脓疱疹         E. 腮腺炎

8. 患者，女，20岁，近两个月来干咳、低热、盗汗、乏力。听诊左上锁骨下区有固定的湿性啰音，怀疑患有肺结核。下列护理措施中不妥的是

    A. 给予高热量、高维生素、高蛋白饮食     B. 室内空气新鲜，阳光充足

    C. 向患者做有关疾病知识的宣教     D. 及时做好消毒隔离

    E. 鼓励患者加强体育锻炼，增强抗病能力

（9~10题共用题干）

患者，男，15岁，学生，不规则发热半个月，体温38~40℃，无畏寒及寒战，伴食欲不振、腹胀，近日出现精神恍惚，谵妄，听力下降，在当地不规则用过青霉素、氨苄青霉素治疗。体检：T 40℃，P 100次/分，BP 98/79mmHg，表情呆滞，心肺无异常，腹软，右下腹轻压痛，肝右肋下2cm，脾左肋下1cm，血常规：WBC $4.0 \times 10^9$/L，N 0.65，L 0.35。

9. 最可能的诊断为

    A. 败血症         B. 伤寒         C. 病毒性肝炎

    D. 痢疾         E. 疟疾

10. 下列处理错误的是

    A. 选用喹诺酮类抗菌治疗     B. 卧床休息

    C. 给予易消化、少纤维饮食     D. 高热时可采用物理降温

    E. 腹胀用肛管排气加新斯的明

（汪芝碧 郑 丹）

书网融合……

本章小结         微课1         微课2         题库

# 第四章　钩端螺旋体病患者的护理

PPT

## 学习目标

1. 通过本章学习重点把握钩端螺旋体病的流行病学、身体评估、护理措施，把握其治疗要点及健康指导。

2. 学会正确评估钩端螺旋体患者的身心状况，具有对钩端螺旋体患者进行护理评估、提出护理问题并制定相应护理措施的能力；具有预防、处理赫氏反应的能力。

3. 能运用所学的知识深刻理解医者仁心及爱伤情怀，树立爱岗敬业及严谨求实的工作作风。

## ≫ 情境导入

**情景描述**　患者，男，35 岁，农民，因发热 3 天伴乏力、腿软、全身肌肉酸痛及头痛于 8 月 20 日就诊。病前一个月在稻田收割水稻。体检：急性病容，T 39.5℃，神志清。双眼结膜充血，咽充血，上腭有两个可疑出血点，肺部少许干啰音，肝肋下 1cm，双肾区叩痛，腹股沟可触及 3 个黄豆大淋巴结，有轻触痛。双下肢、腓肠肌触痛明显。实验室检查：血 WBC $8.0 \times 10^9$/L，N 0.85，L 0.15。尿常规：尿蛋白（+），RBC 2~6 个/HP，WBC 0~2 个/HP。

**讨论**　1. 该患者可能的医疗诊断是什么？如何进一步确诊？

　　　　2. 主要的护理问题是什么？

---

钩端螺旋体病简称钩体病，是由一组致病性钩端螺旋体（简称钩体）引起的急性自然疫源性传染病。传染源主要为鼠类和猪，传播途径主要为经皮肤和黏膜接触含有钩体的疫水而感染。主要临床特征早期为钩体病败血症，中期为多脏器损害和功能障碍，后期为各种变态反应性并发症。重者可并发肺弥漫性出血、肝肾衰竭、脑膜炎、心肌炎等内脏损害，常危及生命。

【病原学及发病机制】

**1. 病原学**　钩体菌体长而纤细，革兰染色阴性，有 12~18 个螺旋，长 6~20μm，一端或两端弯曲呈钩状，运动活泼，有较强的穿透力。钩体的抗原结构复杂，全世界已发现 24 个血清群、200 多个血清型。我国已分离 19 个血清群和 74 个血清型，常见的是黄疸出血群、波摩那群、犬群、流感伤寒群等。钩体可从患者的血、尿、脑脊液中分离出来，其代谢产物和毒素具有致病作用。病后可获同型菌株的持久的免疫力。钩体在水和潮湿泥土中可存活 1~3 个月，在干燥环境中易死亡。易被漂白粉、苯酚、75% 酒精、肥皂水等常用消毒剂杀灭。

**2. 发病机制**　钩体经皮肤和黏膜侵入人体后可经淋巴系统或血管进入血循环进行繁殖产生毒素，产生早期的钩体败血症。随后钩体进入内脏器官使其造成不同程度的损害。起病后数天至数月为恢复期或后发症期，因变态免疫反应，可出现后发热、眼后发症和神经系统后发症等。钩体病病情轻重与菌型和人体免疫状态有关。毒力强的钩体常引起黄疸、出血或其他严重表现。首次进入疫区患者病情较重；久居疫区或接受免疫接种者，病情多较轻。本病临床表现复杂，病情轻重不一，临床上因某一器官病变突出而出现不同临床类型。本病的基本病变是全身毛细血管的中毒性损伤，重者可出现脏器损害的病理改变。肺脏常见病变为弥漫性出血，肝脏脂肪细胞变性、坏死，炎性细胞浸润，胆小管内胆汁淤积，导致黄疸、出血及肝功能损害。肾脏的基本病变是间质性肾炎，可有肾脏肿大，肾小管上皮细胞变性坏死，间质水肿，单核细胞、淋巴细胞浸润；脑膜与脑实质有血管损伤和炎性浸润，表现为脑膜炎和脑炎。心肌呈出血性和退行性病变。

【流行病学】 📱微课

**1. 传染源** 我国有 80 多种动物是钩体宿主，鼠类和猪是主要的传染源，其次是犬、牛、羊、马等带菌的动物。鼠类是我国南方稻田型钩端螺旋体病的主要传染源，通过尿液排出钩体污染水、土壤和食物；猪是我国北方钩端螺旋体病的主要传染源，可引起雨水型或洪水型钩体病流行。人带菌时间短，排菌量小，故患者作为传染源的意义不大。

**2. 传播途径**

（1）**直接接触** 接触被带钩体动物尿液污染的疫水，钩体经皮肤黏膜尤其是破损的皮肤感染，是钩体病传播的主要途径。也可通过直接接触带菌动物的排泄物、血液、皮毛而传播。当暴雨冲流或洪水淹没时，钩体污染池塘、沼泽，引起雨水型或洪水型钩体病流行。

（2）**消化道传播** 进食被鼠、猪的带菌尿液污染的食物或水而感染。

（3）**母婴传播** 感染钩体的孕妇可通过羊水、胎盘等传播给胎儿，引起流产或死胎。

（4）**其他** 偶有护理者和实验室工作人员感染的报道。

**3. 易感人群** 人群普遍易感，感染后对同型有较强的免疫力，但不同型别之间无交叉免疫。新进入疫区的人易感性更高，且病情重。

**4. 流行特征** 钩端螺旋体病是一种典型的人兽共患病，我国已从 50 余种动物中检出致病性钩端螺旋体，其中以黑线姬鼠及猪、牛为主要宿主。是我国目前重点防控的 13 种传染病之一。本病全年均可发病，主要流行于夏、秋季，以 6~10 月发病最多，主要为散发或流行。青壮年最常见，男性高于女性，以农民、渔民、屠宰工人、野外工作者和矿工发病率较高。本病分布广泛，遍及世界各地，热带、亚热带地区流行较为严重。我国除新疆、甘肃、宁夏、青海外，其他 28 个省（自治区、直辖市）有本病存在，南方和西南各省较为严重。常见流行的类型有稻田型、雨水型、洪水型，各型钩体病流行特征见表 4-1。

表 4-1 钩体病主要临床类型及特点

| | 稻田型 | 洪水型 | 雨水型 |
|---|---|---|---|
| 钩体菌群 | 黄疸出血群 | 波摩那群 | 波摩那群 |
| 主要传染源 | 黑线姬鼠 | 猪 | 猪与犬 |
| 感染地区 | 稻田、水塘 | 洪水淹没区 | 地势低洼村落 |
| 发病地区 | 南方水稻种植区 | 北方与南方 | 北方与南方 |
| 临床类型 | 流感伤寒型 | 流感伤寒型 | 流感伤寒型 |
| | | 黄疸出血型 | 少数脑膜脑炎型 |
| | | 肺出血型 | |

【护理评估】

（一）健康史

询问患者发病年龄、职业；有无动物接触史；近期有无疫水等接触史以及接触的方式；发病后有无发热、全身肌肉酸痛、淋巴结肿大等。

（二）身体状况

潜伏期 2~28 天，一般为 7~14 天。典型的临床经过分为早期、中期和后期。

**1. 早期（钩体败血症期）** 起病 2~3 天内，为钩体败血症阶段，以全身感染中毒综合征为特征，是各型钩体病早期共有的表现。典型的临床表现为三症（发热、肌肉酸痛、全身乏力）三征（眼红、腿痛、淋巴结肿大）。

（1）发热　起病急，畏寒，体温 39℃左右，多为稽留热，部分患者呈弛张热，热程约 1 周。

（2）疼痛　全身肌肉酸痛，以腓肠肌及腰背肌较明显，腓肠肌压痛明显，重者小腿拒按，不能行走。

（3）乏力　全身软弱无力，腿软，行走困难。

（4）结膜充血　眼结膜充血明显，不伴畏光流泪、无分泌物。

（5）淋巴结肿大　浅表淋巴结肿痛，以腹股沟和腋下淋巴结为主。部分病例可出现咽部充血，咽痛，扁桃体肿大，恶心、呕吐、腹泻等。

**2. 中期（器官损害期）**　起病后 3~10 天，为器官损害期。临床表现差异较大，分为以下五型。

（1）流感伤寒型（感染中毒型）　流行期间以本型最多见，仅有早期感染中毒性表现，无明显器官损害，经治疗热退或自然痊愈，病程一般 5~10 天。

（2）肺出血型　在感染中毒表现的基础上，病程 3~4 天开始，病情加重，出现不同程度的肺出血。

1）轻度肺出血型　痰中带血或轻度咯血，肺部无明显体征或听到少许啰音，X 线胸片可正常或轻度肺纹理增加。

2）肺弥漫性出血型　是目前无黄疸型钩端螺旋体病的主要死因，表现为弥漫性出血，以大量咯血、缺氧、窒息为特点。疾病进展可分为先兆期、出血期和垂危期。①先兆期：面色苍白、心悸、气急、烦躁不安，可出现咯血。肺部出现干、湿啰音。X 线胸片示散在点、片状阴影。②出血期：患者面色极度苍白或呈青灰，心悸、气急、烦躁不安加重，呼吸、脉搏增快，出现奔马律，发绀明显，咯血不止。双肺满布湿啰音。X 线胸片广泛点、片状阴影。③垂危期：患者神志恍惚或昏迷，发绀显著，大量咯血，继而可在口鼻涌出不凝泡沫状血液，迅速窒息死亡。

发生肺弥漫性出血型的原因有：感染的毒株系毒力强的黄疸出血群；无免疫力的人群初次进入疫区；病后未及时休息与治疗；抗生素特别是青霉素治疗后发生赫氏反应。

（3）黄疸出血型　以肝损害、出血、肾损害为特征。多于病程 4~5 天以后出现黄疸，伴食欲减退、恶心、呕吐、丙氨酸转氨酶升高等肝功能损害的表现。同时出现广泛出血，皮肤黏膜瘀点、瘀斑、咯血、尿血、阴道流血，严重者可发生消化道大出血导致休克或死亡。肾损害轻重不一，轻者仅少量蛋白尿，重者出现少尿、大量蛋白尿、氮质血症等肾功能衰竭的表现。肾衰竭是本型常见的死亡原因。

（4）肾衰竭型　以肾功能衰竭为突出表现，多与黄疸出血型同时存在，单纯肾衰竭型较少见。

（5）脑膜脑炎型　本型少见，患者于起病后 2~3 天出现严重头痛、烦躁、颈项强直等脑膜炎表现，以及意识障碍、瘫痪、抽搐等脑炎症状。严重者可出现脑水肿、脑疝。脑脊液压力增高，蛋白增高，白细胞计数在 $500 \times 10^6/L$ 以下，淋巴细胞为主，糖正常或稍低，氯化物多正常。

**3. 后期（恢复期或后发症期）**　多数患者在病程 10 天以后热退，病情逐渐好转痊愈。但少数患者在热退后于恢复期再次出现症状，称钩体后发症。常见的症状有以下几种。

（1）后发热　多发生于热退后 1~5 天，再次出现发热，体温 38℃左右，持续 1~3 天自然消退。血中嗜酸性粒细胞增多，血培养钩体阴性。一般认为后发热是迟发型变态反应所致。

（2）眼后发症　常见于波摩那群钩体感染，退热后 1 周至 1 个月左右出现，主要以虹膜睫状体炎、脉络膜炎或葡萄膜炎多见，大多预后良好。

（3）反应性脑膜炎　少数患者在后发热的同时出现脑膜炎表现，但脑脊液钩体培养阴性，预后良好。

（4）闭塞性脑动脉炎　多在病后半个月至 5 个月出现。表现为偏瘫、失语以及反复出现的短暂肢体瘫痪，预后较差。

**（三）心理、社会状况**

注意询问患者对疾病有关知识了解的程度；对自身疾病的看法以及康复信心；是否担心患病后对学习、工作、家庭造成影响；家庭经济情况；患者的应对能力；社会支持系统对钩体病的认识以及对患者的关心程度等。

（四）辅助检查

**1. 常规检查**

（1）血常规　白细胞总数和中性粒细胞轻度增高或正常。

（2）尿常规　多数患者有轻度蛋白尿，镜检可见红细胞、白细胞或管型。

**2. 病原学检查**

（1）病原体镜检、培养　病程早期可取患者血、尿、脑脊液离心后暗视野法直接查找钩体。也可在发病1周内取血液、脑脊液或尿液进行培养，但培养时间长，阳性率不高，故对急性期患者诊断意义不大。

（2）分子生物学检查　应用聚合酶链反应可特异、敏感、简便快速检测血液、脑脊液、尿液中钩体的 DNA。适用于钩体病发生血清转换前的早期诊断。

**3. 血清学检查**

（1）显微凝集溶解试验（MAT）　是目前国内最常用的钩体血清学诊断方法。用显微凝集溶解试验检测血清中特异性抗体，一般发病后1周出现阳性并逐渐增高，1次凝集效价≥1∶400，或早、晚期两份血清比较，效价增加4倍以上有诊断意义。

（2）酶联免疫吸附试验（ELISA）　本试验的特异性和敏感性均高于显微凝集溶解试验，用此法检测血清钩体的特异性 IgM 抗体，具有早期诊断的价值。

【护理问题】

**1. 体温过高**　与钩端螺旋体感染所致的毒血症有关。

**2. 疼痛**　与钩端螺旋体感染引起的肌肉损伤有关。

**3. 活动无耐力**　与钩端螺旋体感染引起的中毒症状有关。

**4. 气体交换受损**　与肺弥漫性出血有关。

**5. 潜在并发症**　出血、窒息、肾功能衰竭、呼吸衰竭、循环衰竭等。

【护理措施】

（一）消毒与隔离

**1. 隔离**　执行接触隔离及消化道隔离，隔离至症状体征消失。

**2. 消毒**　患者的血、尿及其污染物可用生石灰、漂白粉、次氯酸钠溶液进行消毒。采集患者血液、尿液、脑脊液标本时禁止直接接触。

（二）一般护理

**1. 休息与活动**　强调早期卧床休息的重要性，休息对预防心肌炎、休克及肺出血都有着重要的意义。各型患者均应严格卧床休息，待症状体征消失后可下床适当活动，活动量视体力恢复情况而定。

**2. 饮食**　急性期患者一般应给予高热量、高维生素、低脂、适量蛋白质、易消化的流质或半流质饮食，禁食粗糙及刺激性食物。少量多餐，鼓励多饮水，保证每天尿量 >1500ml。如病程中出现严重的肝、肾功能损害，应限制蛋白质、水和盐的摄入。

**3. 皮肤、黏膜的清洁**　保持皮肤及眼、耳、口、鼻的清洁卫生，如有呕吐、腹泻，应及时更换污染的衣物。每日用温水或朵贝儿液彻底清洁口腔 2~3 次，每次进食后用温水清洁口腔，以保持口腔清洁，黏膜湿润。避免使用硬毛牙刷刷牙或剔牙，以免引起或加重牙龈出血。

（三）病情观察

1. 密切监测呼吸、脉搏、血压、神志、面色等，注意有无呼吸、心率加快、血压下降等失血性休克的表现。

2. 若患者出现烦躁不安、心悸、面色苍白、呼吸急促等表现，提示肺弥漫性出血。

3. 准确记录 24 小时出入量，出现少尿、无尿提示肾功能损害，及时了解血常规、尿常规、出凝血时间、肝肾功能等检查结果。

4. 观察皮肤、黏膜有无黄染、出血及出血的部位、范围、分布情况。

5. 有无鼻衄、咯血、呕血、便血、血尿等脏器出血表现。

6. 在应用青霉素后要密切观察是否发生赫氏反应。

7. 恢复期要注意观察是否出现后发症。

（四）对症护理

**1. 高热**　密切监测体温变化。以物理降温为主，可在头部置冰枕、冰帽，酒精擦浴或温水擦浴，一般不使用药物降温，避免体温骤降引起周围循环衰竭。有皮肤出血倾向者不宜用酒精擦浴。

**2. 疼痛**　评估疼痛的程度，采用心理疗法，分散患者注意力缓解疼痛。疼痛严重者，首先将肢体置于舒适体位，同时局部热敷，必要时可遵医嘱给予镇静药等。

**3. 肺弥漫性出血**　①保持病室安静，患者绝对卧床休息，精神放松。②给予氧气吸入，并做好相应护理。③遵医嘱给予镇静剂、止血药及激素。④保持呼吸道通畅，及时清除呼吸道分泌物，如有大量血液或血块阻塞呼吸道，应立即使患者取头低脚高45°的俯卧位，轻拍背部以迅速排出气道内及口咽部的血块，有条件时可用粗的鼻导管进行吸引，必要气管插管或气管切开等。⑤备好急救器械和药品，如吸引器、气管切开包、人工呼吸器等器械，以及多巴胺、肾上腺素、二甲弗林等抢救药物。

（五）心理护理

钩端螺旋体病大多为单纯型，预后良好。但部分患者病情变化快，出现肺、肝、肾脏等内脏器官受损的表现，病情严重，危及患者生命，此时患者及家属可出现焦虑、恐惧等心理反应。评估患者及家属的心理状况及应对方式，及时做好患者特别是家属的思想工作，解释病情，帮助患者消除不良心理反应，树立康复的信心。

（六）治疗护理

 素质提升

### "网虫"生物学家——陈廷祚

陈廷祚，国家一级研究员、著名微生物学家、生物制品专家，原卫生部生物制品委员会委员，原卫生部新药评审委员会细菌、毒素和血清专业委员会主任委员，四川省微生物学会理事长。1958年夏收期间，温江地区的农村暴发了一次史无前例、原因不明的特大瘟疫。大量集体下田收割稻草的青壮年突然病倒，高烧、咳嗽，致肺大出血死亡。在危急时刻，陈廷祚率先作出了他对这次特大瘟疫的判断，即钩端螺旋体病流行。陈廷祚顶着各方压力，在同年8月16日第一次获得了阳性血清学实验结果，紧接着又在8月27日和9月3日分明获得了动物接种实验和直接培养实验的阳性结果。9月3日，经同行评议讨论并由领导作出决定，确认了这次疫情是钩体病引发的特大流行，并最终找到了有效的防控措施，挽救了大批患病农民的生命，为中国的钩端螺旋体病防治做出了巨大贡献。这起典型案例被载入了中国医学史册，但这并不是陈廷祚生物研究生涯的终点。他将一生献给了生物研究，在1984年，陈廷祚研制成功冻干绿脓杆菌免疫血浆，为防治烧伤绿脓杆菌感染提供了有效手段，获得1984年卫生部科技进步一等奖；1989年研制成功绿脓杆菌20型国际分型血清；1989年获四川省科技进步一等奖等；他老而不休，孜孜不倦，为了弥补了听力丧失和不能去图书馆的痛苦，尽管90高龄仍然学会了电脑，每天上网长达十个小时，用颤抖的双手继续着他的学术研究事业。

本病的治疗强调"三早一就"的原则，即早发现、早诊断、早治疗及就地治疗。

**1. 病原治疗**　早期应用有效的抗生素杀灭病原体是治疗的关键。首选青霉素，常用 40 万 U 肌内注射，每 6~8 小时 1 次，疗程 5~7 天或退热后 3 天。为避免发生赫斯海默反应（赫氏反应），首剂不宜过大，可 5 万 U，4 小时后 10 万 U，逐渐增至常量，同时可加用氢化可的松。青霉素过敏者可改用庆大霉素、四环素、多西环素等。

⚙️ **素质提升**

**赫氏反应**

使用首剂青霉素注射后半小时至 4 小时，短时间内大量钩端螺旋体被杀死释放过多的毒素。患者突然出现寒战、高热、头痛、全身酸痛、心率和呼吸加快等表现，原有症状加重部分患者可出现体温骤降、血压下降、四肢厥冷等休克表现。也可诱发肺弥漫性出血。

**2. 对症治疗**　本病临床表现复杂多样，除及早进行病原治疗外，还要注意做好相应的对症治疗。

（1）赫氏反应的处理　患者一旦发生赫氏反应，应立即使用镇静剂和氢化可的松，并给予吸氧、降温、补液、升压、强心等对症处理。

（2）肺出血型的处理　肺弥漫型出血型患者应保持呼吸道通畅、给予氧气吸入；遵医嘱给予适当镇静剂控制烦躁，大剂量氢化可的松配合抗菌药物控制病情；遵医嘱给予止血药物止血；注意及心脏功能，酌情给予强心药。

（3）黄疸出血型的处理　黄疸出血型患者常出现肝肾功能障碍及出血倾向，可给予维生素 K 注射，并补充足够热量和液体。

**3. 后发症治疗**　后发热、反应性脑膜炎一般采取对症治疗即可缓解；眼后发症使用青霉素同时扩瞳、热敷、氢化可的松滴眼、口服维生素等；闭塞性脑动脉炎采用大剂量青霉素联合肾上腺皮质激素治疗，同时辅以血管扩张药物，如出现瘫痪，采用针灸、推拿等康复治疗。

**【健康指导】**

**1. 预防指导**

（1）管理传染源　加强防鼠灭鼠工作；淘汰和处理带菌猪等动物，开展圈猪积肥，防止尿粪外流；消灭野犬，栓养家犬，定期检疫。

（2）切断传播途径　做好牲畜饲养地和屠宰场的环境卫生和消毒工作；开沟排水，消除死水，防洪排涝，收割前放干稻田水，改造疫源地；流行地区、流行季节，人应避免在池塘、水沟中嬉戏、游泳、捕鱼，如因工作需要，可穿长筒橡皮鞋，戴橡皮手套。

（3）保护易感人群　流行地区可采用多价钩体疫苗接种，在流行季节前 1 个月完成接种，前后接种 2 次，间隔 7~10 天，皮下注射。钩体菌苗接种后 1 个月左右产生免疫力，可维持 1 年。对高度怀疑已受钩体感染者，可用青霉素预防治疗。

**2. 生活指导**　指导患者急性期卧床休息，教会患者做好皮肤护理，如有出血倾向，应避免碰撞、损伤，避免用手挖鼻、剔牙及使用硬毛牙刷，以免诱发出血。出院后避免过度劳累，加强营养，如出现畏光、眼红眼痛、视力模糊、失语等，可能是钩体病的后发症，应及时就诊。

答案解析

# 目标检测

1. 我国稻田型钩体病的主要传染源是

    A. 犬　　　　　　　　　B. 猪　　　　　　　　　C. 患者

    D. 褐家鼠　　　　　　　E. 黑线姬鼠

2. 治疗钩端螺旋体患者抗生素首选

    A. 头孢曲松　　　　　　B. 青霉素　　　　　　　C. 阿米卡星

    D. 万古霉素　　　　　　E. 庆大霉素

3. 钩体患者后发热的原因是

    A. 再燃　　　　　　　　B. 复发　　　　　　　　C. 继发感染

    D. 变态反应　　　　　　E. 体温调节中枢紊乱

4. 钩端螺旋体病的感染方式主要是

    A. 皮肤或黏膜接触疫水　　　　　　　　B. 经胎盘使婴儿感染

    C. 接触患者的尿液　　　　　　　　　　D. 昆虫媒介叮咬

    E. 接触受感染的动物

5. 某班学生 7 月 28 日到农村收割水稻，8 月 4 日至 8 月 8 日连续有 7 名学生发病，均有发热、畏寒、乏力、周身酸痛、小腿痛，重者不能行走，结膜充血，2 人轻咳，痰中带血丝，3 人腹股沟淋巴结肿大。体检：WBC（7~13）×$10^9$/L，尿蛋白（＋）。最可能的诊断是

    A. 钩体病　　　　　　　B. 流行性出血热　　　　C. 流行性感冒

    D. 恙虫病　　　　　　　E. 支气管肺炎

（6~7 题共用题干）

钩体病患者，肌内注射青霉素 40 万 U 15 分钟后突然出现畏寒、寒战、高热，血压 85/60mmHg，呼吸急促，脉搏 135 次/分，双肺可闻湿啰音。

6. 首先应考虑哪种可能

    A. 青霉素过敏反应　　　　　　　　　　B. 钩体病合并疟疾

    C. 钩体病合并肺部感染　　　　　　　　D. 钩体病合并败血症

    E. 青霉素治疗后赫氏反应

7. 最重要的抢救措施是

    A. 利尿剂　　　　　　　B. 青霉素　　　　　　　C. 氢化可的松

    D. 20% 甘露醇　　　　　E. 吸氧

（李　君）

书网融合……

本章小结　　　　　　　微课　　　　　　　题库

# 第五章 立克次体感染性疾病患者的护理

◎ 学习目标

1. 通过本章学习重点把握流行性斑疹伤寒、地方性斑疹伤寒、恙虫病的流行病学、身体评估、护理措施，把握其病原学、辅助检查及常见护理问题、治疗要点。

2. 学会正确评估上述疾病患者的身心状况，具有对患者进行护理评估、提出护理问题并制定相应护理措施的能力。

3. 能运用所学的知识深刻理解"敬佑生命、救死扶伤、甘于奉献、大爱无疆"的精神内涵。

## 》 情境导入

**情景描述** 患者，女，46 岁，因"持续高热、剧烈头痛、全身肌肉酸痛 4 天，皮疹 1 天"入院。患者 4 天前无明显诱因高热，体温 39℃，伴剧烈头痛、乏力、眼结膜充血，今日躯干开始出现皮疹而入院。体检：T 39.5℃，神志清楚，较兴奋，胸部、背部有充血性皮疹，呈浅红色，触诊脾脏轻度肿大。实验室检查：中性粒细胞 0.80；血清学检查：变形杆菌 $OX_{19}$ 凝集试验（+）。

**讨论** 1. 该患者可能的医疗诊断是什么？请说出你的诊断依据。

2. 主要护理问题有哪些？如何预防？

## 第一节 流行性斑疹伤寒患者的护理

PPT

流行性斑疹伤寒又称虱传斑疹伤寒，是普氏立克次体通过人虱为媒介传播的急性传染病。其主要临床特征为起病急、持续高热、剧烈头痛、特殊皮疹及明显的中枢神经系统症状。自然病程一般为 2~3 周。未经治疗的典型斑疹伤寒病死率为 10%~60%，老年人病死率较高。

【病原学及发病机制】

**1. 病原学** 普氏立克次体属于立克次体属，斑疹伤寒群，呈多形球杆状，革兰染色阴性，吉姆萨染色呈紫蓝色。病原体的化学组成及代谢产物有蛋白质、糖、脂肪、磷脂、DNA、RNA、多种酶类及内毒素样物质。主要有两种抗原：一种是可溶性耐热型特异性抗原，为群特异性抗原，可与其他立克次体病相鉴别；另一种是不耐热型颗粒性抗原，具有种特异性，可用来区分莫氏立克次体引起的地方性斑疹伤寒。普氏立克次体不耐热，加热 56℃ 30 分钟即可灭活，流动蒸汽 100℃ 30 分钟即被杀死；对紫外线和一般消毒剂均敏感；但在低温和干燥的环境中可保存数月甚至数年。

**2. 发病机制** 本病主要和病原体所致的血管病变、毒素引起的毒血症及变态反应有关。普氏立克次体侵入人体后，先在小血管内皮细胞内繁殖，细胞破裂，病原体释放入血形成立克次体血症，侵袭全身小血管内皮细胞。病原体死亡后释放大量毒素可引起全身中毒症状。随着机体抗感染免疫的产生出现变态反应，使血管病变进一步加重。基本病变是小血管炎，典型病理变化是增生性、血栓性、坏死性血管炎及血管周围炎性细胞浸润所形成的斑疹伤寒结节。可累及全身各组织器官，多见于皮肤、心肌、中枢神经系统。中枢神经系统以大脑皮质、延髓、基底节的损害最重，脑桥、脊髓次之。肺可有间质性炎症和支气管肺炎。肝脏汇管区有嗜碱性单核细胞浸润，肝细胞可有不同程度的脂肪变性及灶性坏死与单核细胞浸润。脾可因单核 – 巨噬细胞、淋巴母细胞及浆细胞增生而呈急性肿大。肾脏主要呈间质性炎性病变，肾上腺可有出血、水肿和实质细胞退行性变，并有斑疹伤寒结节。

【流行病学】

**1. 传染源** 患者是本病的唯一传染源。从潜伏期末至热退后数天均具有传染性，传染期约为 3 周，以发病后 1 周传染性最强。病原体可长期隐伏于单核 – 巨噬细胞系统，一旦人体免疫力低下可再次繁殖复发。

**2. 传播途径** 人虱为传播媒介，主要是体虱，其次为头虱，阴虱一般不传播。人虱在适宜的温度下存活（29℃左右最活跃），以吸人血为生，叮咬患者后，立克次体在虱子肠壁上皮细胞内繁殖，胀破细胞后立克次体进入肠腔，然后随虱粪排出，当受染虱再次叮咬健康人时常排便于皮肤，粪中的立克次体可通过抓伤的皮肤或通过叮咬侵入人体内。

**3. 易感人群** 人群普遍易感，感染后可获得比较持久的免疫力。少数患者因免疫力不足偶尔可再次感染或体内潜伏的立克次体再度繁殖引起复发。

**4. 流行特征** 本病多流行于寒冷地区，以冬、春季发病较多，其发病率与战争、贫困等引起卫生条件恶劣有关。新中国成立前我国常有流行，目前已得到基本控制。

【护理评估】

（一）健康史

评估患者 1 个月内有无去过疫区，发病的季节，个人卫生状况，居住环境，有无人虱叮咬史。发病后患者是否突然出现高热、持续剧烈头痛；有无皮疹出现；是否出现肝脾大及中枢神经系统症状等。

（二）身体状况

本病潜伏期平均 10 ~ 14 天（5 ~ 23 天）。其临床表现可分三型。

**1. 典型斑疹伤寒**

（1）侵袭期 多急起寒战、高热，体温于 1 ~ 2 天内达 39℃ ~ 40℃，呈稽留热型，少数呈不规则或弛张热型，高热持续 2 ~ 3 周后常在 3 ~ 4 天内体温迅速下降至正常。常伴剧烈头痛、烦躁不安、失眠、全身肌肉酸痛等全身中毒症状。此时患者面颊、颈、上胸部皮肤潮红，球结膜高度充血，似酒醉貌。肺底有湿啰音。发热 3 ~ 4 天后肝脾肿大，触之质软，有压痛。

（2）发疹期

①皮疹：90% 以上患者在病程第 4 ~ 6 天出现皮疹，为本病的重要体征。皮疹先见于腋下及躯干，很快蔓延至四肢，数小时至 1 天内遍及全身。但是面部、手掌及足底均可无皮疹。皮疹大小形态不一，1 ~ 4mm，边缘不整，多数孤立，偶见融合成片。初起常为充血性斑疹或丘疹、压之褪色，继之转为暗红色或出血性斑丘疹，皮疹持续 1 周左右消退。退后留有棕褐色色素沉着。

②高热：随着皮疹出现，中毒症状加重，体温继续升高，可达 40 ~ 41℃，呼吸脉搏加速。

③中枢神经系统症状：极明显，早期即出现，一般于第 2 周达高峰。有剧烈头痛、头晕、失眠、耳鸣、听力减退、神志迟钝、谵妄、狂躁、上肢震颤及无意识动作，甚至昏迷或精神错乱。亦可有脑膜刺激征，但脑脊液检查除压力增高外，多正常。

④循环系统症状：脉搏常随体温升高而加速，血压偏低，严重者可休克。部分中毒重者可发生中毒性心肌炎而出现心音低钝、心律不齐、循环衰竭等。

⑤其他：有食欲减退、恶心、呕吐、腹胀、便秘或腹泻等消化道症状。约 90% 患者脾肿大，部分患者肝脏肿大，偶见黄疸。此外还易并发支气管肺炎。

（3）**恢复期**  病程第13~14天开始退热，一般3~4天内迅速降至正常，少数病例体温可骤降至正常，随之症状好转，食欲增加，体力多在1~2天内恢复正常。严重者出现精神症状、耳鸣、耳聋、手震颤，则需较长时间才能恢复。整个病程为2~3周。

**2. 轻型斑疹伤寒**  少数散发的流行性斑疹伤寒多呈轻型。其临床特点如下所述。

（1）全身中毒症状轻，但全身酸痛，头痛仍较明显。

（2）热程短，持续7~14天，平均8~9天，体温一般39℃左右，可呈弛张热。

（3）皮疹少，胸腹部出现少量充血性皮疹。

（4）神经系统症状较轻，兴奋、烦躁、谵妄、听力减退等均少见。

（5）肝、脾肿大少见。

**3. 复发性斑疹伤寒**  又称Brill-Zinsser病，我国很少见。流行性斑疹伤寒病后可获得较牢固的免疫力，但部分患者因免疫因素或治疗不当，病原体可潜伏体内，在第一次发病后数年或数十年后再发病。其临床特点是为：病情轻，病程短，7~10天，皮疹稀少或无皮疹，外斐试验常为阴性或低效价，但补体结合试验阳性且效价很高。

**（三）心理、社会状况**

了解患者及家属对疾病的认知情况；患者患病后对住院隔离的认识；有无因全身皮疹、明显的中枢神经系统而引起的不良心理反应。

**（四）辅助检查**

**1. 血、尿常规**  白细胞计数多在正常范围内，中性粒细胞增高。血小板计数一般下降，嗜酸性粒细胞显著减少或消失。蛋白尿，偶见红、白细胞及管型。

**2. 血清学检查**

（1）**外斐试验**  以变形杆菌OX$_{19}$凝集试验最常用，虽特异性较差，但由于抗原易于获得和保存，故仍广泛应用。早期效价在1:160以上或病程中效价升高4倍以上者，结合临床表现，有诊断意义。常在病程第5日即可出现阳性反应，在第2~3周达高峰；继而效价迅速下降，于3~6月内转为阴性。非立克次体病如变形杆菌尿路感染、钩端螺旋体病、回归热、疟疾、伤寒等也可出现阳性反应，其效价大多较低，且很少有动态改变。复发型斑疹伤寒虽也为普氏立克次体所引起，但外斐试验往往呈阴性，或凝集效价<1:160。

（2）**补体结合试验**  在病程第1周内即可达有意义的效价（≥1:32），第1周阳性率为50%~70%，第2周可达90%以上，故可用于流行病学调查。

（3）**立克次体凝集试验**  以可溶性抗原作立克次体凝集试验，特异性高，操作简便，微量法更可节省抗原。阳性反应的出现较外斐试验为早，病程第5日即可有80%以上病例呈阳性。

**3. 病原体分离**  立克次体血症通常出现于病后1周内，宜在抗菌药物应用前采血接种于豚鼠腹腔或鸡胚卵黄囊中；或采集患者身上体虱在实验室内饲养观察，待虱发病死亡后，作涂片染色检查立克次体。

**4. 分子生物学检查**  用DNA探针或PCR方法检测普氏立克次体特异性DNA，具有快速、特异、敏感等优点。

**【护理问题】**

**1. 体温过高**  与立克次体感染、毒血症有关。

**2. 舒适的改变**  与全身毒血症有关。

**3. 有皮肤完整性受损的危险**  与皮疹有关。

**4. 有传播感染的危险**  与立克次体血症和虱、蚤寄生有关。

**5. 知识缺乏**　缺乏流行性斑疹伤寒防治方面的知识。

**6. 潜在并发症**　心功能不全、支气管肺炎等。

【护理措施】

（一）消毒与隔离

**1. 隔离**　对患者尽早实行虫媒隔离，隔离至体温恢复正常后 12 天，彻底灭虱，对密切接触者进行灭虱且观察 21 天。

**2. 消毒**　接触污物或患者后必须严格洗手或消毒双手；吐泻物经消毒后方可倒掉，患者生活用具和医疗用具专用，未经消毒处理，不得带出病房；被粪便污染的衣物应消毒处理后再进行洗涤。

（二）一般护理

**1. 休息与活动**　患者应卧床休息至少 2 周，注意更换体位，以防肺炎、压疮等并发症。

**2. 饮食**　给予高热量、高蛋白、高维生素（尤其是维生素 C、维生素 B）、易消化的流质或半流质饮食，多饮水，成人入量保证在 2500～3000ml/d（年老者及有心功能不全者酌减），必要时静脉输液，以保证每日排尿量在 1000～1500ml。

（三）病情观察

密切观察生命体征、皮疹性状、数量、部位；有无头痛、烦躁、谵妄、脑膜刺激征等症状；有无心音低钝、心律失常及奔马律等循环系统症状；是否有干咳、胸痛、呼吸急促等支气管肺炎症状；是否出现食欲减退、恶心、呕吐、腹胀等消化道症状。

（四）对症护理

**1. 发热**　高热者应给予物理降温，禁用乙醇擦浴，慎用退热药，以防大汗引起虚脱。做好口腔护理，及时更换被服、衣物。

**2. 头痛**　头痛剧烈者，遵医嘱给予止痛、镇静剂，应注意用药效果及药物不良反应。

**3. 皮疹**　保持衣服、被褥清洁和干燥，防止皮肤损伤或抓破皮肤。定时翻身，促进血液循环，防止皮肤坏死。

**4. 神经、精神症状**　谵妄、烦躁者，应按医嘱给予镇静剂，如异丙嗪、巴比妥类等。必要时加床档，专人守护，以防意外发生。

（五）心理护理

由于疾病知识缺乏、隔离治疗、活动受限等原因，患者易出现紧张、焦虑、孤独等消极心理。在治疗护理中应注意介绍疾病相关知识，如主要症状、体征、治疗方法、护理措施及隔离的意义；多与患者交流沟通，随时了解患者心理活动，鼓励说出自己的想法和感受，及时进行疏导使患者产生安全感，消除焦虑等不良心理，使之保持豁达、乐观心情。

（六）治疗护理

**1. 治疗要点**

（1）一般治疗　患者入院后先更衣灭虱、卧床休息，保持口腔和皮肤清洁，给予高热量、高维生素、清淡、易消化的半流质饮食，维持水、电解质平衡。

（2）病原治疗　是本病的特效治疗措施，可选择多西环素，成人每日 0.2～0.3g，顿服或分两次服用，治疗需持续到热退后 2～3 天。成人也可使用氟喹酮类药物（如诺氟沙星、依诺沙星、环丙沙星）等。氯霉素、四环素疗效虽好，因其不良反应大，已不作首选。磺胺类药物可加重病情，禁止应用。

（3）对症治疗　高热以物理降温为主，慎用退热剂，以防大汗虚脱。重症患者经液体治疗后，血压仍未上升，可加用肾上腺皮质激素及血管活性药物。剧烈头痛者可给予止痛镇静药。有心功能不全和肾功能不全者进行相应处理。

**2. 用药护理**　氯霉素主要是抑制骨髓造血功能，引起粒细胞及血小板减少症，一旦发现应及时停药，对肝肾功能不良、婴儿、孕妇、乳妇应慎用。使用四环素可出现胃肠道症状，故使用本药物时应多饮水，减少胃肠道刺激症状。原有肝病者、肾功能损害者、哺乳期妇女、妊娠期妇女不宜用此类药物，老年患者需慎用。

**【健康指导】**

**1. 预防指导**

（1）管理传染源　一旦发现病例，应及时报告疫情，早期隔离，灭虱治疗，密切接触者，医学观察 21 天。

（2）切断传播途径　灭虱是控制流行及预防本病的关键措施。发现患者后，同时对患者及接触者进行灭虱，并在 7～10 天重复一次。物理灭虱，用蒸、煮、洗、烫等方法，温度保持在 85℃ 以上 30 分钟。化学灭虱可用 10% DDT 粉、0.5% 六氯环己烷或 1% 马拉硫磷等撒布在内衣里或床垫上。为防耐药性，以上几种药物可交替使用。同时对社区人群开展卫生宣教，勤洗勤换。对旅店、公共浴室、理发店等公共服务场所，加强卫生监督。

（3）保护易感人群　疫苗有一定效果，但不能代替灭虱。疫苗仅适用于某些特殊情况，如准备进入疫区者、部队、研究人员等。常用灭活鼠肺疫苗皮下注射。第 1 年共 3 次，间隔 5～10 天。成人剂量分别为 0.5ml、1ml、1ml。以后每年加强注射 1 ml。

**2. 生活指导**　宣讲个人卫生及灭虱工作对斑疹伤寒的重要意义。指导遵医嘱服药，以免产生耐药性；指导患者及家属做好灭虱、消毒工作。患者出院后仍应注意休息，避免劳累，逐渐恢复体力。

# 第二节　地方性斑疹伤寒患者的护理

PPT

地方性斑疹伤寒又称鼠型斑疹伤寒，或者称为蚤传斑疹伤寒，是由莫氏立克次体感染引起的急性传染病。鼠、蚤是本病的主要传播媒介。其临床表现、治疗与流行型斑疹伤寒相似，但病情较轻、病程较短，病死率也低。

**【病原学及发病机制】**

**1. 病原学**　莫氏立克次体的总体形态、染色特点、生化反应、培养条件及抵抗力均与普氏立克次体相似，但在具体形态特点、染色特点、生化反应、实验动物病损及抗原性等方面有所不同，如莫氏立克次体接种雄性豚鼠腹腔，可引起阴囊明显肿胀，称之为豚鼠阴囊现象，是与普氏立克次体的重要鉴别方法。莫氏立克次体除可感染豚鼠外，对大、小鼠均有明显的致病性。莫氏立克次体与普氏立克次体有共同的可溶性抗原，故均能与变形杆菌 $OX_{19}$ 发生凝集反应。但二者的颗粒性抗原不同，用凝集试验和补体结合试验可将其区别。

**2. 发病机制**　本病发病机制与流行性斑疹伤寒相似，但血管病变相对较轻，脏器受累较少见。

**【流行病学】**

**1. 传染源**　家鼠是本病的主要传染源，以鼠→鼠蚤→鼠的循环流行。病鼠死亡后鼠蚤叮咬人而使人感染。因曾在虱体内分离到莫氏立克次体，所以患者也有可能作为传染源而传播本病。此外，牛、羊、猪、马、骡等也有可能作为传染源。

**2. 传播途径**　鼠蚤吮吸病鼠血时，病原体随血进入蚤肠繁殖，但蚤并不因感染而死亡，病原体可在蚤体长期存在。当受染蚤吮吸人血时，同时排出含病原体的蚤粪和呕吐物于皮肤上，或蚤被打扁压碎后，释出的立克次体通过抓破皮肤处进入人体；进食被病鼠排泄物污染的饮食也可患病，干蚤粪内的病原体偶可成为气溶胶，经呼吸道或眼结膜使人受染。螨、蜱等节肢动物也可带有病原体，而成为传播媒介的可能。

**3. 易感人群** 人群普遍易感，感染后可获得持久免疫力，与流行性斑疹伤寒有交叉免疫。

**4. 流行特征** 本病是自然疫源性疾病，全球散发，多见于热带和亚热带。国内华北、西南、西北发病率较高，晚夏和秋季多见，可与流行性斑疹伤寒同时存在于同一地区。

【护理评估】

（一）健康史

评估患者有无去过疫区或居住地是否有本病发生，发病的季节，有无鼠蚤及虱叮咬史。起病后是否突然出现高热，有无持续剧烈头痛、皮疹、中枢神经系统症状等。

（二）身体状况

潜伏期为 1～2 周，临床表现和流行性斑疹伤寒相似，但病情轻，病程短，预后良好，多在发病第 2 周恢复。但老年患者或未经治疗者感染后可因极度衰弱致恢复期延长。

**1. 发热** 起病多急骤，少数患者有 1～2 天的乏力、纳差及头痛等前驱期症状。体温逐渐上升，多在 39℃左右，稽留热或弛张热，伴有头痛、全身酸痛及结膜充血，热程多为 9～14 天。

**2. 皮疹** 50%～80% 的患者在发病第 5 天开始出现皮疹，初为红色斑疹，直径为 1～4mm，继之形成暗红色斑丘疹，压之褪色，极少为出血性。常初发于胸腹部，24 小时内迅速扩展至颈、背、肩、臂、下肢等处，颜面及掌跖部少见。

**3. 中枢神经** 患者神经系统症状较流行性斑疹伤寒轻，表现为头痛、头晕、失眠，而谵妄、昏迷、脑膜刺激征较少发生。

**4. 其他** 1/3～1/2 患者有轻度脾肿大，心肌很少受累，故循环系统症状和体征少见，并发症亦很少发生。少数病例病情严重，发生多脏器功能衰竭而死亡。

（三）心理、社会状况

了解患者患病后对疾病及住院隔离的认识；有无因全身皮疹、明显的中枢神经系统症状而引起的不良心理反应。

（四）辅助检查

**1. 血常规检查** 与流行性斑疹伤寒相似。

**2. 血清学检查** 外斐氏反应阳性，但滴度较流行斑疹伤寒低。可通过凝集反应、补体结合试验等与流行性斑疹伤寒进行鉴别。

**3. 病原体检测** 将发热期患者血液接种入雄性豚鼠腹腔内，接种后 5～7 天动物不仅发热，而且阴囊因睾丸鞘膜炎而肿胀，鞘膜渗出液涂片可见肿胀的细胞浆内有大量的病原体。

【护理问题】

参见本章第一节流行性斑疹伤寒。

【护理措施】

参见本章第一节流行性斑疹伤寒。

【健康指导】

1. 本病的预防重点是灭鼠、灭蚤，应尽早对患者进行隔离治疗，加强个人防护。

2. 因本病多散发，故一般不需进行普遍预防接种。疫苗接种对象为灭鼠工作人员及与莫氏立克次体有接触的实验室工作人员。

PPT

# 第三节 恙虫病患者的护理

恙虫病又称丛林斑疹伤寒，是由恙虫病东方体引起的急性自然疫源性传染病。鼠类是主要的传染源，通过恙螨幼虫叮咬而传播。临床特征为急起发热、皮疹、叮咬处有焦痂或溃疡、淋巴结肿大、肝脾肿大及周围血液白细胞数减少。

【病原学及发病机制】

1. 病原学恙虫病立克次体，又名东方立克次体，为一种细小的专性细胞内寄生的微生物，外形呈短杆状和球状，大小为（0.3～0.6）μm×（0.5～1.5）μm，革兰染色阴性，姬姆萨染色呈紫红色。从不同地区分离到的恙虫立克次体，其毒力强弱不一。病原体对外界环境的抵抗力较弱，在0.5%苯酚溶液中或加热56℃10分钟即被杀灭，对一般消毒剂极为敏感。但在低温或真空干燥的条件下却能存活很长时间。

2. 发病机制　病原体从恙螨幼虫叮咬处进入人体，在局部组织繁殖，引起局部皮肤损害，继而经淋巴系统或直接入血，形成恙虫病立克次体血症。病原体随血循环到达各组织器官，侵入血管内皮细胞和单核－吞噬细胞内增生繁殖、产毒，恙虫病东方体死亡后所释放的毒素是引起全身毒血症状和多脏器病变的主要因素。本病的基本病理改变主要为全身小血管炎、血管周围炎及单核吞噬细胞增生。叮咬处皮肤先充血、水肿，形成小丘疹，继而演变为小水疱，水疱中央坏死、出血，形成圆形或椭圆形的黑色痂皮，称为焦痂。痂皮脱落可呈溃疡。焦痂或溃疡附近的淋巴结显著肿大，并可伴全身淋巴结肿大。肝脾充血及网状内皮细胞增生而肿大，心肌呈局灶性或弥漫性心肌炎，肺可出现出血性肺炎，肾呈间质性炎症，脑膜可出现淋巴细胞性脑膜炎。

【流行病学】

1. 传染源　主要传染源为野生啮齿动物，特别是各种鼠类。我国恙虫病的动物储存宿主为沟鼠、司氏家鼠、食虫鼠、黄胸鼠、白腹鼠以及田鼠、地鼠等。人患本病后，血中虽有立克次体，但由于恙螨刺螯人类仅属偶然现象，所以患者作为传染源的意义不大。

2. 传播途径　带病原体的恙螨叮咬人体是唯一的传播途径。恙螨多生活在草丛、农作物和湿地处。

3. 易感人群　人群普遍易感，尤其是农民、野外工作者。病后对同株病原体有持久免疫力，但对异株的免疫力短暂，故可感染不同株的病原体而再次发病。

4. 流行特征　本病的流行多见于夏秋季节，以6～10月份发病率最高，且多数患者常出现于下雨后1～2周。但不同地区流行季节尚有差别，如温带地区本病多见于夏季，而热带地区则多见于雨季。

【护理评估】

（一）健康史

发病季节，询问患者发病前2～3周是否去过疫区；有无在野外活动的经历，如在草地上坐、露营等；患者的个人卫生及生活环境；患者的起病情况，有无出现寒战、高热、淋巴结肿大等症状，有无特征性的焦痂与溃疡；起病后的处理、用药情况等。

（二）身体状况

本病的潜伏期4～21天，一般为10～14天。

1. 发热及全身中毒症状　急性发热，体温于1～2天内迅速升至39℃～40℃，多呈弛张热，伴有畏寒、寒战、剧烈头痛、全身酸痛、食欲不振、恶心、呕吐、颜面潮红、结膜充血、畏光、失眠等症状。病情严重者，可有表情淡漠、谵妄，甚至昏迷或抽搐、脑膜刺激征等中枢神经系统症状，循环系统可有心率快、心音弱、心律失常等心肌炎表现，呼吸系统可出现咳嗽、胸痛、气促等肺炎症状。

**2. 焦痂与溃疡**　焦痂是本病最具特征性的表现。在恙螨幼虫叮咬处可出现红色丘疹，不痛不痒，继之形成水疱，破裂后中央部位发生坏死、出血，并形成圆形或椭圆形黑色痂皮，即为焦痂，直径 1 ~ 15mm，边缘稍隆起，周围有红晕，痂皮脱落后形成小溃疡，其基底部呈现淡红色的肉芽创面。焦痂或溃疡多见于腋窝、腹股沟、会阴部及肛门周围等隐蔽、潮湿且有汗味的部位，一般只有 1 个，少数 2 ~ 3 个，个别多达 10 个以上。

**3. 淋巴结肿大**　多数患者焦痂附近的局部淋巴结肿大，有压痛，可移动，不化脓，消退缓慢，部分病例可有全身浅表淋巴结轻度肿大。

**4. 皮疹**　于病程 5 ~ 6 天出现，为暗红色斑丘疹，多为充血性，偶见出血疹，直径 0.2 ~ 0.5cm，无痒感，初见于躯干，向四肢发展，但面部、手掌及足心罕见，压之褪色。轻症可无皮疹，重症者皮疹密集、融合，偶见出血疹。皮疹一般持续 3 ~ 7 天消退，无脱屑但可出现色素沉着。

**5. 肝脾肿大**　均为轻度，质软，无压痛。

**6. 并发症**　支气管肺炎、心肌炎、心力衰竭、脑膜炎等为恙虫病常见的并发症，其发生率有时可高达 20%。少数病例尚可合并心力衰竭及消化道出血。

**（三）心理、社会状况**

注意询问患者及家属对恙虫病知识的了解程度；患者患病后对住院隔离和疾病预后的认识，有无焦虑、抑郁、悲伤及被人歧视、嫌弃或孤独感等心理反应。

**（四）辅助检查**

**1. 血常规**　白细胞计数减少或正常，有并发症时则增多，中性粒细胞有核左移现象、淋巴细胞相对增多。尿常规检查除有轻度蛋白尿外，偶可见红细胞及管型。

**2. 血清学检查**

（1）外斐试验　恙虫病患者的血清可与变形杆菌 $OX_K$ 菌体抗原发生凝集反应，为诊断提供依据。一般在病程第 4 天出现阳性，凝集效价 1∶160 以上才有诊断意义。病程第 1 周仅约 1/3 的病例呈阳性反应，至病程第 2 周阳性率可增至 75%，第 3 周阳性率可达 90%。自第 4 周后开始下降，2 ~ 3 个月后可转为阴性。本试验的特异性较低，其他疾病如钩端螺旋体病也可出现阳性。

（2）补体结合试验　阳性率较高，特异性较强，但出现较晚。

（3）间接免疫荧光试验　斑点酶标法测定特异性 IgM 抗体，病程第一周末可有 70% 以上的阳性率。

**3. PCR 检测法**　检测恙虫病立克次体 DNA，灵敏性高、特异性强，但技术要求高，目前还难以普及。

**4. 病原体分离**　取发热期患者血液 0.5ml，接种小白鼠腹腔，小白鼠于 1 ~ 3 周死亡，剖检取腹膜或脾脏作涂片，在单核细胞内可见立克次体。也可作鸡胚接种、组织培养分离病原体。

【护理问题】

**1. 体温过高**　与恙虫病立克次体感染有关。

**2. 组织完整性受损**　与恙螨叮咬后导致焦痂、溃疡形成及皮疹有关。

**3. 焦虑**　与担心疾病预后及隔离治疗等有关。

**4. 知识缺乏**　缺乏恙虫病的防治知识。

**5. 潜在并发症**　肺炎、肾功能衰竭、心力衰竭等。

【护理措施】

**（一）隔离与消毒**

患者一般不需隔离。

**（二）一般护理**

**1. 休息与活动**　高热时患者应卧床休息，减少机体消耗，防止并发症的发生。

**2. 饮食**　进食易消化、富含维生素、足够热量及蛋白质的流质或软食，少量多餐，多饮水，昏迷患者鼻饲饮食。

**（二）病情观察**

观察焦痂和溃疡部位、大小，是否继发感染；有无全身表浅淋巴结肿大；皮疹的性质、形态、分布及消长情况；观察生命体征的变化，若有心率增快、心律失常、咳嗽频繁伴胸痛、气促、神志改变及出现谵妄、抽搐等表现，可能并发心衰、肺炎、脑膜炎等，应及时通知医生，配合处理。

**（三）对症护理**

**1. 高热**　常用物理降温，可冷敷头部或大动脉，或温水擦浴等。皮疹患者不宜采用酒精擦浴降温，避免持续长时间冰敷同一部位，以防止局部冻伤。物理降温效果欠佳者，可用药物降温。退热药用量不宜过大，以免大汗导致虚脱。

**2. 焦痂、溃疡**　观察皮肤受损情况，对疑诊恙虫病的患者应仔细观察，注意焦痂和溃疡的部位、大小，是否继发感染，有无全身浅表淋巴结肿大，皮疹的性质、形态、分布及消退情况。局部处理是焦痂、溃疡护理的关键，保持局部皮肤清洁、干燥，防止继发感染，可用 75% 酒精涂擦溃疡周围皮肤，用过氧化氢溶液、生理盐水涂擦溃疡面，然后用庆大霉素注射液湿敷创面，每天 3 次，直至痊愈。

**（四）心理护理**

患者由于对疾病的不了解，易出现紧张、焦虑心理。在治疗护理中应注意介绍疾病相关知识，如主要症状、体征、治疗方法、护理措施、疾病预后及隔离的意义，多与患者交流沟通，随时了解患者心理活动，及时疏导不良情绪，使患者保持乐观心情，早日康复。

**（五）治疗护理**

 **素质提升**

**邓艳琴——最美女科技工作者**

邓艳琴，福建省疾病预防控制中心副主任，在 2003 年抗击 SARS 的工作中，承担了高风险的 SARS 病原检测工作。2014 年邓艳琴响应祖国援非抗疫的号召，作为中国援塞内加尔防控埃博拉出血热公共卫生专家组组长，前往塞内加尔开展埃博拉防控公共卫生培训工作。她将中国抗击 SARS 等传染病的防控经验、防控技术进行推广，有效提升了受援国的埃博拉防控水平，受到世界卫生组织的高度赞赏。2015 年 11 月她被授予"埃博拉出血热疫情防控先进个人"称号。在坚守防疫一线的同时，邓艳琴一直致力于传染病防控科学研究，为传染病防控提供新的技术手段。她研制了恙虫病东方体快速诊断试剂盒，可一次完成 IGM 和 IGG 的检测，观察结果简便、直观，与间接免疫荧光法（IFA）符合率高达 91% 以上，可以替代 IFA 用于恙虫病的实验诊断。该快速、简便试剂盒非常适用于缺乏实验设备的现场，受到了基层的好评。她长期从事高致病性传染病防控工作，在多次突发公共卫生事件中不顾自身被感染风险，始终奋战在第一线，用自己的实际行动诠释了我国医疗工作人员"敬佑生命、救死扶伤、甘于奉献、大爱无疆"的精神，全心全意为人民服务，舍己救人的使命担当。

**1. 治疗要点**　氯霉素、四环素、多西环素是治疗本病的特效药，一般服药后 1~3 天体温多降至正常，一般临床症状也明显改善，体温正常后剂量减半，继续用药 7~10 天。氯霉素为立克次体抑制剂，而非立克次体杀灭剂，不宜过早停药，以免复发。复发病例再次用氯霉素治疗仍然有效。

**2. 用药护理**　注意观察药物的副作用，氯霉素应注意观察血常规的变化，有无全血细胞减少或出血倾向等。

**【健康指导】** 🅔微课

**1. 预防指导**

（1）控制传染源　主要是灭鼠，可用各种捕鼠器与灭鼠药物，常用的灭鼠药物有磷化锌、安妥和敌鼠等。患者不必隔离，接触者不检疫。

（2）切断传播途径　加强改善环境卫生，清除杂草，消除恙螨滋生地。酌情在丛林及草地喷洒杀虫剂。

（3）保护易感人群　注意个人防护，避免在草地上坐、卧、晒衣被，为防止恙螨叮咬，最好穿着"五紧衣"，并在领口、袖口、裤腰、袜子上段及身体的暴露部分涂擦5%邻苯二甲酸二甲酯；宿营地点应慎重挑选，并事先清除焚烧四周之杂草，喷洒驱虫药物，野外作业后及时沐浴、更衣。

**2. 生活指导**　讲解做好灭鼠工作对恙虫病具有重要意义，改善环境卫生，清除杂草，消灭恙螨和鼠。患者出院后亦应注意休息和营养，以增强体质。

## 目标检测

答案解析

1. 下列关于流行性斑疹伤寒说法错误的是

    A. 本病发病多见于冬、春季

    B. 人群普遍易感，病后可获得持久免疫力

    C. 皮疹为本病的重要体征

    D. 家鼠为其主要传播媒介

    E. 以持续高热、剧烈头痛、皮疹及中枢神经系统症状为主要临床特征

2. 对于恙虫病患者，对诊断最有价值的表现是

    A. 皮肤焦痂和溃疡，局部淋巴结肿大　　　　B. 暗红色充血性皮疹

    C. 肝、脾肿大　　　　　　　　　　　　　　D. 急起发热，呈弛张热

    E. 表情淡漠、谵妄

3. 流行性斑疹伤寒的主要传染源是

    A. 体虱　　　　　　　　B. 头虱　　　　　　　　C. 家鼠

    D. 患者　　　　　　　　E. 按蚊

4. 流行性斑疹伤寒的病原体是

    A. 普氏立克次体　　　　B. 莫氏立克次体　　　　C. 康氏立克次体

    D. Q热立克次体　　　　E. 小蛛立克次体

5. 地方性斑疹伤寒和流行性斑疹伤寒的鉴别主要是

    A. 发病季节不同　　　　　　　　　　　　　B. 病死率不同

    C. 临床表现轻重不同　　　　　　　　　　　D. 外斐试验

    E. 豚鼠阴囊肿胀试验

6. 地方性斑疹伤寒的基本病理表现是

    A. 间质性肺炎　　　　　B. 灶性心肌炎　　　　　C. 肝脾肿大

D. 间质性肾炎　　　　　　　E. 小血管炎

7. 地方性斑疹伤寒的传播媒介是

A. 人虱　　　　　　　B. 鼠蚤　　　　　　　C. 羌螨

D. 蜱　　　　　　　　E. 蚊

8. 下列哪项不属于恙虫病的预防措施

A. 消灭传染源主要是灭鼠

B. 患恙虫病者不必隔离，接触不必检疫

C. 切断传播途径的措施为改善环境卫生，除杂草，消灭恙螨孳生地

D. 在流行区野外工作者应做好个人防护

E. 及时接种疫苗

9. 关于恙虫病，下列说法有误的是

A. 临床上以发热，焦痂或溃疡，淋巴结肿大及皮疹为特征

B. 又称丛林斑疹伤寒

C. 变形杆菌 $OX_k$ 凝集试验阳性

D. 恙螨是本病的主要传染源

E. 发热期间可从患者的血液、淋巴结、焦痂、骨髓等分离出病原体

10. 患者，男，30岁，4天前突然高热，体温39℃，皮肤散在充血性斑丘疹，变形杆菌 $OX_{19}$ 凝集试验（＋），初步诊断为地方性斑疹伤寒。首选药物是

A. 青霉素　　　　　　B. 氯霉素　　　　　　C. 磺胺类抗生素

D. 多西环素　　　　　E. 喹诺酮类抗生素

（李　君）

书网融合……

本章小结

微课

题库

# 第六章  原虫感染性疾病患者的护理

◎·学习目标

1. 通过本章学习重点把握阿米巴痢疾、疟疾的流行病学、身体评估、护理措施；把握其辅助检查及治疗要点。

2. 学会正确评估阿米巴痢疾、疟疾等疾病患者的身心状况，具有对上述疾病患者进行护理评估、提出护理问题并制定相应护理措施的能力。

3. 能运用所学知识树立求真务实、坚持不懈的科学精神。

## 情境导入

情景描述　患者，男，35岁，因"腹痛、腹泻半个月"入院。患者半月前无明显诱因腹泻，大便4~8次/d，量多，呈暗红色，有腥臭味，肉眼可见血液及黏液，无发热，左下腹隐痛。大便镜检：WBC +/HP，RBC + + +/HP，发现夏 - 雷结晶。

讨论　1. 该患者可能的医疗诊断是什么？

2. 主要护理问题有哪些？如何采集粪便标本？

PPT

## 第一节　阿米巴痢疾患者的护理

阿米巴病是溶组织阿米巴原虫感染人体所致的一种消化道传染病。根据病变部位与临床表现的不同，分为肠阿米巴病和肠外阿米巴病。肠阿米巴病又称阿米巴痢疾，是由致病性溶组织阿米巴原虫侵入结肠壁后所致的以痢疾症状为主的消化道传染病。病变多在近端结肠和盲肠，易复发变为慢性。阿米巴原虫亦可通过肠壁经血流或直接迁徙至肝、肺、脑等脏器成为肠外阿米巴病，尤以阿米巴肝脓肿最为多见。

【病原学及发病机制】

**1. 病原学**　溶组织阿米巴生活史有滋养体和包囊两期，滋养体是阿米巴在人体生活史中的主要阶段，寄生于结肠腔或肠壁，以二分裂法繁殖。包囊由空肠腔内的小滋养体演变形成，起传播作用。

（1）滋养体　是溶组织阿米巴的致病形态。分为大滋养体和小滋养体两型：①小滋养体（肠腔型滋养体）直径 $10 \sim 20 \mu m$，伪足少，无明显侵袭力，不吞噬红细胞，寄生在结肠腔中，以宿主肠液、细菌、真菌为食，小滋养体是大滋养体和包囊的中间型。小滋养体在一般情况下随食物下至横结肠后，由于成形粪便增加，水分被吸收，营养减少，滋养体逐渐停止活动，虫体团缩，并分泌出一层较硬的外壁形成包囊，随粪便排出体外。②大滋养体（组织型滋养体）直径达 $20 \sim 60 \mu m$，有明显的伪足，活动力强，当机体抵抗力下降或肠壁受损时，小滋养体凭借机械运动和分泌溶组织酶的水解作用侵入结肠肠壁组织，大量繁殖，变成大滋养体，见于急性期患者的粪便或肠壁组织中，吞噬组织和红细胞。大滋养体有致病力，从被破坏的组织中摄取营养，并有吞噬血中红细胞，其抵抗力弱，排出体外，在室温下数小时内死亡。

（2）包囊　是溶组织阿米巴的感染形态。包囊为圆形、直径 5 ~ 20μm，碘液染色呈黄色，外周有透明囊壁，内含 1 ~ 4 个核，中央有核仁，成熟包囊具有 4 个核，具有传染性。多见于隐性感染者及慢性患者粪便中，包囊对外界抵抗力较强，在粪便中能存活 2 周以上，在水中可存活 5 周，对化学消毒剂抵抗力较强，能耐受 0.2% 高锰酸钾数日，普通饮水消毒的氯浓度对其无杀灭作用，不耐热，加热至 50℃ 数分钟即可杀灭，50% 乙醇中即可死亡，对干燥亦很敏感。

**2. 发病机制**　人摄入被阿米巴包囊污染的水、食物后，未被胃酸杀灭的包囊进入小肠下段，包囊壁被肠液消化，脱囊释放出小滋养体，随粪便下行到达盲肠、结肠等部位寄生，以肠腔内的细菌和浅表上皮细胞为食饵。在条件适宜的时候，小滋养体开始侵袭结肠的肠壁组织，转变为大滋养体，黏附于结肠黏膜上皮细胞，借助于伪足及在各种水解酶的溶解破坏性作用下，损害结肠黏膜，并深入黏膜下层及肌层，使组织坏死，形成黏膜下小脓肿，脓肿破溃后形成大小不等的溃疡，临床上出现腹痛、腹泻及脓血便。病变部位常见于回盲部、升结肠及直肠。典型的急性期病变是形成口小底大的烧瓶样溃疡并排出黏液脓血和阿米巴原虫等内容物，产生痢疾样大便，溃疡间黏膜大多数完好。在慢性病变中，组织破坏与修复并存，溃疡底部形成肉芽组织溃疡，周围增生肥大，形成肠阿米巴瘤。显微镜下可见组织坏死为其主要病变，淋巴细胞及少量中性粒细胞浸润。若细菌感染严重，可成急性弥漫性炎症改变。溶组织阿米巴生活史见图 6 - 1。

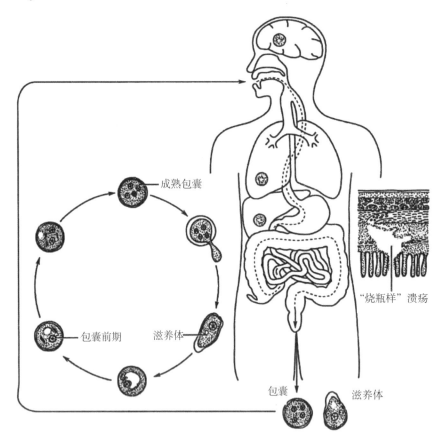

成熟包囊

包囊前期

滋养体

包囊

滋养体

"烧瓶样" 溃疡

图 6 - 1　溶组织阿米巴生活史

【流行病学】

**1. 传染源**　慢性患者、恢复期患者及无症状包囊携带者是本病主要传染源。急性期患者和症状明显的患者粪便中仅排出滋养体，滋养体抵抗力很弱，在外环境中可迅速死亡，故不具有传染性。

**2. 传播途径**　人是溶组织内阿米巴的主要宿主，主要通过被阿米巴四核包囊污染的水、蔬菜、水果等经粪－口感染，亦可通过被污染的手、苍蝇、蟑螂等间接接触传播。

**3. 易感人群** 人群普通易感，由于感染后不产生保护性抗体，可重复感染。

**4. 流行特征** 本病为世界性疾病，多见于热带与亚热带，感染率的高低与社会经济水平、卫生状况、生活环境、饮食习惯等有关。我国一年四季均可发病，以秋季为多，农村高于城市，成人多于儿童，男性多于女性，偶因水源污染等因素而暴发流行。

【护理评估】

（一）健康史

询问有无阿米巴痢疾患者接触史或是否到过痢疾流行区；患者的饮食、饮水、个人卫生及生活环境；患者的起病经过，如发病前有无饮用被污染的水及食用不洁的瓜果、蔬菜等食物；起病时间、主要症状及其特点，如发病后粪便的颜色、性状、气味等；起病后有无治疗等。

（二）身体状况

**1. 全身症状** 发热，食欲减退，乏力，可有全身中毒症状，久病者可有贫血和营养不良。

**2. 消化系统症状** 腹痛、腹泻是阿米巴痢疾最常见的症状，多为右下腹疼痛明显，每天大便次数10次左右。慢性型常腹泻反复发作与便秘交替。

**3. 体征** 下腹部压痛，尤以右下腹明显。肠穿孔时可有腹痛、腹肌紧张、腹部压痛等表现，侵犯肝脏时可有肝脏肿大，肝区压痛、叩击痛等表现。

（三）临床分型

本病潜伏期平均1~2周，短者4天，长者可达1年以上。根据临床表现分为4种类型。

**1. 无症状型（包囊携带者）** 临床常无症状，但多次粪便检查时发现溶组织阿米巴包囊。当感染者免疫力低下时可转变为急性阿米巴痢疾。

**2. 急性阿米巴痢疾**

（1）轻型 多见于体质较强者，症状轻微，每日排稀糊或稀水便3~5次，或腹泻与便秘交替出现，或无腹泻，仅感下腹不适或隐痛，粪便偶见黏液或少量血液，粪便检查可查到包囊和滋养体。无并发症，预后佳。

（2）普通型 起病大多缓慢，全身中毒症状轻，常无发热或仅有低热。主要症状为腹痛，腹泻，每日大便多在10次左右，量中等，带血和黏液，血与坏死组织混合均匀呈果酱样，具有腐败腥臭味，内含大量阿米巴滋养体。腹痛及压痛多局限于右下腹，若病变累及直肠可有里急后重感。以上症状可自行缓解，亦可因未经治疗或治疗不彻底易复发或转为慢性。

（3）暴发型 本型极少见，以体弱、营养不良或并发肠道细菌感染者多见。起病急骤，剧烈腹痛与里急后重，腹泻频繁，每日达数十次，甚至失禁，粪便呈洗肉水样或稀水样，颇似急性菌痢，但粪便奇臭，含大量活动阿米巴滋养体。腹部压痛明显。中毒症状明显，恶寒、高热、谵妄、中毒性肠麻痹等。严重者有不同程度的脱水与电解质紊乱，甚至出现肠出血、肠穿孔、腹膜炎等并发症，预后差。病程一般为1~2周，死亡率达50%以上。

**3. 慢性阿米巴痢疾** 常因普通型未经彻底治疗迁延所致。腹痛、腹泻反复发作，或腹泻便秘交替出现，迁延2月以上或数年不愈。患者常因受凉、劳累、饮食不慎等诱发。每天大便3~5次，呈黄糊状，带少量黏液、脓血及滋养体，有腐臭，多伴脐周及右下腹疼痛，右下腹可触及增厚结肠，轻度压痛。久病者可有乏力、贫血及营养不良。易并发阑尾炎及肝脓肿。

**4. 并发症**

（1）肠道并发症 ①肠出血：肠黏膜溃疡累及肠壁血管时可引起不同程度肠出血，累及大血管时，可导致大出血，患者表现为面色苍白、脉搏细数、血压下降等出血性休克表现。②肠穿孔：多见于暴发型。穿孔部位以盲肠、阑尾及升结肠多见。急性穿孔可引起弥漫性腹膜炎，病情严重。慢性穿孔造成周围组织粘连，形成局部脓肿。③阑尾炎：阿米巴阑尾炎症状与普通阑尾炎相似，易形成脓肿，若有慢性腹泻或阿米巴痢疾病史，粪便中找到阿米巴滋养体或包囊，则有助于二者的鉴别诊断。④非痢疾性结肠病变：系由增生性病变所引起，包括阿米巴瘤、肠道阿米巴性肉芽肿及纤维性狭窄。阿米巴瘤为大肠壁的炎性假瘤，以腹痛和大便习惯改变最多，部分伴间歇性痢疾，可诱发肠套叠和肠梗阻，主要体征为右髂扪及可移动的、光滑的鹅卵形或肠曲样块物，X线见占位性病变。⑤直肠 – 肛周瘘管：滋养体自直肠侵入，形成直肠 – 肛周瘘管，也可为直肠 – 阴道瘘管，管口常有粪臭味的脓液流出。

（2）肠外并发症　①阿米巴肝脓肿：是阿米巴痢疾最常见的并发症。主要表现为长期不规则发热、体温可达39℃以上，弛张热多见，常伴右上腹或右下胸痛、肝脏进行性肿大、压痛、白细胞增多及全身消耗症状。脓肿多数为单发，且多在肝右叶。②阿米巴肺脓肿：多继发于肝脓肿，其主要症状与细菌性肺脓肿、支气管扩张相似。并发支气管肺瘘时，可咳出大量咖啡色脓液。若并发胸膜炎时可有胸腔积液，如呈咖啡色有助于诊断。③阿米巴心包炎较少见，可由左叶阿米巴肝脓肿穿入心包而致。症状与细菌性心包炎相似，是本病最危险的并发症。

（四）心理、社会状况

阿米巴痢疾患者治疗过程中需要消化道隔离，易致患者有孤独、自卑感；腹泻频繁，腹痛易使患者精神紧张、焦虑、烦躁等心理；因病影响工作、学习，使患者易产生角色冲突。

（五）辅助检查

**1. 血常规检查**　白细胞计数可轻度增高，继发细菌感染者中度增高。慢性患者可有贫血。

**2. 粪便检查**　为确诊的重要依据，本病典型的粪便呈暗红色果酱样便，含血及黏液，有特殊的臭味，粪质较多。镜检可见大量红细胞、少量白细胞和夏科 – 雷登晶体。如找到活的、吞噬红细胞的大滋养体有确诊价值。慢性患者粪检一般可见包囊。

**3. 血清学检查**　对粪检病原体阴性的可疑病例，可进行血清学检查。酶联免疫吸附试验（ELISA）、间接血凝试验（IHA）等方法检测其抗体，阳性率可达80% ~90%，也是特异和灵敏的诊断方法。

**4. 乙状结肠镜或纤维结肠镜检查**　必要时行结肠镜检查，可见大小不等的散在溃疡，表面覆盖有黄色脓液，边缘整齐、稍充血、溃疡间黏膜正常。取溃疡边缘组织涂片及活检可发现滋养体。

【护理问题】

**1. 腹痛、腹泻**　与阿米巴原虫所致肠道病变有关。

**2. 组织完整性受损**　与肛门周围皮肤破损及感染有关。

**3. 营养失调**　低于机体需要量　与肠吸收功能下降、消耗增多等有关。

**4. 知识缺乏**　缺乏阿米巴痢疾的防治知识。

**5. 潜在并发症**　休克、肠出血、肠穿孔等。

【护理措施】

（一）消毒与隔离

执行肠道隔离，待症状消失、停药后粪便检查每天或隔天1次，连续3次粪检阴性方可解除隔离。患者餐具、便具单独使用，用后消毒，大便用漂白粉消毒，衣被阳光下暴晒2小时。室内应有防蝇设备及洗手设备。

（二）一般护理

**1. 休息与活动**　腹泻频繁、全身症状明显者应卧床休息。并发阿米巴肝脓肿时，应取左侧卧位避免肝脏受压，或取其他较为舒适的卧位，减轻肝区疼痛。

**2. 饮食** 急性期给予少渣流质、半流质、易消化饮食，补充足够的水分，避免生冷、多渣、油腻及刺激性食物；频繁腹泻并伴有呕吐者可暂时禁食，静脉补液，注意维持水、电解质和酸碱平衡；慢性患者给予高热量、高蛋白、高维生素饮食，少量多餐；并发阿米巴肝脓肿给予高糖、低脂、足量蛋白质流质、半流质饮食，贫血者给予铁剂及含铁丰富的食物。

### （二）病情观察

密切观察有无腹痛症状及大便的性状、量、次数及气味并记录；暴发型患者观察生命体征、意识、电解质紊乱表现等情况；观察并发症，如肠出血、肠穿孔等，发现异常，及时报告医生，积极配合抢救。

### （三）对症护理

**1. 腹痛、腹泻** 根据患者每天泻、吐情况进行补液。轻度及中度脱水者可采用口服补液，少量、多次给患者喂服。脱水严重者则应按医嘱静脉补液，并注意补充电解质。频繁腹泻伴明显腹痛者，遵医嘱给予颠茄合剂或肌内注射阿托品等解痉剂，可用热敷缓解不适，加强肛周皮肤护理。

**2. 发热** 进行物理降温，必要时配合药物降温。

**3. 皮肤护理** 排便频繁者，注意保持肛门周围清洁、干燥，便后宜用软纸擦拭，每天用温水坐浴，局部涂消毒凡士林油膏，以保护局部皮肤。脱肛者可戴橡胶手套轻柔局部，以助肠管还纳。

### （四）治疗护理

**1. 治疗要点**

（1）一般治疗 急性期应注意休息，给予流质、半流质、易消化饮食，维持水、电解质平衡。

（2）病原治疗 ①硝基咪唑类药物：对阿米巴滋养体有较强的杀灭作用，是目前治疗肠内、外各型阿米巴原虫感染的首选药物，常用药物有甲硝唑、替硝唑、奥硝唑等。用法轻者口服，重者静脉输液。②糠酯酰胺：是目前最有效的杀包囊药。③双碘喹啉：适用于慢性阿米巴病及无症状的包囊携带者。④抗菌药物：主要通过作用于肠道共生菌而影响阿米巴生长，尤其在合并细菌感染时效果好，可选用巴龙霉素、喹诺酮类。⑤肠出血时及时输血、止血，肠穿孔时及时手术治疗，并应用甲硝唑和广谱抗生素。

**2. 用药护理** 抗阿米巴药物不良反应轻，以胃肠道反应为主，注意观察有无恶心、腹痛、腹泻、皮炎等。用药后不能饮酒。硝基咪唑类药物禁用于妊娠 3 个月内、哺乳期及有血液病史和神经系统疾病患者。双碘喹啉禁用于碘过敏或患有甲状腺疾病、严重肝病、视神经病变者及孕妇。

### （五）粪便标本采集

为提高粪便检查阳性率，宜取新鲜脓血便立即送检；留取标本的容器应清洁，不应混有尿液及消毒液；气温低时，便盆应先用温水冲洗，送标本的容器应设法保持在一定的温度，以防滋养体死亡；若有服用油类、钡剂及铋剂者，应在停服以上药物 3 天之后留取粪便标本送检。

### （六）心理护理

由于患者对疾病、隔离治疗的不了解，易出现紧张、焦虑。慢性病患者因病情反复、久治不愈，担心疾病预后等易出现焦虑、悲观等消极心理。在治疗护理中应注意介绍疾病相关知识，如主要症状、体征、治疗方法、护理措施、疾病预后及隔离的意义，多与患者交流沟通，随时了解患者心理活动，及时疏导患者不良情绪，使之保持乐观心情，有利疾病早日康复。

【健康指导】

**1. 预防指导**

（1）控制传染源 彻底治疗患者及排包囊者，应特别注意检查和治疗从事饮食业的慢性患者及排包囊者。实行消化道隔离至症状消失或大便连续 3 次找不到滋养体或包囊。

（2）切断传播途径　加强水源、粪便管理，注意个人卫生及饮食、饮水卫生，消灭苍蝇和蟑螂，预防阿米巴病。

（3）保护易感人群　注意休息，防止劳累，避免各种复发的诱因；注意饮食调配及卫生要求；做好家庭内的隔离消毒工作。

**2. 疾病知识指导**　向患者讲解疾病相关知识，如本病的主要症状、传播途径；药物的用法、疗程及不良反应；腹泻时的休息、饮食、饮水等自我护理知识。

**3. 出院指导**　告知患者出院后每月复查大便 1 次，连续留检 3 次，以决定是否需要重复治疗。治疗期间应禁止饮酒，注意加强营养，避免劳累、受凉。

PPT

# 第二节　疟疾患者的护理

疟疾是由疟原虫经雌性按蚊叮咬传播的寄生虫病。临床特点为周期性发作的寒战、高热、大汗，反复发作者可伴贫血和脾大。因原虫株、感染程度、免疫状况和机体反应性等差异，临床症状和发作规律表现不一。

【病原学及发病机制】

（一）病原学　📱微课

感染人类的疟原虫有 4 种，即间日疟原虫、三日疟原虫、卵型疟原虫及恶性疟原虫。其发育过程分为两个阶段，即在人体内的无性繁殖和在蚊体内的有性繁殖。故人为中间宿主，蚊为终末宿主。4 种疟原虫的生活史基本相同（间日疟原虫生活史见图 6-2）。

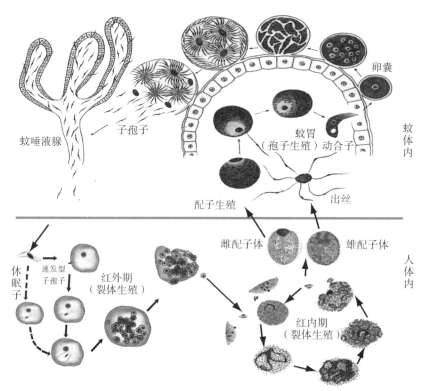

图 6-2　疟原虫生活史

**1. 疟原虫在人体内的发育**

（1）红细胞外期（肝细胞内的发育）　当按蚊叮咬人体时，寄生于蚊体内的子孢子随按蚊唾液进入人体，30 分钟后随血流进入肝脏，在肝内进行裂体增殖，发育成为裂殖体（潜隐体），经 7 天左右，裂殖体进一步分裂成裂殖子，使被寄生的肝细胞肿胀破裂，释放出大量裂殖子，称红细胞外期。当红细胞外期裂殖体发育成熟时，寄生的肝细胞破裂，裂殖子释放至周围血循环中，部分被吞噬细胞吞噬，另一部分则侵入红细胞内发育，形成红细胞内期。

（2）红细胞内期　疟原虫在人体血液红细胞内的发育需经历 4 个阶段：小滋养体（环状体）、大滋养体、裂殖体、裂殖子，被感染的红细胞破裂时，释放大量的裂殖子，大部分被吞噬细胞吞食，小部分侵入其他红细胞重复裂体增殖，引起周期性发作。间日疟和卵形疟周期为 48 小时，三日疟为 72 小时，恶性疟为 36 ~ 48 小时。疟原虫经过裂体增殖 3 ~ 4 代后，部分裂殖子在红细胞内逐渐发育成雌、雄配子体。被雌性按蚊吸入胃内的配子体，则在蚊体内进行有性增殖。

**2. 疟原虫在蚊体内的发育**　患者的血液被雌性按蚊吸入胃内后，雌、雄配子体在蚊胃内发育为雌、雄配子，两者结合成合子，进而发育成动合子，穿过胃壁，在弹性纤维膜下成为囊合子，囊合子发育成孢子囊，内含成千上万个子孢子。子孢子进入蚊唾液腺内，当蚊叮咬人时，子孢子便进入人体。

（二）发病机制

疟原虫在肝细胞和红细胞内增殖时并不引起症状，当红细胞被裂殖体胀破后，大量裂殖子、疟色素和代谢产物进入血流，作用于体温调节中枢引起寒战、高热。一部分裂殖子侵入其他红细胞再进行裂体增殖而引起间歇性疟疾发作。由于裂殖体成熟的时间不同，故各型疟疾发作时间也不同。反复多次的疟疾发作，使红细胞遭到大量破坏，可产生贫血。大量红细胞在血管内破裂，引起高血红蛋白血症，出现腰痛，尿液呈酱油色，重者出现中度以上贫血、黄疸，甚至急性肾功能衰竭，称为溶血性尿毒综合征，亦称黑尿热。反复发作或重复感染使机体获得一定免疫力，故血液中虽仍有疟原虫增殖，但可不出现间歇性疟疾发作而成为带疟原虫者。

间日疟原虫和三日疟原虫的红细胞内期裂体增殖多在周围血中进行，疟原虫在人体内增殖引起强烈的吞噬反应，以致全身单核 – 巨噬细胞系统显著增生，引起肝、脾大，以脾大为主，周围单核细胞增多。

【流行病学】

**1. 传染源**　疟疾患者和无症状带虫者是疟疾的传染源。

**2. 传播途径**　疟疾的自然传播媒介是按蚊，我国主要为中华按蚊，主要经雌性按蚊叮咬皮肤传播。少数可因输入带疟原虫的输血而传染。

**3. 易感人群**　人群普遍易感。感染后虽有一定免疫力，但不持久，各型疟疾之间无交叉免疫性，一般非流行区来的外来人员较易感染，且症状较重。

**4. 流行特征**　我国除少数地区外，均有疟疾流行，自北向南渐趋严重。间日疟最多，恶性疟主要见于南方。一般夏、秋季发病较多。

【护理评估】

（一）健康史

询问患者有无疟疾流行地区居住史、旅行史，有无疟疾发作史，近期有无输血史，询问起病经过及主要症状特点、有无治疗等。

（二）身体状况

潜伏期以恶性疟最短，一般 7 ~ 12 天。三日疟最长，一般为 24 ~ 30 天，平均 28 天。间日疟及卵形疟平均 13~15 天，但有些间日疟虫株潜伏期长达 9 个月或更长。潜伏期末，部分患者可出现头痛、恶心、食欲不振等前驱症状。

**1. 典型发作** 具有周期性和间歇性发作的特点，典型发作分四期。

（1）寒战期 骤然寒战、面色苍白、口唇与指甲发白，四肢发凉，脉速有力，血压升高，常伴有恶心、头痛等。此期持续 20~60 分钟。

（2）高热期 寒战停止，随后体温迅速上升，高达 40℃~41℃，伴有剧烈头痛、呕吐、心悸、气促、口渴等，皮肤灼热而干燥，脉搏洪大而速，达 120~150 次/分，体温过高者可出现惊厥，谵妄或抽搐，此期持续 2~6 小时。

（3）大汗期 高热后期全身大汗淋漓，随之体温骤降至正常或正常以下，自觉症状明显缓解，患者感觉疲乏困倦，持续 0.5~1 小时。

（4）间歇期 各种疟疾的两次发作均有间歇期，初发时发热可以不规则，数次典型发作后逐渐变得规则，与疟原虫的发育周期有关系。三日疟隔 2 天发作 1 次，每次发作时间较间日疟长，周期常较规则。卵形疟与间日疟隔 1 天发作 1 次。恶性疟每天或隔天发作 1 次，临床表现多样化，严重者可致凶险发作。

反复发作致大量红细胞破坏，可使患者出现不同程度的贫血和肝脾肿大。病程早期可在左肋缘下扪及肿大的脾，质地柔软，有压痛，但热退后可回缩，反复发作可致脾明显肿大，质地较硬。肝轻度肿大、压痛，血清丙氨酸转氨酶（ALT）可增高。

**2. 凶险发作** 由疟原虫引起的严重而危险的临床表现，主要见于恶性疟。

（1）脑型 最常见，起病凶险，病情险恶。急起高热、剧烈头痛、呕吐、谵妄、昏迷，半数患者可发生抽搐，儿童常见。严重者可发生脑水肿、呼吸衰竭而死亡。

（2）超高热型 持续高热可达 42℃，谵妄，继之昏迷、抽搐，可在数小时内死亡。

（3）胃肠型 除寒战、高热外，以恶心、呕吐、腹痛、腹泻为主要表现，类似胃肠炎或痢疾，腹痛而无腹泻，常被误诊为急腹症。吐泻严重者可发生休克、肾衰竭而死亡。

**3. 再燃与复发** 再燃由血液中残存的疟原虫引起，多见于痊愈后 1~4 周。复发是由经过一段休眠期的肝细胞内的迟发型子孢子增殖后侵入红细胞，引起临床发作。其症状与初发相似，复发多在初发的半年以后。

**4. 特殊类型疟疾**

（1）输血疟疾 由输入带疟原虫的血液引起，潜伏期 7~10 天，长者 1 个月左右。症状与蚊传疟疾相似，因只有红细胞内期疟原虫，故治疗后一般无复发。

（2）婴儿疟疾 临床表现多不典型，呈低热、弛张热或稽留热，脾大显著。病死率较高。

**5. 并发症**

（1）黑尿热 是恶性疟的严重并发症之一，是疟疾患者突然发生的急性溶血所致。主要表现为急起寒战、高热、腰痛、进行性贫血和黄疸，尿量骤减呈酱油色。尿中有大量血红蛋白、管型、上皮细胞等。严重者可发生急性肾功能不全。

（2）其他 恶性疟的并发症较为常见，而且是导致死亡的重要原因。除黑尿热外还可出现急性肾功能衰竭、血糖异常、肺水肿、黄疸和肝功能不全、感染、呼吸衰竭等。

（三）心理、社会状况

疟疾患者由于间歇性、周期性发作的高热会出现焦虑、恐惧心理；因病影响工作、学习、交往，使患者出现自卑，情绪低落。

（四）辅助检查

**1. 血常规检查** 白细胞计数正常或降低，单核细胞增多。多次发作后，红细胞、血红蛋白可减少，网织红细胞增多。

**2. 疟原虫检查**

（1）血液涂片 血涂片染色查疟原虫是确诊的最可靠方法。应在寒战或发热初期采血。

（2）骨髓穿刺涂片 骨髓穿刺涂片染色查疟原虫，阳性率高于外周血涂片。

**3. 血清学检查** 检测血清特异性抗体，做回顾性诊断、献血员检查、流行病学调查、防治效果考核等有一定的辅助价值。

**4. PCR 检测** 可检测到疟原虫的存在，对早期诊断具有重要价值。

【护理问题】

**1. 体温过高** 与疟原虫感染有关。

**2. 疼痛** 与高热致头痛等有关。

**3. 焦虑** 与担心预后及隔离治疗等有关。

**4. 活动无耐力** 与发热、贫血等有关。

**5. 潜在并发症** 黑尿热、脑型疟、感染、肝肾综合征等。

【护理措施】

（一）消毒与隔离

执行虫媒隔离，急性期患者症状消失后可解除隔离，同时消灭按蚊孳生地及杀灭蚊虫。

（二）一般护理

**1. 休息与活动** 急性发作期应卧床休息，减少活动。

**2. 饮食** 发热期给予高热量、高蛋白、高维生素、清淡、易消化的流食、半流食饮食，多饮水。缓解后可进普食。贫血患者应给予高铁、高维生素和高蛋白饮食。

（三）病情观察

疟疾典型发作重点观察患者体温，及时记录体温变化；观察皮肤、黏膜的颜色及红细胞、血红蛋白、网织红细胞等实验室检查结果；恶性疟应注意观察患者体温、意识状态、头痛、呕吐、抽搐等表现。一旦患者意识改变、超高热、尿色改变等应及时报告医生进行处理。

（四）对症护理

**1. 典型发作** 寒战期应注意保暖，如加盖棉被、放热水袋等；发热期给予物理降温，体温过高者给予药物降温如阿司匹林等；大汗期后给予温水擦浴，及时更换衣服、床单。同时应保证足够的液体入量。

**2. 凶险发作** 出现惊厥、昏迷时，应注意保持呼吸道通畅，并按惊厥、昏迷常规护理。

**3. 黑尿热的护理**

（1）一经发现立即停用可能诱发溶血反应的抗疟药物。

（2）严格卧床休息至急性症状消失。

（3）保证每日液体入量3000~4000ml，每日尿量不少于1500ml。严格记录24小时出入液量，同时通过补液、碱化尿液等控制溶血反应。

（4）贫血严重者给予配血、输血。

（5）发生急性肾功能衰竭时给予相应护理。

（五）治疗护理

**1. 治疗要点**　正确选用抗疟疾药物，杀灭人体内疟原虫，达到控制症状防止复发和传播的目的。

（1）抗疟原虫治疗　①控制发作的常用药物：有氯喹、奎宁、青蒿素类（青蒿素、蒿甲醚、青蒿琥酯、双氢青蒿素），其中首选氯喹。②防止复发和传播常用的药物：有伯氨喹啉、磷酸哌喹。③主要用于预防的药物：有乙胺嘧啶。间日疟、三日疟以氯喹与伯氨喹啉联合应用为首选。凶险型疟疾需快速、足量应用有效的抗疟药物，尽快给予静脉滴注，如可用二盐酸奎宁静脉滴注或用蒿甲醚。一般恶性疟选用蒿甲醚或奎宁。

（2）对症治疗　①一般疟疾：高热以物理降温为主，摄入量不足、不能进食者给静脉输液；贫血者应予给铁剂治疗。②凶险型疟疾：体温过高者给予物理降温，将体温控制在38℃以下。此外可用肾上腺皮质激素，如地塞米松等。应用低分子右旋糖酐，有利于 DIC 的预防与治疗。抽搐者用镇静剂。有脑水肿时，用20% 甘露醇 250ml 快速静脉滴注，每天 2 ~ 3 次。

**2. 用药护理**　使用氯喹者应特别注意观察循环系统的变化，因氯喹过量可引起心动过缓、心律失常及血压下降，故老年人与心脏病患者应慎用。奎宁可引起恶心、呕吐、耳鸣、听力减退、增强子宫节律性收缩，故孕妇忌用。服用伯氨喹啉者应仔细询问有无蚕豆病史及其他溶血性贫血病史及家族史等，并注意观察患者有无发绀、胸闷等症状和有无溶血反应（如巩膜黄染、尿液呈酱油色及贫血表现等）。出现上述反应需及时通知医生并停药。静脉应用抗疟药时，应严格掌握药物的浓度与滴速；抗疟药加入液体后应摇匀。静脉点滴氯喹及奎宁时应有专人看护，发生不良反应立即停止。

 **素质提升**

屠呦呦——抗击疟疾，永不言败

屠呦呦（1930.12 -），浙江宁波人，中国中医科学院首席科学家、共和国勋章获得者、中国首位诺贝尔生理学或医学奖获得者、药学家。1955 年毕业于北京大学医学院。1969 年接受的任务是在自然界中寻找新型抗疟疾药物，她从收集整理历代医籍、本草、民间方药入手，在收集 2000 余方药基础上，编写了 640 种药物为主的《抗疟单验方集》，对其中的 200 多种中药开展实验研究，历经 380 多次失败，利用现代医学和方法进行分析研究、不断改进提取方法，终于在 1971 年获得青蒿抗疟发掘成功，1972 年，屠呦呦和她的同事在青蒿中提取到了一种分子式为 $C_{15}H_{22}O_5$ 的无色结晶体，将其命名为青蒿素。青蒿素为一具有"高效、速效、低毒"优点的新结构类型抗疟药，对各型疟疾特别是抗性疟有特效。1973 年为确证青蒿素结构中的羰基，合成了双氢青蒿素。经构效关系研究，明确在青蒿素结构中过氧是主要抗疟活性基团，在保留过氧的前提下，羰基还原为羟基可以增效，为国内外开展青蒿素衍生物研究打开局面。1979 年获"国家发明奖"。1986 年"青蒿素"获得了一类新药证书。随后几年开发研究栓剂、片剂，于 2015 年获诺贝尔生理学或医学奖，并在"抗疟疾理研究""抗药性成因""调整治疗手段"等方面获新突破。

（五）心理护理

积极与患者及家属交流沟通，耐心介绍本病的相关知识，帮助患者解除心理压力，使其树立战胜疾病的信心。针对患者心理社会状况评估内容，有针对性地引导患者，帮助其积极乐观地应对疾病。

【健康指导】

**1. 预防指导**

（1）控制传染源　健全疫情报告制度，做到早发现、早报告、早诊断、早治疗。按接触隔离至症状消失后，根治疟疾患者及带疟原虫者。疟疾病愈 3 年内不能献血。

（2）切断传播途径 防蚊、灭蚊是预防疟疾的重要措施。消灭蚊虫孳生地，改善生活环境。夏天喷洒灭蚊剂，使用纱窗纱门、驱蚊剂等防止蚊虫叮咬。谨慎输血等。

（3）保护易感人群 目前无理想的抗疟疾疫苗。采取防蚊措施。对高疟区、暴发流行区的人群和流行区的外来人群给予预防性服药，可采用氯喹或乙胺嘧啶。

**2. 疾病知识指导** 向患者讲述本病的传染过程、主要症状、治疗方法、药物不良反应、疟疾容易复发的原因。特别强调除服用控制发作药物外，还应服用抗复发药，以彻底根治疟疾。

**3. 生活指导** 宣传防蚊、灭蚊作用，强调抗复发治疗及进行预防性服药的重要性，告诉患者及家属应坚持服药，定期随访。

## 目标检测

答案解析

1. 典型阿米巴痢疾的粪便性质为

    A. 黏液便     B. 脓血便     C. 果酱样便

    D. 黄水样便     E. 血水样便

2. 肠阿米巴病最常见的肠外并发症是

    A. 肺脓肿     B. 肝脓肿     C. 心包积液

    D. 脑脓肿     E. 胸腔积液

3. 控制疟疾发作的首选药物是

    A. 百氨喹     B. 氯喹     C. 奎宁

    D. 乙胺嘧啶     E. 青蒿素

（4~5 题共用题干）

患者，女，因高热到医院就诊。据述前天也曾发作过一次，先怕冷发抖，继之高热，伴剧烈头痛，曾一度神昏，数小时后热退清醒，经休息后恢复正常。今天同一时间发冷发抖，现刚开始高热。

4. 此患者最可能的诊断是

    A. 伤寒     B. 流脑     C. 败血症

    D. 乙脑     E. 疟疾（间日疟）

5. 为明确诊断，应做的检查为

    A. 血液白细胞计数     B. 脑脊液检查     C. 血液涂片找疟原虫

    D. 骨髓检查     E. 血液细菌培养

（唐 芳）

书网融合……

本章小结

微课

题库

# 第七章　蠕虫感染性疾病患者的护理

◎ 学习目标

　　1. 通过本章学习重点把握日本血吸虫病、并殖吸虫病、华支睾吸虫病、钩虫病、蛔虫病、绦虫病与囊虫病的流行病学特点、重要临床表现以及护理要点。

　　2. 学会正确评估日本血吸虫病、并殖吸虫病、华支睾吸虫病、钩虫病、蛔虫病、绦虫病与囊虫病的身心状况，具有对上述疾病患者进行护理评估、提出护理问题并制定相应护理措施的能力。

　　3. 能运用所学知识深刻理解"奉献担当、严谨治学"的精神内涵，牢固树立爱国爱党信念。

## 》 情境导入

　　**情景描述**　患者，男，40 岁，北方人。2009 年 8 月 15 日在南方旅游接触疫水，9 月 20 日因头痛、发热、轻微腹痛、腹泻、呕吐、咳嗽到医院就诊，体格检查：T 39℃，肝剑突下 2cm，肋下 2 cm，质地软。B 超检查：肝脾大，右肝见钙化灶。实验室检查：WBC $24 \times 10^9/L$，E 63.1%。

　　**讨论**　1. 该患者可能的医疗诊断是什么？诊断依据是什么？如何进一步确诊？

　　　　　2. 主要护理问题有哪些？

　　蠕虫病是由蠕虫（为软体多细胞动物，借助肌肉收缩而蠕动）寄生于人体内而引起的疾病。我国地处温、亚热带，其地理、气候及土壤条件均适合肠道寄生虫的生长繁殖，故蠕虫病是我国的常见病、多发病，特别是在农村及儿童中发病率高，主要包括日本血吸虫病、绦虫病和线虫病三大类。本章主要介绍日本血吸虫病、并殖吸虫病、华支睾吸虫病、钩虫病、蛔虫病、绦虫病和囊尾蚴病。

## 第一节　日本血吸虫病患者的护理

PPT

　　血吸虫病是由血吸虫寄生于人体血管内所致的疾病。我国流行的日本血吸虫病是由日本血吸虫寄生于门静脉系统所引起的寄生虫病，因 1904 年首先在日本发现而命名。主要病变为虫卵沉积于肠道和肝等组织而引起的虫卵肉芽肿。急性期有发热、肝大与压痛、腹痛、腹泻、便血等，血嗜酸粒细胞明显增多；慢性期以肝脾大或慢性腹泻为主要表现；晚期肝门静脉周围纤维化，临床上有巨脾、腹水等。有时可发生血吸虫病异位损伤。

【病原学及发病机制】

　　**1. 病原学**　在日本血吸虫生活史中，人是终末宿主，钉螺是必需的唯一的中间宿主，牛、猪、羊、犬、猫等哺乳动物是保虫宿主。日本血吸虫的生活史比较复杂，包括在终末宿主体内的有性时代和在中间宿主钉螺体内的无性时代的交替。生活史分成虫、虫卵、毛蚴、尾蚴、童虫 5 个阶段（图 7 - 1）。

　　日本血吸虫成虫雌雄异体，寄生于人及多种哺乳动物的门静脉、肠系膜静脉系统。虫体可逆血流移行到肠黏膜下层的小静脉末梢，合抱的雌雄成虫在此处交配产卵，每条雌虫每日产卵 1000 个左右。虫卵大部分沉积于肠壁小血管中，少量随血流进入肝。成熟虫卵呈椭圆形或类圆形，内含一毛蚴。约 10 天后，卵内的卵细胞发育成熟为毛蚴，含毛蚴的成熟虫卵在组织中存活 11 天左右。肠黏膜内含毛蚴虫卵脱落入肠腔，随粪便排出体外。不能排出的虫卵沉积在局部组织中，逐渐死亡、钙化。含虫卵的粪便污染水源，在适宜温湿度条件下，卵内毛蚴孵出。虫卵在水中数小时孵化成毛蚴，毛蚴在水中钻入钉螺体内，并逐渐发育，先形成母胞蚴，体内的胚细胞产生子胞蚴，子胞蚴逸出，进入钉螺肝内形成许多尾蚴。尾蚴从螺体逸入水中，遇到人和哺乳动物，即钻入皮肤变为童虫，以后进入静脉或淋巴管，移行至肠系膜静脉中，直至发育为成虫，再产卵。自尾蚴侵入宿主至成虫成熟并开始产卵约需 24 日，成虫在人体内存活时间因虫种而异，平均寿命约 4～5 年。

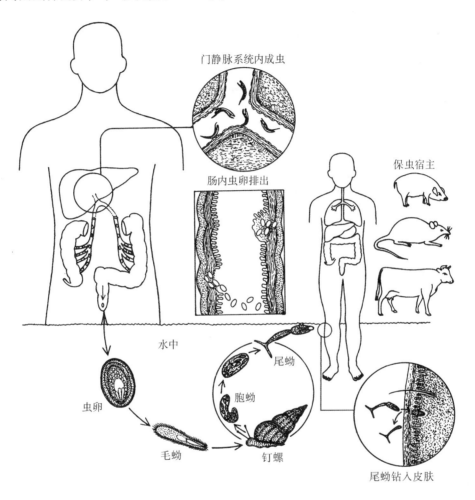

图 7－1　日本血吸虫生活史

**2. 发病机制**　日本血吸虫自尾蚴入侵、童虫移行、成虫寄生与虫卵沉积及各发育阶段的分泌物、代谢产物与死亡后的分解产物，均可诱导宿主产生一系列免疫应答及其复杂的病理变化。虫卵是致病最主要的阶段，其释放的 SEA 所导致的肉芽肿及其随后发生的纤维化是血吸虫病最基本病变。因此从免疫病理的角度认为，血吸虫病是一种免疫性疾病。

（1）尾蚴所致损害　血吸虫尾蚴侵入宿主皮肤后，引起毛细血管扩张、充血和中性粒细胞、嗜酸性粒细胞浸润，局部皮肤出现瘙痒、红色丘疹等症状称为尾蚴性皮炎，持续 1～3 天消退。

（2）童虫所致损害　童虫在宿主体内移行可导致所经脏器的病变，肺部最为明显，可导致肺组织发生毛细血管栓塞、破裂、点状出血与血管周围嗜酸性粒细胞、巨噬细胞浸润，引起咯血、发热、嗜酸粒细胞增多、肺部一过性及全身不适等临床表现，在感染后 1～2 周内出现，很快消失。

（3）成虫所致损害　成虫寄生在静脉内，借助吸盘吸附于血管壁而移动，其分泌物、排泄物、代谢产物以及虫体表皮更新的脱落物即循环抗原可引起静脉内膜炎、静脉周围炎与抗原抗体复合物型超敏反应。

（4）虫卵所致损害　日本血吸虫病早期的病理变化主要由虫卵引起，虫卵内毛蚴的头腺分泌可溶性物质，通过卵壳缓慢释放，使 T 淋巴细胞致敏，当致敏的 T 淋巴细胞再遇到这些抗原时，释放出各种淋巴因子，因而吸引大量的嗜酸性粒细胞、巨噬细胞等到虫卵周围，形成以虫卵为中心的肉芽肿。随着虫卵内毛蚴的衰老、死亡及钙化等变化，形成慢性虫卵结节。晚期结节内纤维化加剧，最后为纤维瘢痕组织所取代。由于肝脏广泛纤维化，引起门脉高压和脾功能亢进。

日本血吸虫主要寄生在肠系膜静脉和直肠静脉内，虫卵主要沉积在结肠和肝脏，因此病变以肝和结肠最显著：①结肠病变：以直肠、乙状结肠与降结肠最严重，横结肠及阑尾次之。急性期有黏膜炎症、充血、水肿，黏膜下层有黄褐色的虫卵结节，破溃后形成溃疡，可排出脓血便，慢性患者由于纤维组织增生，肠壁增厚，引起肠息肉和结肠狭窄。②肝脏病变：急性期肝脏肿大，表面可见粟粒状黄色虫卵结节。晚期由于门静脉分支的虫卵结节形成纤维组织，呈典型的血吸虫干线状纤维化，因血循环障碍，导致肝细胞萎缩，表面有大小不等结节，凹凸不平，形成肝硬化。③脾病变：早期轻度充血、水肿、质软，晚期肝硬化引起门静脉高压、脾淤血、组织增生、纤维化、血栓形成，呈进行性增大，可出现巨脾，继发脾功能亢进。④异位损害：指虫卵和（或）成虫寄生在门静脉系统之外的器官病变，以肺与脑较为多见。肺部病变为间质性虫卵肉芽肿伴周围肺泡炎性浸润。脑部病变以顶叶与颞叶的虫卵肉芽肿为多，多发生在感染后 6 个月至 1 年内。

【流行病学】

**1. 传染源**　患者和病牛是本病的主要传染源，其他家畜及野生哺乳动物如羊、猪、狗、猫、野鼠等被感染后也可以传播疾病。

**2. 传播途径**　皮肤与黏膜接触含尾蚴的疫水而感染。感染日本血吸虫必须具备以下 3 个条件：①粪便入水：患者的粪便可以通过各种途径污染水源，病畜随便排便亦可污染水源。②钉螺的存在：钉螺是日本血吸虫唯一的中间宿主，有钉螺的地区才有血吸虫病流行。③接触疫水：本病可因生产（捕鱼虾、割湖草、种田等）或生活（洗澡、洗手、洗脚、游泳、戏水等）接触疫水而感染，饮用生水，尾蚴也可由口腔黏膜侵入。

**3. 易感人群**　人群普遍易感，以男性青壮年农民和渔民感染率最高，夏、秋季感染机会最多，感染后有部分免疫力。

**4. 流行特征**　本病主要分布于长江流域及以南地区。疫情以湖沼区为重。新中国成立后血吸虫病曾被一度控制，近年来疫情有所回升，值得重视。日本、菲律宾、印度尼西亚、马来西亚和泰国等也有本病流行。

【护理评估】

（一）健康史

询问最近有无出游，当地有无血吸虫病流行；有无疫水接触史如下河游泳、下田劳动等；周围有无相似患者出现。

（二）身体状况

血吸虫病临床表现复杂多样，潜伏期长短不一，80% 患者为 30 ~ 60 天，平均 40 天。感染重者潜伏期短，轻者潜伏期长。根据感染的程度、时间、部位和病程的不同，可将血吸虫病分为以下 4 型。

**1. 急性血吸虫病**　急性血吸虫病多有明显的近期血吸虫疫水接触史，发生于夏、秋季，以 7 ~ 9 月份常见，潜伏期 1 个月左右（23 ~ 73 天）。男性青壮年与小儿多见，常为初次重度感染。约半数患者在尾蚴侵入部位出现蚤咬样红色皮损，即尾蚴性皮炎，2 ~ 3 日自行消退。

（1）发热　是急性血吸虫病的主要症状。热度高低及期限与感染成正比，轻症发热数日，一般 2 ～ 3 周，重者可迁延数月。热型以间歇热、弛张热为多见。发热时伴有畏寒，热退大汗。感染中毒症状相对较轻，但重症患者可有意识淡漠、腹胀和相对缓脉等中毒症状。

（2）过敏反应　除皮炎外还可出现荨麻疹、血管神经性水肿、淋巴结肿大、出血性紫癜、支气管哮喘等，其中以荨麻疹常见。荨麻疹血中嗜酸性粒细胞明显增多。

（3）消化系统症状　发热期间多伴有食欲减退、腹部不适、轻微腹痛、腹泻、呕吐等。腹泻一般每日 3 ～ 5 次，个别可达 10 余次，初为稀水便，继而出现脓血、黏液，粪检易找到虫卵，孵化阳性率高。

（4）肝脾大　90% 以上患者肝大伴压痛，以左叶较明显。半数患者轻度脾大。

（5）呼吸系统表现　大多数患者有轻微咳嗽、咳痰，重型患者可呼吸急促、咳血痰。X 线胸片可见肺纹理增多，散在点状、粟粒样浸润阴影，边缘模糊，以中下肺多见。

（6）其他　重症患者可出现神志淡漠、心肌受损、重度贫血、消瘦及恶病质等严重毒血症表现。某些患者可迅速发展为肝硬化。

急性血吸虫病病程一般不超过 6 个月，经杀虫治疗后，患者常迅速痊愈。如不治疗，则可发展为慢性甚至晚期血吸虫病。

**2. 慢性血吸虫病**　在流行地区慢性血吸虫病占绝大多数。在急性症状消退而未经治疗或疫区反复轻度感染而获得部分免疫力者，病程超过半年，称为慢性血吸虫病。病程可达 10 ～ 20 年。可分为有症状型和无症状型。

（1）无症状型　轻型感染者大多无症状，仅粪便检查中发现虫卵，体检时可有肝大。

（2）有症状型　主要表现为血吸虫性肉芽肿肝病和结肠炎。最常见症状为慢性腹泻、黏液脓血便，症状时轻时重，病程长者可出现肠梗阻、贫血、消瘦、体力下降等，重者可有内分泌失调。早期肝大、表面光滑，质中等硬，随病程延长进入肝硬化阶段，肝大，质硬，表面凹凸，有结节。脾逐渐增大，超过肝。下腹部可触及大小不等的痞块，为增厚的结肠系膜、大网膜和增大的淋巴结，因虫卵沉积引起的纤维化，粘连缚结所致。

**3. 晚期血吸虫病**　反复或大量感染血吸虫尾蚴后，未经抗病原治疗者，病程可在 5 ～ 15 年以上。小儿常有生长发育障碍。根据患者受累器官病变程度的不同，可分为以下 4 型。

（1）巨脾型　最常见，是晚期血吸虫病肝硬化、门静脉压增高的主要表现，约占 70%。脾进行性增大，下缘可达盆腔，表面光滑，质坚硬，可有压痛，并伴有脾功能亢进。因门静脉压增高，可发生上消化道出血，易诱发腹水。

（2）腹水型　是严重肝硬化的重要标志，约占 25%。腹水程度轻重不等，病程长短不一，可反复发作，也可持续存在。但腹水大都表现为进行性加剧，以致腹部极度膨隆、下肢水肿、呼吸困难等。患者常有脐疝、腹壁静脉曲张和巨脾，可因上消化道大出血，促使肝衰竭、肝性脑病或败血症而死亡。

（3）结肠肉芽肿型　以结肠病变为突出表现。患者经常腹痛、腹泻、便秘或腹泻与便秘交替出现，有水样便、血便、黏液脓血便，部分患者可出现腹胀、肠梗阻。左下腹可触及肿块，有压痛，纤维结肠镜下可见黏膜苍白增厚，充血水肿，溃疡或息肉，肠狭窄，较易癌变。

（4）侏儒型　极少见。为幼年慢性反复感染引起体内各内分泌腺出现不同程度的萎缩，功能减退，以腺垂体和性腺功能不全最常见。患者除有慢性或晚期血吸虫病的表现外，尚有身材矮小，面容苍老，生长发育低于同龄人，无第二性征，但智力正常，类似垂体性侏儒症。X 线摄片骨骼生长成熟迟缓等为其主要特征。

**4. 异位损害**　血吸虫病的异位损害以肺血吸虫病和脑血吸虫病较常见，其他部位如肾、睾丸、卵巢、子宫、心包、腮腺、胃等器官也可发生血吸虫病。

（1）肺血吸虫病 多见于急性血吸虫病患者，为虫卵沉积引起的肺间质性病变。呼吸道症状大多轻微，表现为轻微咳嗽、咳痰；重型患者可呼吸急促，咳血痰。肺部体征不明显，X 线胸片可见肺纹理增多，散在点状、粟粒样浸润阴影，边缘模糊，以中下肺为多见，肺部病变经病原学治疗后 3 ~ 6 个月内逐渐消失。

（2）脑血吸虫病 临床上分为急性与慢性两型，均以青壮年患者多见，发病率为 1.7% ~ 4.3%。①急性型：表现为脑膜脑炎样症状，有意识障碍、脑膜刺激征、瘫痪、抽搐、腱反射亢进、锥体束征阳性等。脑脊液检查蛋白质与白细胞计数增多，以嗜酸性粒细胞增高为主。②慢性型：主要症状有癫痫发作，以局限性癫痫多见，头部 CT 扫描可见脑实质内单侧多发性高密度阴影，常位于顶叶。③其他：机体其他部位也可发生血吸虫病，以肾、睾丸、卵巢、子宫、心包、腮腺、皮肤为多见，临床上可出现相应症状。

**5. 并发症**

（1）上消化道出血 晚期血吸虫病患者出现上消化道出血占 2/3 以上。出血部位多为食管下端和胃底冠状动脉，表现为呕血和黑便，出血量一般较大。上呼吸道出血多由机械损伤、用力过度等诱发。

（2）肝性脑病 由于大出血、大量放腹水、过度利尿等可诱发肝性脑病。

（3）感染 患者免疫功能减退、低蛋白血症、门静脉压增高等，极易并发病毒性肝炎、伤寒、腹膜炎、沙门菌感染、阑尾炎等。

（4）肠道并发症 血吸虫病引起严重结肠病变所致肠道狭窄，可并发不完全性肠梗阻，以阑尾炎最多见。血吸虫病患者结肠肉芽肿可并发结肠癌。

**（三）心理、社会状况**

注意询问患者对血吸虫病的了解程度；患者患病后对疾病预后的认识，有无焦虑、抑郁、悲伤及被人歧视、嫌弃或孤独感等心理反应；患病后是否对学习、工作、家庭造成影响，家庭经济情况；患者的应对能力；社会支持系统对血吸虫病的认识及对患者的关心程度。

**（四）辅助检查**

**1. 血常规检查** 以外周血嗜酸性粒细胞增多为特点。急性血吸虫病时，白细胞计数在（10 ~ 30）× $10^9$/L 以上，嗜酸性粒细胞明显增高，占 20% ~ 40%，甚至高达 90% 以上；极重型急性血吸虫病患者嗜酸性粒细胞常不增多甚至消失；慢性血吸虫病患者嗜酸性粒细胞一般轻度增多，在 20% 以内。晚期患者常因脾功能亢进引起红细胞、白细胞及血小板减少。

**2. 肝功能检查** 急性血吸虫病患者血清中球蛋白增高，血清 ALT、AST 轻度增高。晚期患者由于肝纤维化，出现血清白蛋白减少，球蛋白增高，常出现白蛋白与球蛋白倒置现象。慢性血吸虫病尤其是无症状患者肝功能实验大多正常。不同临床类型的血吸虫病患者，可有不同程度的肝功能异常。

**3. 寄生虫学检查** 粪便内检查虫卵和孵出毛蚴是确诊血吸虫病的直接依据。一般急性期检出率较高，而慢性和晚期患者的阳性率不高。临床常用改良加藤厚涂片法或虫卵透明法检查虫卵。

**4. 免疫学检查** 采用皮内试验、环卵沉淀试验、间接血凝试验、酶联免疫吸附试验等，测定血内特异性抗体。用单克隆抗体酶联吸附试验可测定循环抗原。

**5. 肠镜检查及肠黏膜活检** 疑似血吸虫病而反复大便检查虫卵阴性者适用肠镜检查，是血吸虫病原诊断方法之一。

**6. 肝影像学检查** B 超检查、CT 扫描等可判断肝纤维化的程度及肝脾的血管病变。

**【护理问题】**

**1. 体温过高** 与血吸虫急性感染有关。

**2. 腹泻** 与虫卵沉积致结肠病变有关。

**3. 焦虑** 与知识缺乏有关。

**4. 潜在并发症** 上消化道出血、肝性脑病、腹水等。

【护理措施】

（一）消毒与隔离

实施严密的接触隔离。晚期血吸虫患者采取消化道隔离。患者的粪便深埋或焚烧。

（二）一般护理

**1. 休息与活动** 急性血吸虫病患者应卧床休息，有消化道出血者绝对卧床休息，头偏向一侧；慢性血吸虫病患者应注意安排规律生活，避免劳累；晚期血吸虫病患者不宜从事体力活动，有并发症时应卧床休息。

**2. 饮食** 对腹泻患者，给予营养丰富、易消化饮食，少量多餐，避免进食油炸、油腻、过冷或过热、多纤维及刺激性食物，禁烟酒。晚期患者给予营养丰富的流质、半流质饮食；有腹水者应给予低盐饮食；发生肝性脑病者适当限制蛋白饮食。

（三）病情观察

急性血吸虫病应注意观察体温变化、大便次数、性状和颜色以及有无腹痛，并做好记录。慢性和晚期血吸虫病应定时测量体重和腹围，观察下肢水肿、肝脾大小、肝功能变化，注意有无呕血、黑便、行为异常、意识障碍等上消化道出血、肝性脑病的表现，发现异常立即报告。

（四）对症护理

**1. 发热** 急性期嘱患者卧床休息，做好生活护理；观察体温的变化，对高热多汗者，用温水擦洗，勤换衣被，保持皮肤清洁、干燥；对持续高热物理降温效果不明显者可按医嘱采用药物降温，护理人员应了解解热剂的成分、药理作用、禁忌证等，避免发生不良反应。

**2. 腹泻** 频繁腹泻及全身症状明显患者应卧床休息，静脉补液。轻度及中度脱水者可采用少量、多次口服补液，严重者静脉补液维持体液平衡。对排便频繁者，便后宜用软纸擦拭，每天用温水坐浴，然后局部涂以消毒凡士林油膏，以保护局部皮肤。

**3. 皮肤护理** 保持皮肤清洁，尾蚴性皮炎致皮肤瘙痒时，遵医嘱给予抗组胺药或局部涂止痒剂，避免抓破皮肤引起感染。

（五）治疗护理

**1. 治疗要点** 以病原治疗为主，对症治疗为辅。

（1）一般治疗 补充营养及加强支持疗法，改善全身情况。

（2）病原治疗 目前普遍采用吡喹酮治疗，有高效、低毒、口服方便、疗程短、适应证广等优点，适用于各型各期血吸虫病：①急性血吸虫病：成人总剂量 120 mg/kg，每日剂量分 2～3 次口服，疗程 4～6 天。②慢性血吸虫病：成人总剂量按 60 mg/kg 计，每日剂量分 2～3 次口服，疗程 2 天。③晚期血吸虫病：应适当减少总剂量或延长疗程，以免引起中毒反应。

（2）对症治疗 急性血吸虫病患者高热、中毒症状重者可用小剂量激素静脉滴注。晚期患者按肝硬化治疗。巨脾型患者应降低门脉高压，消除脾亢，可作脾切除加大网膜腹膜固定术。腹水型可采用中西医结合疗法。上消化道出血按食道胃底静脉曲张破裂治疗。

**2. 用药护理** 应用吡喹酮时应指导患者按时、按量坚持服药，并观察服药后的反应。吡喹酮毒性小，少数患者服用后有头晕、头痛、乏力、恶心、腹痛等，多在服药后 0.5～1 小时出现，多在数小时内自行消失，一般不需处理。但晚期血吸虫病患者如服用剂量偏大或过量，也可引起严重心律失常，如出现心悸等心律失常表现，应立即停药并报告医生。

### （六）心理护理

急性发病期患者常因症状重，担心预后，可出现恐惧心理；侏儒型或晚期出现腹水、巨脾者可有自我形象紊乱、自卑、孤独、无助，出现消极情绪甚至自杀倾向等。护理人员应主动向患者介绍血吸虫病的发病特点、治疗效果及预后，对出现的症状给予及时解释，解除患者的顾虑；对晚期患者应鼓励其积极治疗，做好心理疏导。

【健康指导】

**1. 预防指导**

（1）控制传染源  在流行区每年对患者及病畜进行普查、普治，是防治工作中重要一环。

（2）切断传播途径  消灭钉螺是预防本病的关键。应采用物理及化学方法灭螺，反复进行。加强粪便及水源管理，防止人、畜粪便污染水源，粪便应进行无害化处理。保护好水源，改善用水。

（3）保护易感人群  尽量避免接触疫水，尤其是要严禁儿童在疫水中游泳、戏水、捕捉鱼虾等。接触疫水时，应采取个人防护措施，如涂擦防护剂或用药物浸渍衣裤，防止尾蚴进入皮肤，避免感染血吸虫病。在流行地区和流行季节，可应用吡喹酮等进行预防性服药。我国动物用血吸虫疫苗已研制成功，对减少疫区动物的感染将发挥作用。

**2. 生活指导**  嘱患者出院后按时、按量、按疗程坚持服药。避免过度劳累、受凉。慢性期患者应注意生活规律，增加营养，避免使用损肝药物，禁烟酒。

PPT

# 第二节  并殖吸虫病患者的护理

并殖吸虫病是由并殖吸虫主要寄生于肺部引起的一种人畜共患的慢性地方性寄生虫病，又称肺吸虫病。临床主要表现为咳嗽、胸痛、咳铁锈色痰及幼虫移行症等症状。人因生食或半生食含并殖吸虫活囊蚴的溪蟹或蝲蛄而感染。多种肉食动物如猪、犬等以及野生动物如虎、豹、狐、狼等也能自然感染，故为一种自然疫源性疾病。

【病原学及发病机制】

**1. 病原学**  人体寄生的并殖吸虫，在国内对人类致病的主要是卫氏肺吸虫和斯氏（四川）肺吸虫。卫氏并殖吸虫虫体卵圆形，较肥厚，腹扁平，背隆起。有口、腹两个吸盘，距离较近。斯氏肺吸虫虫体狭长，前宽后窄，两端尖，口腹吸盘较远。虫卵呈椭圆形，卵内含有一个卵细胞和10余个卵黄细胞。

卫氏肺吸虫和斯氏肺吸虫的生活史基本相似，均需要两个中间宿主（图7-2）。肺吸虫的虫卵随患者、病畜、病兽的痰液或粪便排出，入水后孵化出毛蚴。毛蚴在水中侵入第一中间宿主淡水螺，发育成尾蚴逸出，尾蚴在水中侵入第二中间宿主淡水蟹或蝲蛄体内，形成囊蚴（幼虫像蚕一样作茧把自己包裹在内）。进食含有此种囊蚴生的或未煮熟的石蟹或蝲蛄时，囊蚴随之进入消化道，经消化液作用脱囊成为童虫。童虫的活动能力很强，加上所分泌的酶的作用，可穿过肠壁到腹腔浆膜表面匍匐，其中多数童虫沿肝表面向上移行，直接贯穿膈而达胸腔，进而侵入肺内并发育为成虫。少数童虫停留于腹腔内，继续发育，并穿入肝脏浅层或大网膜成为成虫。偶尔可沿纵隔内大血管根部及颈内动脉周围软组织向上移行，经破裂孔而侵入颅中凹，再经颞叶、枕叶的底部侵入脑组织。虫体侵入器官或组织后除引起该处病变外，还可以继续穿行到其他部位，引起病变。一般从囊蚴进入体内到在肺内成熟产卵，需2~3个月。成虫在宿主体内一般可活5~6年。

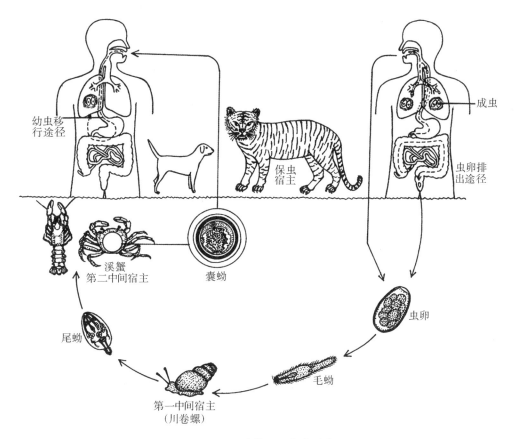

图 7 – 2 卫氏并殖吸虫生活史

**2. 发病机制** 由于卫氏并殖吸虫的童虫和成虫具有游走的特点，其寄生部位不稳定，除肺脏外尚可在脑、脊髓、大网膜、肝、肠、皮下等组织器官内寄生。童虫在人的体腔或组织内移行，可引起出血和渗出性炎症。炎症消退后可出现纤维化而产生粘连。成虫在组织内寄生，可引起细胞浸润，同时溶解周围组织，形成一囊状空洞，转为脓肿，最后形成囊肿。主要以胸、腹及脑部病变为主。

【流行病学】

**1. 传染源** 被感染的犬、猫、狐、果子狸等食肉动物均可成为本病的传染源，同时也是保虫宿主；卫氏肺吸虫病患者也是传染源。

**2. 传播途径** 消化道传播。主要是生吃或半生吃石蟹、蝲蛄、沼虾而感染。另外使用被污染的食具，饮用被囊蚴或尾蚴污染的生水也有被感染的可能。有资料表明，生吃或半生吃野猪、猪、兔、大鼠、鸡、棘腹蛙、鸟等这些转续宿主的肉，也可能被感染。

**3. 人群易感性** 普遍易感。多见于青少年，尤其是学龄儿童。

**4. 流行特征** 并殖吸虫分布广泛，日本、朝鲜、俄罗斯、菲律宾、马来西亚、印度、泰国以及非洲、南美洲均有报道。在我国分布于山东、江苏、安徽、江西、浙江、福建、广东、河南等 23 个省、区。

【护理评估】

（一）健康史

注意询问有无生吃或半生吃（如腌吃、醉吃或烤吃）含活囊蚴的淡水蟹或蝲蛄史。

（二）身体状况

潜伏期短至数日，长达数年，多为 3~6 个月。本病是一种全身性疾病，因寄生的部位不同，表现复杂多样，起病多缓慢。大量感染可表现为急性肺吸虫病。

**1. 急性肺吸虫病** 起病急骤，全身症状明显。病初表现为腹痛、腹泻、稀便或黏液脓血便。可有食欲减退，低热，部分为弛张热伴畏寒，可反复出现荨麻疹。稍后出现胸痛、胸闷、气短、咳嗽等呼吸道症状。血白细胞增高，嗜酸性粒细胞可达 20% ~ 40% 。

**2. 慢性肺吸虫病** 多数患者表现不明显，发现时已进入慢性期。

（1）呼吸道症状 咳嗽和咳痰最为常见。卫氏肺吸虫病患者咳嗽较重，痰黏稠，铁锈色或烂桃肉样腥臭痰为最典型症状。四川肺吸虫病患者咳嗽较轻，痰量少，偶带血丝；患者多诉胸痛，常伴胸腔积液，呈草黄色或血性，内含有嗜酸性粒细胞。

（2）腹部症状 腹痛、腹泻在疾病早期比较多见，有时也出现恶心、呕吐。四川肺吸虫幼虫常侵入肝脏，所以肝肿大、肝功能异常较为常见。

（3）神经系统症状 多见于青少年或小儿严重感染者，其表现有脑型和脊髓型两种类型。

1）脑型 ①颅内压增高及脑膜炎表现：畏寒、发热、头痛、呕吐、视乳头水肿、视力减退及脑膜刺激征。②脑组织破坏表现：瘫痪、失语、偏盲、共济失调、感觉障碍等。多在疾病晚期出现。③刺激症状：癫痫发作，肢体感觉障碍及视、幻觉等。

2）脊髓型 主要表现为脊髓受压症状，如下肢无力、行走困难、感觉障碍、排便困难，甚至截瘫。

（4）皮下结节或包块 卫氏肺吸虫病可有皮下结节，多在下腹部至大腿之间的皮下深部肌肉内，外观不易看到，但能用手触及。游走性皮下包块为四川肺吸虫病特殊表现，最多见于腹部，也可见于胸部、腰背部等处，其边缘不清，有隐痛或微痒，常此起彼伏，反复出现，最后包块逐渐缩小、变硬，包块内可找到虫体，但无虫卵发现。

（5）其他 如睾丸炎、淋巴结肿大、心包积液等皆可发生，但均少见。四川肺吸虫病可有眼球突出等眼部症状。

### （三）心理、社会状况

注意询问患者对肺吸虫病的了解程度；患者患病后对住院隔离和疾病预后的认识，有无焦虑、抑郁、悲伤及被人歧视、嫌弃或孤独感等心理反应；患病后是否对学习、工作、家庭造成影响，家庭经济情况；患者的应对能力；社会支持系统对肺吸虫病的认识及对患者的关心程度。

### （四）辅助检查

**1. 血常规** 白细胞总数及嗜酸性粒细胞计数均增高。

**2. 检查虫卵** 痰、胸水、肺泡灌洗液、胃液、粪便中查到肺吸虫卵可确定诊断。对可疑病例要反复检查。

**3. 免疫血清学检查** 可作皮内试验或补体结合试验、间接免疫荧光等试验。

**4. X 线检查** 肺部可有浸润、囊肿结节及硬结阴影。

**5. 活体组织检查** 皮下或肌肉结节活体组织检查，可找到幼虫或虫卵，或嗜酸性肉芽肿（斯氏肺吸虫病找不到虫卵）。

【护理问题】

**1. 清理呼吸道无效** 与虫体侵犯肺部有关。

**2. 腹痛、腹泻** 与虫体在腹腔内移行可引起广泛炎症和粘连有关。

**3. 体温过高** 与虫卵感染急性发作有关。

**4. 潜在并发症** 窒息、瘫痪、失语、偏盲、感觉障碍等。

**【护理措施】**

**（一）消毒与隔离**

执行消化道隔离，患者痰液及粪便深埋或焚烧。

**（二）一般护理**

**1. 休息与活动**　急性期有明显发热、腹痛者，需卧床休息。慢性患者适当活动。

**2. 饮食**　给予高蛋白、高维生素、清淡、易消化流质或半流质饮食，驱虫期间忌生冷、多渣、油腻及刺激性食物。

**（三）病情观察**

观察患者呼吸、消化及神经系统症状，如咳嗽、咳痰情况，痰量及颜色变化，有无咯血；腹痛、腹泻情况；有无颅内高压及癫痫发作等，并及时与医生联系。

**（四）对症护理**

**1. 咯血**　咯血时注意保持呼吸道通畅。患者头偏向一侧，指导轻轻咳出血液，不要强忍，以免窒息，咯血后应替患者擦净口周血渍，并协助用温水清洁口腔。

**2. 癫痫**　发作时应注意安全护理，取出假牙，使头偏向一侧，便于分泌物流出，防止窒息，将压舌板包裹纱布放在上、下臼齿之间，防止咬伤舌头及颊部黏膜。

**3. 腹痛**　注意观察腹痛的部位、性质、程度。出现腹痛症状时，指导患者深呼吸、听音乐等分散注意力以缓解疼痛；除急腹症外，可采用热敷、按摩、针灸等方法缓解疼痛，必要时遵医嘱给予镇痛药。肠梗阻所致疼痛应禁食、行胃肠减压。如疼痛突然加重、压痛明显，或出现便血、肠鸣音亢进等，应考虑并发肠梗阻、肠穿孔或肠出血等并发症，应及时报告医师并积极配合采取抢救措施。

**4. 腹泻**　观察患者排便次数、量、颜色、形状、伴随症状及粪便的化验检查结果，以便及时发现病情变化；加强肛周皮肤护理，便后用温水清洗肛门及周围皮肤并保持干燥，必要时涂凡士林或抗生素软膏；留取大便标本时注意采集大便脓血、红白胶冻状物等有价值部分；遵医嘱用药，维持水、电解质和酸碱平衡；对长期不能进食患者早采用完全胃肠外营养，以保证机体营养物质的摄入。

**5. 其他**　脊髓病变引起尿潴留者，给保留导尿；肢体瘫痪者，在受压部位给垫气圈，并给3%~5%樟脑酒精擦洗按摩以防压疮。颅内压增高者，遵医嘱给予脱水剂等。

**（五）心理护理**

在护理过程中护理人员多和患者进行交流沟通，了解患者出现焦虑、恐惧心理的原因，换位思考，充分理解患者，并注意语言艺术和沟通技巧，满足患者的不同层次的心理需要，为患者提供切实的帮助，消除其消极的心理反应，树立战胜疾病的信心。

**（六）治疗护理**

**1. 治疗要点**　以病原治疗为主，对症治疗为辅，必要时可手术治疗。

（1）**病原治疗**　①吡喹酮：对卫氏和斯氏并殖吸虫均有较强的杀灭作用，疗效高、疗程短、服用方便，是目前治疗并殖吸虫的首选药物，剂量为每天75 mg/kg，分3次口服，连服2天，总剂量150 mg/kg。②阿苯达唑：对斯氏并殖吸虫有明显杀灭作用，剂量为每天8 mg/kg，分2次口服，连服7天，③硫氯酚：对并殖吸虫囊蚴虫有明显杀灭作用，可能对虫体有麻痹作用，疗程长，分3次口服，连服10~15天，或隔日口服用20~30天为一疗程。治疗脑脊髓型为2~3个疗程。

（2）**对症治疗**　①脑型：颅内高压时应用脱水剂，癫痫发作者可用镇静剂，有局部性病灶所致的正经药物治疗无效者，可采取手术治疗。②伴胸腔积液和心包积液：应反复穿刺排液，杀虫药与泼尼松同时应用可见少渗出。药物治疗效果不好可考虑手术。皮下结节和肿块可手术摘除。

**2. 用药护理**　向患者说明治疗药物名称、剂量、疗程及不良反应等。吡喹酮的副作用有头晕、头痛、乏力、恶心、腹痛、腹泻等。

【健康指导】

**1. 预防指导**

（1）控制传染源　彻底治疗患者，同时做好动物传染源的管理。

（2）切断传播途径　避免进食生或半生的溪蟹或蝲蛄等，不饮用生水，不随地吐痰。防止人、畜粪便污染水源，粪便应进行无害化处理。

（3）保护易感人群　加强并殖吸虫病和有关卫生知识宣传，加强粪便及水源管理。

**2. 生活指导**　患者出院后仍应避免过度劳累、受凉；改变饮食习惯，不食生或半生的溪蟹或蝲蛄，不喝过生溪水。指导患者按时、按量、按疗程坚持服药，并定期复查。

# 第三节　华支睾吸虫病患者的护理

PPT

华支睾吸虫病是由华支睾吸虫寄生于胆道所引起的以肝胆病变为主的一种人兽共患性寄生虫病，也称为肝吸虫病。本病分布在亚洲，主要通过食用没做熟的淡水鱼而感染。临床表现轻者无症状，重者有消化功能不良、疲乏、上腹部隐痛、肝肿大等症状，可并发胆管胆囊炎、胆石症等并发症，少数可发展为肝硬化。

【病原学及发病机制】

**1. 病原学**　华支睾吸虫是雌雄同体的吸虫。成虫虫体狭长，背腹扁平，前端略窄，后端钝圆，呈葵花籽状。口吸盘略大于腹吸盘。虫卵呈黄褐色，为人体寄生虫卵中最小者，卵前端狭小有盖，卵盖"陷入"卵壳，卵盖与卵壳相接处形成肩峰。卵后端钝圆，有一小结节样突起。虫卵内含一个已发育好的毛蚴。

华支睾吸虫生活史复杂（图7-3），按发育程序可分为成虫、虫卵、毛蚴、胞蚴、雷蚴、尾蚴、囊蚴及幼虫等八个阶段。成虫寄生于人或哺乳动物肝内胆管系统，尤其在胆管的分支部分，产卵后虫卵随胆汁进入肠道，随粪便排出体外。虫卵入水后被第一中间宿主（淡水螺）吞食，在螺内消化道内孵出毛蚴，并发育为胞蚴、雷蚴最后形成尾蚴，尾蚴成熟后自螺体逸出，在水中进入第二中间宿主（淡水鱼虾）体内发育为囊蚴，内含一条幼虫。终宿主（人或哺乳动物）因食入未煮熟的淡水鱼、虾而感染。囊蚴在人或哺乳动物胃肠道内经消化液作用后脱囊逸出，然后经胆管进入肝脏，在肝内中小胆管发育为成虫。成虫寄生于人和肉食类哺乳动物（狗、猫等）的肝胆管内，虫多时可移居至大的胆管、胆总管或胆囊内，也偶见于胰腺管内。

**2. 发病机制**　被成虫寄生的肝胆管，其病变程度与感染华支睾吸虫的数量多少和感染时间长短有密切关系。如感染的虫数仅十余条至几十条，则肝脏与胆管多无肉眼病变；感染较重者虫数可达数千条。由于虫体充满肝内外胆管、胆囊及胰管，引起胆道梗阻，可并发胆管炎、肝脓肿、胰腺炎等。本病主要病理改变主要由虫体的机械性刺激和分泌代谢产物的化学性刺激，使胆管内壁上皮细胞发生脱落、增生，胆管壁周围炎性细胞浸润，纤维组织增生，导致管壁增厚，管腔变窄。加之虫体大量寄生可引起胆管阻塞，胆汁淤积，继而引起阻塞性黄疸。胆汁流通不畅，易继细菌感染而引起胆管炎和胆囊炎。慢性感染时纤维组织大量增生，还可引起邻近肝细胞坏死、萎缩、脂肪变，甚至肝纤维化。虫卵、死亡的虫体及其碎片、脱落的胆管上皮细胞可能在胆管内构成结石的核心，引起胆结石。虫体长期寄生可导致

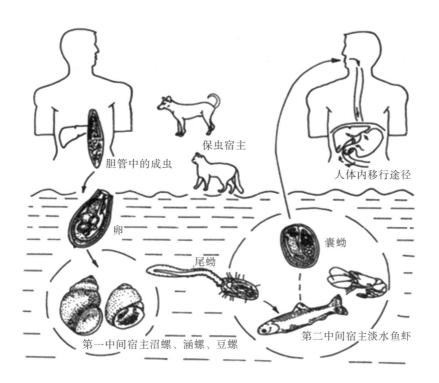

图 7 – 3 华支睾吸虫生活史

胆管壁上皮细胞腺瘤样增生，甚至形成胆管上皮细胞癌。华支睾吸虫病与原发性肝癌有密切关系。

【流行病学】

1. 传染源 感染华支睾吸虫的患者、带虫者和保虫宿主（如猫、狗、猪、鼠类等）是本病的传染源。

2. 传播途径 主要是生食或半生食含活囊蚴的淡水鱼、虾而感染，也可因捕鱼、加工或饮用生水引起。

3. 易感人群 普遍易感，感染率高低与卫生宣教、生活习惯、水源管理及地理气候等因素有关。

4. 流行特征 华支睾吸虫病流行呈点状分布，不同地区感染率差别很大，除饮食习惯的因素外，地理和水流因素也起着重要作用。中国超过 1200 万人感染肝吸虫，其中大多数分布在东南、东北省份。国外主要分布在日本、朝鲜、韩国、越南北部及俄罗斯的少部分地区。

【护理评估】

（一）健康史

询问是否去过疫区，有无生吃或半生吃鱼虾等，有无捕鱼或喝生水习惯；是否患有肝胆慢性疾病；有无消化不良、上腹隐痛、腹泻、精神不振、肝大等临床表现。

（二）身体状况

潜伏期为 1~2 个月。

1. 急性华支睾吸虫病 见于非流行区居民初次大量感染后。

（1）发热 体温最高可达 39℃ 以上，常伴有畏寒和寒战。热型不规则，发热时间长短不一。

（2）腹痛腹泻 多数患者以上腹痛为首发症状，症状似急性胆囊炎。

（3）肝区疼痛和肝脏肿大 以肝左叶肿大为主，常伴有明显的触痛，主要与肝内胆管炎症有关。

（4）过敏症状 最常见的有荨麻疹及外周血嗜酸性粒细胞增高，重者甚至出现以嗜酸性粒细胞增

多为主的类白血病反应

**2. 慢性华支睾吸虫病** 反复多次小量感染或急性期未得到及时治疗，均可演变为慢性华支睾吸虫病。慢性华支睾吸虫病最常见，一般起病隐匿，症状复杂。亦有无明显临床症状而以肝硬化、呕血为首发症状者。

**3. 并发症** 以急、慢性胆囊炎、胆管炎及胆石症为最常见；重者可并发肝硬化、肝癌、类白血病反应及异位损害。

**（三）心理、社会状况**

注意询问患者对肝吸虫病的了解程度；患者患病后对住院隔离和疾病预后的认识，有无焦虑、抑郁、悲伤等心理反应；患病后是否对学习、工作、家庭造成影响，家庭经济情况；患者的应对能力。

**（四）辅助检查**

**1. 血常规** 急性患者可有血液白细胞计数增高，嗜酸性粒细胞增多。严重感染者尚可出现嗜酸性粒细胞类白血病反应，白细胞计数可达 $50 \times 10^9$/L，嗜酸性粒细胞数可达 60% 以上。慢性患者可呈轻度贫血。血沉加快。

**2. 血液生化** 肝功能异常，血清碱性磷酸酶、丙氨酸转氨酶和 $\gamma$ - 谷氨酰转肽酶增高。血浆总蛋白和清蛋白减少。血清胆红素升高。

**3. 虫卵检查** 粪便直接涂片或浓缩法找虫卵，多次阴性者可作十二指肠引流，采集胆汁找虫卵，阳性可确诊。

**4. 其他** B 超、CT 等检查。

**【护理问题】**

**1. 有传播感染的危险** 与排出虫卵有关。

**2. 营养失调** 低于机体需要量。与胃肠功能紊乱有关。

**3. 潜在并发症** 胆囊炎、胆管炎、胆石症等。

**【护理措施】**

**（一）消毒与隔离**

执行消化道隔离。

**（二）一般护理**

**1. 休息与活动** 急性期有明显发热、腹痛者，需卧床休息。慢性患者适当活动，以不感到疲劳为度。肝硬化失代偿期患者以卧床休息为主。

**2. 饮食** 急性期给予清淡、易消化的食物，恢复期或营养不良者给予高蛋白、高维生素、含铁丰富的食物。

**（三）病情观察**

观察生命体征；观察有无全身水肿、腹水、贫血等肝硬化表现；有无胆绞痛症状，一旦发生异常立即报告医生。

**（四）对症护理**

全身水肿、腹水者，限制盐的摄入，利尿，补充白蛋白；发热时降温；腹痛时解痉止痛。

**（五）心理护理**

护理人员应加强心理疏导，向患者及家属讲解华支睾吸虫病的相关知识、贫血的治疗方法和效果，解除患者思想顾虑，鼓励其增强信心，积极配合治疗。

### （六）治疗护理

**1. 治疗要点**　以病原治疗为主，同时加强对症支持治疗。

（1）病原治疗　①吡喹酮：是治疗本病的首选药物，连服 2 天。治疗后 3 个月粪便虫卵阴转率达 90% 以上。②阿苯达唑：分 2 次服，7 天为一个疗程，粪便虫卵阴转率几乎为 100%。

（2）对症治疗　并发胆囊炎、胆管炎者，加用抗菌药物。合并有胆石症、胆总管梗阻时应手术治疗，术后继续用抗生素，待感染控制、梗阻解除后再驱虫治疗。合并病毒性肝炎时，应积极保肝治疗，待病情改善后尽早驱虫治疗。

**2. 用药护理**　遵医嘱给予护肝治疗、驱虫治疗和补充铁剂，并观察驱虫药的副反应；有合并症时遵医嘱给予抗生素治疗，需手术时应配合医生做好术前准备。

【健康指导】

**1. 预防指导**

（1）控制传染源　在流行区积极治疗患者、感染者及病畜，以控制或消灭传染源。

（2）切断传播途径　加强粪便及水源管理，做好粪便无害化处理，改变养鱼的习惯；不吃未煮熟的淡水鱼虾，厨房刀具、砧板要生熟分开；结合生产消灭坑、塘、沟、湾等水中的淡水螺等。

（3）保护易感人群　加强并殖吸虫病和有关卫生知识宣传。

**2. 生活指导**　指导患者出院后避免过度劳累、受凉；改变饮食习惯，不食生或半生的鱼虾；注意分开使用切生、熟食物的菜刀、砧板及器皿。对猫、犬、猪不喂生鱼。

# 第四节　钩虫病患者的护理

PPT

钩虫病是由十二指肠钩虫和（或）美洲钩虫寄生于小肠内所致的肠道寄生虫病。当人体接触钩虫的传染期幼虫时，幼虫即钻入皮肤而引起感染而发病。临床上以贫血、营养不良、胃肠功能失调、劳动力下降为主要表现。轻者可无症状，称钩虫感染，重者可致心功能不全及发育障碍等。

【病原学及发病机制】

**1. 病原学**　寄生于人体的钩虫主要有十二指肠钩口线虫（简称十二指肠钩虫）和美洲板口线虫（简称美洲钩虫），雌虫较粗长，雄虫细短。十二指肠钩虫虫体具有特征性体态，即头尾端微向腹面弯曲，呈"C"形；美洲钩虫头端仰曲，尾端向背面弯曲，呈"S"形。成熟十二指肠钩虫雌虫日平均产卵为 10000～30000 个，美洲钩虫为 5000～10000 个。成虫寿命可长达 5～7 年，但大多数成活期为 1～2 年。十二指肠钩虫与美洲钩虫的生活史基本相同。

成虫寄生于人体小肠上段，虫卵随粪便排出体外后，在温暖（28～30℃）、潮湿（相对湿度为 60%～80%）、荫蔽、含氧充足的疏松土壤中，卵内细胞不断分裂，24～48 小时内进行第一次蜕皮，发育为杆状蚴。经 5～7 天后，进行第二次蜕皮后发育为丝状蚴，即感染期蚴，活动力强，可生存数周。感染期蚴具有明显的向温性，当其与人体皮肤或黏膜接触并受到体温的刺激后，虫体活动力显著增强，经毛囊、汗腺口或皮肤破损处主动钻入人体，时间需 30 分钟至 1 小时。钩蚴钻入皮肤后，在皮下组织移行并进入小静脉或淋巴管，随血流经右心至肺，穿出毛细血管进入肺泡，沿肺泡并借助小支气管、支气管上皮细胞纤毛摆动向上移行至咽，随吞咽活动经食管、胃到达小肠，幼虫在小肠内迅速发育，并在感染后的第 3～4 天进行第三次蜕皮，形成口囊，吸附肠壁，摄取营养，再经 10 天左右，进行第四次蜕皮后逐渐发育为成虫。自感染期蚴钻入皮肤至成虫交配产卵，一般需 4～7 周。成虫借虫囊内钩齿（或板齿）

咬附在肠黏膜上，以血液、组织液、肠黏膜为食。钩虫生活史见图7－4。

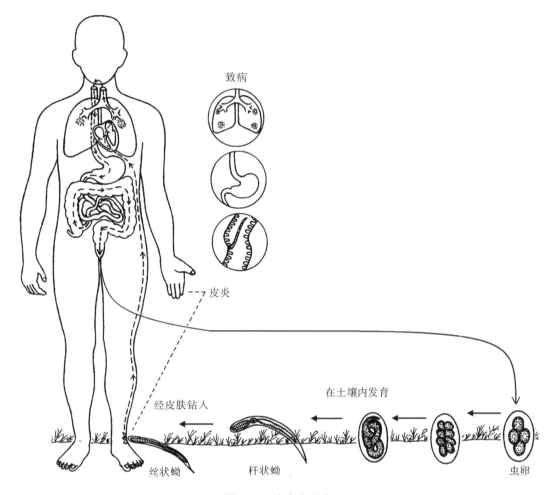

图7－4　钩虫生活史

**2. 发病机制**

（1）幼虫致病机制　丝状蚴侵入皮肤时，由于机械性穿刺和化学性分泌物的作用，引起移行性损伤或皮炎。

（2）成虫致病机制　钩虫成虫咬附在肠黏膜上，可造成肠黏膜出现出血点和小溃疡；严重时可以形成出血性片状瘀斑，病变可深达黏膜下层或肌层，引起消化道症状或消化道出血。此外，钩虫以血液、肠黏膜等为食，感染患者处于慢性失血状态，造成体内铁质和蛋白质的大量丢失，加之肠黏膜的损伤，影响营养物质的消化、吸收，造成血红蛋白的合成速度比红细胞慢，形成小细胞低色素性贫血，又称缺铁性贫血。钩虫造成患者长期慢性失血的原因包括：①虫体直接吸食血液，并且血液迅速经其消化道排出，每条美洲钩虫每天导致宿主的失血量为0.01～0.10ml，十二指肠钩虫则为0.14～0.26ml。②钩虫吸血时头腺分泌的抗凝素阻止血液凝固，造成黏膜伤口渗血。③虫体有更换吸血部位的习性，由于抗凝素的作用，旧伤口继续渗血，增加了失血量。④偶尔损伤肠壁较大血管，形成肠段大量出血。

【流行病学】

**1. 传染源**　主要是钩虫感染者与钩虫病患者。钩虫病患者粪便排出的虫卵数量最多，其作为传染源的意义更大。

**2. 传播途径**　主要经皮肤感染。未经无害化处理的新鲜粪便施肥，污染土壤和农作物，成为重要的感染场所，是引起传播的重要因素。人们常因从事田间种菜、耕作等劳动活动时，脚或手部皮肤直接接触含有钩虫幼虫的泥土或农作物后感染，也可因生食含有钩虫幼虫的不洁蔬菜、瓜果而受到感染。

**3. 人群易感性**　普通易感，以青壮年农民感染率最高，大多为菜农、桑民、茶农、棉农、矿工和砖瓦厂工人。儿童较少见，男性高于女性，可重复感染。

**4. 流行特征**　钩虫病是世界上分布极为广泛的寄生虫病之一，在欧洲、美洲、非洲、亚洲均有流行。全球有10亿人以上有钩虫感染，尤以热带及亚热带地区最普遍。农村感染率高于城市，感染高度流行地区感染率在80%以上，一般感染率为5%~30%。我国地处温带及亚热带地区，在淮河及黄河一线以南，平均海拔高度800m以下的丘陵地和平坝地仍是钩虫的主要流行区。其中尤以四川、广东、广西、福建、江苏、江西、浙江、湖南、安徽、云南、海南及台湾等省区较为严重。

【护理评估】

（一）健康史

询问患者有无不良卫生生活习惯，了解其职业环境；评估发病季节，当地是否流行；有无赤足下田和"粪毒"史；询问患者发病后主要症状及其特点，如有无发热、红点状疱丘疹、奇痒、食欲情况、咽喉发痒、有无咳嗽、哮喘等。

（二）身体状况

临床表现包括幼虫和成虫两个阶段。大多数为轻度感染，无临床症状，约10%较重的感染者出现轻重不一的临床表现。

**1. 幼虫引起的临床表现**　主要是钩蚴性皮炎和钩蚴性肺炎。

（1）钩蚴性皮炎　俗称"粪毒""地痒疹"或"粪疙瘩"等，在丝状蚴侵入部位，如指（趾）间、足背、足踝、手或臀部等处，可出现红色点状疱丘疹，奇痒。一般3~4天后炎症消退，7~10天皮损自行愈合。若皮肤抓破，可继发细菌感染，形成脓疱。

（2）钩蚴性肺炎　多发生在感染后1周，由于大量钩蚴移行至肺部，患者出现咳嗽、咳痰、咽部发痒、声哑、低热等，以夜间为甚，可持续数周。肺部检查可闻干啰音或哮鸣音。X线检查显示肺纹理增粗或点片状浸润阴影，数日后自行消退。

**2. 成虫寄生引起的临床表现**　主要包括慢性失血所致的贫血症状和肠黏膜损伤引起的多种消化道症状。

（1）贫血症状　是钩虫病的主要特征。重度感染3~5个月后逐渐出现进行性贫血，患者常表现为精神不振、面色苍白、消瘦、指甲扁平或反甲，劳动后心悸与气促。患者脸色蜡黄，表情淡漠。严重者可有营养不良性水肿、贫血性心脏病和心功能不全的表现。

（2）消化道症状　多在感染后1~2个月逐渐出现上腹隐痛或不适，食欲减退、消化不良、腹泻、消瘦和乏力等。重度感染者有异嗜癖，如食生米、泥土等。偶有发生消化道出血者，表现为持续黑便，常被误诊为十二指肠溃疡出血。

（3）婴幼儿期感染者症状较重，可导致生长发育障碍。妊娠期感染更易发生缺铁性贫血，引起流产、早产或死胎，新生儿死亡率增高。

（三）心理、社会状况

注意询问患者对钩虫病的了解程度；患者患病后对住院隔离和疾病预后的认识，有无焦虑、抑郁、悲伤及被人歧视、嫌弃或孤独感等心理反应；患病后是否对学习、工作、家庭造成影响，家庭经济情况；患者的应对能力；社会支持系统对钩虫病的认识及对患者的关心程度。

（四）辅助检查

**1. 血常规**　常有不同程度的贫血，呈小细胞低色素性贫血，网织红细胞数正常或轻度增高。可见白细胞计数正常，嗜酸性粒细胞轻度增多，血清铁降低。

**2. 粪便检查** 直接涂片或饱和盐水漂浮法可找到钩虫卵，检出钩虫卵或孵化出钩蚴是确诊的依据。粪隐血试验可呈阳性。

**3. 骨髓象** 显示造血旺盛现象，中幼红细胞显著增多。骨髓因储铁减少，游离含铁血黄素与铁粒细胞减少或消失。

**4. 胃、肠镜检查** 在十二指肠、盲肠等处有时可见活的虫体。

【护理问题】

**1. 有传播感染的危险** 与患者粪便排出钩虫虫卵有关。

**2. 营养失调** 低于机体需要量。与慢性失血、胃肠功能紊乱有关。

**3. 皮肤完整性受损** 与钩蚴引起的局部皮肤损伤有关。

**4. 潜在并发症** 缺铁性贫血、心力衰竭、生长发育障碍等。

**5. 焦虑** 与知识缺乏担心疾病预后等有关。

【护理措施】

（一）消毒与隔离

执行消化道隔离，流行地区做好个人防护。

（二）一般护理

**1. 休息与活动** 贫血程度较重者应卧床休息，加强口腔的清洁护理，以防易继发感染。

**2. 饮食** 给予高蛋白、高热量、高维生素、含铁丰富的食物，增强机体抵抗力。驱虫期间宜给予半流质饮食，忌食油腻及粗纤维食物。

（三）病情观察

观察局部皮疹及皮肤瘙痒情况，有无皮肤破损及继发感染；观察消化道症状，如患者食欲和进食情况，有无消化不良、腹泻、消化道出血等；观察有无神经精神症状、呼吸系统症状，患者是否有贫血的症状和体征，严重贫血者应注意观察心功能的变化，发现有心力衰竭立即报告医生。

（四）对症护理

**1. 皮炎** 皮肤瘙痒明显者给予左旋咪唑涂肤剂、阿苯达唑涂肤剂或阿苯达唑软膏涂擦，有止痒、消炎作用。嘱患者避免搔抓，以防继发感染。如继发感染，可局部涂擦抗生素类软膏。

**2. 腹痛** 观察腹痛的性质、部位、程度，出现腹痛症状时，指导患者深呼吸、听音乐等分散注意力；除急腹症外，可采用热敷、按摩、针灸等方法；必要时遵医嘱给予镇痛药。

**3. 贫血** 注意补充铁剂和蛋白质，避免低蛋白血症，严重贫血患者应卧床休息，加强生活护理，预防感染。

（五）心理护理

早期患者因局部出现奇痒的皮疹，影响睡眠或休息，易产生烦躁不安的心理，应指导患者采取分散注意力的方法，减轻瘙痒对患者的影响。慢性贫血者劳动能力下降，易导致自尊低下及不同程度的焦虑，护理人员应加强心理疏导，向患者及家属讲解钩虫病的相关知识、贫血的治疗方法和效果，解除患者思想顾虑，鼓励其增强信心，积极配合治疗。

（六）治疗护理

**1. 治疗要点** 以病原治疗和对症治疗为主。

（1）钩蚴性皮炎 在感染后24小时内局部皮肤涂擦左旋咪唑涂肤剂或15%阿苯哒唑软膏，每天2~3

次，有止痒、消炎及杀死皮内钩虫蚴虫的作用。皮炎广泛者口服阿苯达唑，每天 10~15mg/kg，分两次服，连续 3 天。

（2）驱虫治疗　阿苯达唑和甲苯达唑药物为广谱驱肠道线虫药，具有杀死成虫和虫卵的作用，但驱虫作用缓慢，治疗后 3~4 天才排出钩虫。阿苯达唑剂量为 400mg，每天 1 次顿服，连服 2~3 天，儿童剂量减半。

（3）对症治疗　补充铁剂和加强营养，改善贫血。严重贫血者，可予以少量输血。

**2. 用药护理**　应用苯咪唑类药物驱虫时，应观察患者有无头晕、恶心、腹痛、腹泻等副作用。严重贫血者应先纠正贫血再驱虫治疗，以免加重不良反应，在输血或输液时，要控制滴速（<30 滴/分），以免诱发心力衰竭。

【健康指导】

**1. 预防指导**

（1）控制传染源　根据感染率高低，采取普遍治疗和选择性人群重点治疗，使用阿苯达唑和甲苯达唑每年进行驱虫治疗，控制传染源。

（2）切断传播途径　加强粪便管理，做好粪便无害化处理；改革耕种和施肥方法，防止皮肤接触土壤。

（3）保护易感人群　加强个人防护，尽量避免赤足下田，如必须下田尽可能穿鞋或局部涂防护药物。

**2. 生活指导**　患者出院后仍应避免过度劳累、受凉；指导患者注意饮食卫生；不吃生冷蔬菜，不吃不干净的瓜果；不喝生水。社区居民如出现体力下降、头晕等贫血表现者，要及时就医查找原因，争取尽早确诊。贫血患者出院后注意休息，加强营养，进食含铁丰富的饮食，并督促患者按时服药，服用铁剂时在贫血纠正后，仍需坚持服药 2~3 个月，应请家属监督。驱虫后半个月左右应复查粪便虫卵，以判断驱虫效果。

# 第五节　蛔虫病患者的护理

蛔虫病是由蛔虫引起的一种常见肠道寄生虫病。因食用被蛔虫卵污染的饮水、食物而感染。临床主要表现为发热、咳嗽、荨麻疹、上腹部及脐周反复发作性疼痛等，如蛔虫误入胆道则可致胆道蛔虫症。

【病原学及发病机制】

**1. 病原学**　蛔虫的成虫形似蚯蚓，雌雄异体，雄虫较小，尾端卷曲，雌虫较大，尾部垂直，寄生在人体小肠内并产卵，雌虫每天可产卵达 13 万~30 万个。虫卵有受精卵和未受精卵之分，未受精卵不能发育。自粪便排出的受精卵，在适宜的条件下经 3 周即发育成感染性虫卵，这种虫卵能在土壤中生存 5 年，一般调味品如酱油、醋、辣椒、生拌蔬菜和盐水泡菜都不能杀灭虫卵。人如果吃了带有成熟虫卵的食物即可得病。小儿由于喜欢玩土，手上可能沾有蛔虫卵，如果饭前不洗手，蛔虫卵即可以通过手随食物而被吞入胃内，所以儿童更易得蛔虫病。虫卵被吞入胃内后，大部分被胃酸杀死，仅少数入肠，孵化发育成幼虫，孵出的幼虫并不能立即发育成成虫，必须在体内经过一番"旅行"。它首先侵入肠壁，经淋巴管或微血管移行到肝脏，再经右心到肺，穿破肺部微血管到肺泡，以后沿支气管、气管逆行至咽喉部，再进入到胃，最后在小肠内定居而发育成成虫。自吞食感染性虫卵到成虫产卵约需 2 个月，成虫的寿命一般在 1 年左右。蛔虫生活史见图 7-5。

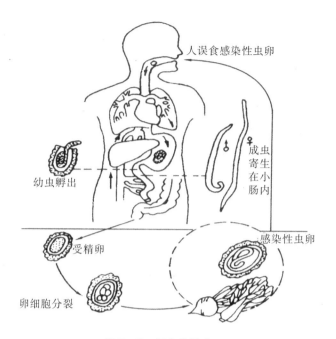

图 7 - 5 蛔虫生活史

**2. 发病机制** 蛔虫的幼虫和成虫均可致病，对人体造成损伤。

（1）幼虫致病 幼虫在体内移行时，不仅可造成组织器官的机械性损伤，还可释放抗原性物质，导致局部和全身的超敏反应。幼虫致病的严重程度取决于宿主感染的程度、感染数量以及机体免疫状况。

（2）成虫致病 成虫寄生于小肠内，掠夺营养，引起机体营养不良。成虫的代谢产物及虫体死亡后的崩解产物均是强变应原，被机体吸收后可引起 IgE 介导的 I 型超敏反应。成虫具有游走和钻孔习性，可钻入与肠壁相同的各种管道，引起相关并发症。

【流行病学】

**1. 传染源** 人是蛔虫的唯一终末宿主，蛔虫感染者和患者是传染源。

**2. 传播途径** 感染性虫卵经口吞入为主要传播途径。生食未洗净的蔬菜、瓜果是受染的重要因素；污染的手指也易将虫卵带入口内。

**3. 人群易感性** 普遍易感。蛔虫感染率，农村高于城市，儿童高于成人。目前，我国多数地区农村人群的感染率仍高达 60% ～90% 。

**4. 流行特征** 蛔虫的分布呈世界性，尤其在温暖、潮湿和卫生条件差的地区，人群感染较为普遍。我国人群感染蛔虫的流行特点是农村高于城市，儿童高于成人。

【护理评估】

（一）健康史

询问患者有无不良卫生生活习惯，如喝生水、吃不洁瓜果等习惯；询问患者发病后主要症状及其特点，如有无发热、咳嗽、血丝痰及消化道症状等。

（二）身体状况

人感染蛔虫后，可不产生症状，称蛔虫感染。但儿童、体弱或营养不良者易出现症状。

**1. 蛔蚴移行症** 即幼虫期致病。短期内食入大量感染期虫卵污染的食物者 7 ～9 天后出现发热、全身不适、阵发性咳嗽、咳痰或痰中带血。少数患者伴有荨麻疹或皮疹。重症者可有胸痛、呼吸困难和发绀。肺部 X 射线检查可见肺门阴影增粗、肺纹理增多及点状、絮状炎症浸润影。末梢血液嗜酸性粒细胞明显增多，约 10% 的患者痰中可查到蛔蚴。

**2. 肠蛔虫症**  即成虫期致病。儿童患者多数有脐周疼痛、食欲减退、恶心、腹泻、便秘、荨麻疹等，部分儿童可出现惊厥、夜惊、流涎、磨牙等，重者出现营养不良及发育障碍。

**3. 并发症**  小肠内寄生的蛔虫通常处于安静状态，但在受到各种刺激如发热、消化不良、驱虫药治疗剂量不足与腹泻后可引起骚动离开寄生部位，向上从口中吐出或向下从粪便中排出。由于蛔虫有钻孔习性因而可产生各种并发症。

（1）胃与十二指肠蛔虫病  胃与十二指肠蛔虫病是胆道蛔虫病的前驱或其发展过程中的初期表现，临床症状主要是阵发性上腹痛，蛔虫被吐出后，症状即行缓解。

（2）胆道蛔虫症  为最常见的并发症，临床上起病急骤，上腹或右上腹突然发生阵发性钻孔性极为难受的绞痛，可放射至右侧肩背部，致使患者辗转不安，腹痛程度较胆石症引起者更为强烈，常伴有恶心、呕吐。蛔虫全部钻入胆管后腹痛可稍缓解，在胆管内死亡后腹痛可消失，故腹痛与蛔虫活动有关。约半数患者吐出蛔虫。腹部检查无腹肌紧张，仅在剑突下偏右有局限性压痛点。

（3）蛔虫性肠梗阻  多见于重度感染的儿童。由于大量蛔虫在小肠内相互缠结成团而致机械性阻塞，大多为不完全性肠梗阻。临床上起病急骤，有脐周阵发性腹痛，伴频繁呕吐，常吐出胆汁与蛔虫，腹胀明显，腹部柔软，约半数患儿可见肠型与蠕动波。约 70% 患儿可扪及条索状肿块，有活动性绳索感为本病的特征。

（4）蛔虫性腹膜炎  蛔虫可从小肠或阑尾穿孔进入腹腔，穿孔一般很小，故极少数患者有气腹存在。临床上表现为亚急性腹膜炎，有腹痛、腹胀、全腹压痛但腹肌痉挛不明显。腹腔穿刺液中有时可发现虫卵。手术时可见蛔虫及许多灰白色粟粒状虫卵肉芽肿结节。

（5）阑尾蛔虫症  多见于幼儿，因小儿阑尾根部的口径较宽，易为蛔虫钻入。其临床征象似急性阑尾炎，但腹痛性质为绞痛，并呕吐频繁，易发生穿孔，宜及早手术治疗。

**（三）心理、社会状况**

注意询问患者对蛔虫病知识的了解程度；患者患病后对住院隔离和疾病预后的认识，有无焦虑、抑郁等心理反应；患病后是否对学习、工作、家庭造成影响，家庭经济情况。

**（四）辅助检查**

**1. 血常规**  幼虫移行期及并发细菌感染时，白细胞与嗜酸粒细胞增多。

**2. 粪便检查**  自患者粪便中检查出虫卵即可确诊。采用粪便涂片法或盐水浮聚法可较容易查到虫卵。近年来常用改良加藤法。该法虫卵检出率较高。对直接涂片阴性者，也可采用沉淀集卵法或饱和盐水浮聚法，检出效果更好。

**3. 其他检查**  B 超和逆行胰胆管造影有助于异位蛔虫症的诊断。

【护理问题】

**1. 有传播感染的危险**  与患者粪便排出蛔虫虫卵有关。

**2. 疼痛与蛔虫感染**  与肠黏膜受损、肠壁痉挛有关。

**3. 营养失调**  低于机体需要量。与蛔虫感染所致胃肠功能紊乱有关。

**4. 潜在并发症**  胆道蛔虫病、肠梗阻等。

【护理措施】

**（一）消毒与隔离**

执行消化道隔离。

**（二）一般护理**

**1. 休息与活动** 肠道蛔虫病患者一般不需住院治疗。可在家适当休息，体力活动不受限制，重症患者卧床休息。

**2. 饮食** 给予高热量、高蛋白、高维生素、易消化的饮食，改善营养状况，有利于疾病恢复。驱虫期间避免油腻及甜、冷、生、辣食物，以免激惹蛔虫引起并发症。

**（三）病情观察**

观察患儿生命体征，观察患者腹痛情况特别是有无胆道蛔虫病与肠梗阻等并发症的表现，观察贫血所引起的症状及体征，观察治疗效果如血红蛋白增长情况等。

**（四）对症护理**

腹痛一般无需药物治疗，可用热水袋或热毛巾在脐部热敷并按摩，也可配合针灸以止痛。胆道蛔虫病时遵医嘱给予解痉止痛药。肠梗阻时可给服豆油或花生油，并在腹部包块处轻轻按摩以松解蛔虫团，再遵医嘱行驱虫治疗，必要时作好术前准备工作。

**（五）心理护理**

安慰患者，向患者及家属讲解本病有关知识。

**（六）治疗护理**

**1. 治疗要点** 以驱虫治疗为主，对症治疗为辅，及时治疗并发症。

（1）驱虫治疗 ①苯咪唑类药物：阿苯达唑和甲苯咪唑，均为广谱、高效、低毒驱虫药，可抑制蛔虫摄取葡萄糖，使虫体麻痹。②噻嘧啶：为广谱驱线虫药，驱虫作用快。③左旋咪唑。

（2）并发症治疗 ①胆道蛔虫症：以内科治疗为主，原则为解痉止痛，早期驱虫与抗炎。②蛔虫性肠梗阻：多为不完全性梗阻。内科治疗包括禁食，胃肠减压，解痉止痛，静脉补液，纠正失水与酸中毒，腹痛缓解后驱虫，可口服豆油或花生油使蛔虫团松解后驱虫。如并发肠坏死、肠穿孔或发展为完全性肠梗阻需及时手术治疗。

**2. 用药护理** 用药前向患儿及家属说明用药的目的、用法、用量、疗程及可能出现的不良反应。服驱虫药后，应注意观察有无排出蛔虫情况。

**【健康指导】**

**1. 预防指导**

（1）控制传染源 对患者和带虫者进行驱虫治疗，在儿童集体单位（幼儿园、小学）进行普查、普治，以保障儿童健康。

（2）切断传播途径 养成良好卫生习惯，注意饮食卫生和个人卫生，做到饭前、便后洗手，不生食未洗净的蔬菜及瓜果，不饮生水，防止食入蛔虫卵，减少感染机会。加强粪便管理，改善环境卫生，做好灭蝇、防蝇工作以防虫卵扩散。

（3）保护易感人群 加强个人防护，加强蛔虫病的危害和防治知识宣传。

**2. 生活指导** 肠道蛔虫病患者一般不需住院治疗，服用驱虫药期间，应指导家长观察儿童病情变化，如发现并发症应及时就诊。

PPT

# 第六节 绦虫病与囊虫病患者的护理

肠绦虫病是由猪带绦虫或牛带绦虫寄生在人体小肠所引起的疾病。人吃了未煮熟的、含有囊虫的猪肉或牛肉，囊虫进入体内吸附在肠壁上，颈节逐渐分裂，形成体节，经 2～3 个月而发育为成虫。成虫虫体脱节，从肛门排出体外，故可在内裤或被服上发现白色的虫体节片，节片随大便排出则可见粪便中有虫体节片。

囊虫病又称囊尾蚴病，是由猪带绦虫的幼虫（囊尾蚴）寄生人体所致的疾病，是常见的人畜共患病。猪带绦虫病患者是唯一传染源，人因误食猪带绦虫卵而感染，可因人体有猪肉绦虫成虫寄生而发生自身感染。

**【病原学及发病机制】**

**1. 病原学**　寄生于人体的绦虫有四大类，即带绦虫、膜壳绦虫、棘球绦虫和裂头绦虫。绦虫雌雄同体，人是猪带绦虫、牛带绦虫和短膜壳绦虫的终末宿主。在我国最常见的是猪带绦虫和牛带绦虫，其次是膜壳绦虫。

猪带绦虫或牛带绦虫成虫为乳白色，扁长如带状，可分为头节、颈节和体节三部分。头节为吸附器（猪带绦虫除有4个吸盘外，还有一个能伸缩的顶突），颈节为其生长部分，体节分未成熟、成熟和妊娠三种节片。成虫寄生于人体小肠上部，头节多固定于十二指肠或空肠，妊娠节片内充满虫卵，可随粪便一同排出，中间宿主猪或牛吞食后，虫卵在十二指肠内经消化液作用 24～72 小时后孵出六钩蚴，六钩蚴钻破肠壁，随淋巴、血液散布全身，主要在骨骼肌内经 60～70 天发育成囊尾蚴。含囊尾蚴的猪肉俗称"米猪肉"。人进食含活囊尾蚴的猪肉或牛肉后，囊尾蚴在体内经 10～12 周发育为成虫。人体也可成为猪带绦虫的中间宿主，误食其虫卵后，可患囊尾蚴病。猪带绦虫在体内可存活 25 年以上，牛带绦虫可达 30～60 年以上。猪绦虫的生活史见图 7-6。

牛带绦虫的形态、结构及生活史与猪带绦虫相似。不同的是牛带绦虫的中间宿主是牛，人只能成为其终末宿主。而短膜壳绦虫则不需要中间宿主，虫卵从粪便中排出即有感染性，可直接构成人与人之间传播，亦可由肠道逆蠕动，虫卵反流入胃后再回到小肠而构成内源性自体感染。

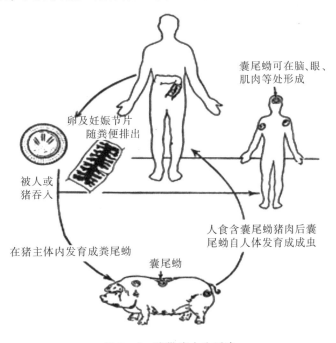

图 7-6　猪带绦虫生活史

**2. 发病机制**

（1）猪带绦虫致病机制　成虫和幼虫均可致病，其中幼虫是主要致病阶段，其致病作用远大于成虫。

1）成虫致病　人若食入含囊尾蚴的猪肉，囊尾蚴可在人体小肠内可发育为成虫，引起猪带绦虫病。一般体内只有1条成虫寄生，个别患者可有多条。成虫寄生于人体小肠内，其头节上的吸盘、顶突、小钩及体壁上的微毛附着于肠壁，对宿主肠道的机械刺激和损伤作用以及虫体代谢产物的毒性作用，引起肠黏膜炎症反应，致宿主消化、吸收功能障碍。同时，虫体可大量夺取宿主营养。

2）幼虫致病　人若误食虫卵或孕节，卵内的六钩蚴可在人体组织内发育成囊尾蚴，引起囊尾蚴病（囊虫病）。人感染虫卵的方式有3种：①自体内感染：患者体内有成虫寄生，当反胃、呕吐时，由于肠道的逆蠕动将孕节或虫卵反流入胃，六钩蚴逸出引起自身感染。②自体外感染：患者体内有成虫寄生，误食自己排出的虫卵而感染。③异体感染：从外界环境中误食他人排出的虫卵而感染。囊尾蚴在人体寄生部位很广，数量可有一个至数千个不等。好发部位主要是肌肉、皮下组织、脑和眼，其次为心、舌、口、肝、肺、腹膜、上唇、乳房、子宫、神经鞘和骨等部位。虫体的机械性刺激和毒性作用是囊尾蚴病的主要致病机制。

（2）牛带绦虫致病机制　牛带绦虫成虫致病机制与猪带绦虫相似。成虫寄生于人体小肠内，可引起肠黏膜机械性损伤，还可大量夺取宿主营养。寄生人体的牛带绦虫一般为1条，但在地方性流行区可有多条。

【流行病学】

**1. 传染源**　猪带绦虫病和牛带绦虫病患者是主要传染源。从粪便排出绦虫卵使猪或牛感染而患囊尾蚴病。鼠是短膜壳绦虫的保虫宿主，因此鼠和人是短膜壳绦虫病的传染源。

**2. 传播途径**　经口传播。猪带绦虫病和牛带绦虫病主要是因食用了生的或未熟的含有囊尾蚴的猪或牛肉而受感染。

**3. 人群易感性**　普遍易感。猪带绦虫病与牛带绦虫病以青壮年较多，男性多见。短膜壳绦虫则以儿童居多。

**4. 流行特征**　虫病主要流行于西藏、四川、广西、新疆、宁夏等少数民族地区，且常呈地方性流行。东北、华北、河南、云南、内蒙古、上海等地猪带绦虫病多见，且多为散发。短膜壳绦虫主要见于华北和东北地区。

【护理评估】

（一）健康史

询问患者有无不良饮食习惯；有无吃生的或未熟的猪肉或牛肉；食物是否生熟不分等。

（二）身体状况

**1. 绦虫病**　各绦虫潜伏期不同，猪带绦虫或牛带绦虫病的潜伏期为2~3个月，短膜壳绦虫病为2~4周。症状轻微，常因粪便中发现白色节片而就医。部分患者可出现腹痛、腹胀、腹泻、恶心、乏力等症状，偶见乏力、消瘦、磨牙、失眠、神经过敏等症状。牛肉绦虫节片常自动由肛门脱出，引起轻微肛门瘙痒。猪肉绦虫活动力常弱，孕节常数节相连地自链体脱落，随粪便排出体外。猪肉绦虫病患者因自体感染而同时患有囊虫病者可占2.5%~25%。牛带绦虫病主要并发症为肠梗阻和阑尾炎。

**2. 囊虫病**　潜伏期约3个月至数年，大多数感染者临床症状不明显。临床表现与感染轻重和囊虫寄生部位、数目及人体反应性有关。

（1）脑囊虫病　占囊虫病的69%~90%，轻重不一，可分以下五型：①脑实质型：最常见，占脑囊尾蚴病的80%以上，是大量囊尾蚴寄生于大脑皮质运动中枢所致。临床以反复发作各种类型的癫痫为特征，是唯一首发症状。发作形式有大发作、小发作、精神运动性发作或局限发作等。同一患者可有两种以上发作形式，且极易转换。多样性和易转换性是本型特点。②脑室型：四脑室多见，以急性起病或进行性加重的颅内压增高为特征。表现为明显头痛、头晕、呕吐、复视等，重者可突发脑疝。第四脑室内囊尾蚴病可出现活瓣综合征。③脑膜炎型：以急性或亚急性脑膜刺激征为特点，常伴有发热、头痛、眩晕、耳鸣、听力减退、共济失调等。④痴呆型：表现为进行性加剧的精神失常及痴呆。⑤脊髓型：较少见，表现为截瘫、感觉障碍、大小便潴留等。

**素质提升**

**活瓣综合征**

活瓣综合征又称布伦斯综合征，即囊尾蚴悬于脑室壁，呈活瓣状，囊尾蚴突然阻塞脑脊液通道而致颅内压骤增，当患者急转头时，突发眩晕、呕吐或循环呼吸衰竭而骤死。

（2）眼囊虫病　约占囊虫病的2%，可寄生于眼的任何部位，以玻璃体及视网膜下多见。早期感到眼前有椭圆形黑影飘动和伸缩变形，可见蠕动的阴影；晚期由于眼内组织受到干扰和炎症形成，视力可显著下降，甚至失明。

（3）皮下组织和肌肉囊虫病　约2/3患者常有皮下或肌肉内囊虫结节，呈圆或椭圆形，直径0.5～1.5 cm，数目多少不一，从几个到成百上千个，多分布于头和躯干，质如软骨，无粘连与压痛，分批出现，可自行消失。大量囊尾蚴寄生于肌肉，可出现假性肌肥大，表现为四肢肌肉肥大，但却软弱无力。

（三）心理、社会状况

注意询问患者对绦虫病和囊虫病的了解程度；有无焦虑、恐惧等心理反应；患病后是否对学习、工作、家庭造成影响，家庭经济情况；患者的应对能力；社会支持系统对绦虫病和囊虫病的认识及对患者的关心程度。

（四）辅助检查

1. **血常规白细胞**　总数多无变化，病程早期血嗜酸性粒细胞可轻度增加。

2. **粪便检查**　可用直接涂片或集卵法查绦虫卵，查获虫卵可确诊为绦虫病，但不能鉴别虫种。

3. **免疫学和分子生物学检查**　用于绦虫病诊断，具有较高的灵敏性和特异性。

4. **脑脊液**　颅内压增高型囊尾蚴患者脑脊液压力明显增高，脑膜炎型脑脊液可有细胞数及蛋白质轻度增加。

5. **其他检查**　①颅脑CT扫描及MRI：对脑囊尾蚴病患者有重要诊断价值；②眼底镜、裂隙灯或B超检查：对眼囊尾蚴病患者有确诊价值；③病理检查：取皮下结节做活检，对脑囊尾蚴病亦是重要的佐证。

【护理问题】

1. **有传播感染的危险**　与患者粪便排出绦虫虫卵有关。

2. **营养失调**　低于机体需要量。与绦虫寄生肠道吸收营养有关。

3. **疼痛**　与虫体寄生肠道所致腹痛有关。

4. **潜在并发症**　癫痫、颅内高压等。

【护理措施】

（一）消毒与隔离

执行消化道隔离。

（二）一般护理

1. **休息与活动**　保持病室安静、舒适，房间定时通风、光线充足，保证患者充足的睡眠，重者卧床休息。

2. **饮食**　给予高热量、高蛋白、营养丰富、清淡、易消化的饮食，鼓励患者多进食鱼、肉、蛋、奶、豆制品及蔬菜等，以保证足够的营养摄入，避免煎炸、油腻、产气食物，减少脂肪摄入。

### （二）病情观察

注意观察粪便中有无节片或节片自肛门逸出；有无恶心、呕吐、腹痛、腹泻等消化道症状；观察有无癫痫发作；有无剧烈头痛、喷射性呕吐、复视及视力减退等颅内高压症状；有无截瘫、感觉障碍、大小便潴留等表现，及时通知医生并协助处理。注意有无结膜苍白、皮肤弹性下降等营养不良或贫血的表现；观察血常规、粪便检查等检查结果。

### （三）对症护理

癫痫发作时用纱布缠绕压舌板垫于上、下臼齿之间以防舌咬伤及窒息，用绷带固定肢体或设床架以防跌伤，有小便失禁时做好生活护理；颅内高压时遵医嘱给予 20% 甘露醇脱水降颅压；有便秘者遵医嘱给缓泻剂或灌肠，嘱患者多喝水、多吃含纤维蔬菜；尿潴留者采用指压法排尿，必要时在无菌操作下留置导尿管，并定期冲洗消毒。

### （四）心理护理

向患者及家属讲解本病有关知识，安慰、鼓励患者积极配合治疗。

### （五）治疗护理

**1. 治疗要点** 以驱虫治疗为主，对症治疗为辅，及时治疗并发症。

（1）治疗绦虫病常用 ①吡喹酮：除有抗血吸虫作用外，也是一个高效抗绦虫药，为目前首选药物，疗效可高达 95% 以上。猪带绦虫和牛带绦虫可按 15~20mg/kg，短膜壳绦虫按 25mg/kg，清晨空腹顿服。②甲苯咪唑：疗效亦佳，多使虫体完整排出。甲苯咪唑每次 300mg，每天 2 次口服，疗程 3 天，疗效可达 100%。阿苯达唑疗效优于甲苯咪唑，但有致畸作用，孕妇禁用。

（2）囊虫病常用 ①阿苯达唑：对皮下组织和肌肉、脑囊虫病均有良好疗效，目前已成为治疗重型脑囊尾蚴病的首选药，有效率达 85% 以上。每天 15~20mg/kg，分 2 次，10 天为 1 疗程，每隔 2~3 周重复 1 个疗程，一般重复 2~3 个疗程。②吡喹酮：本药有强烈杀囊尾蚴作用，疗效强而迅速，但不良反应严重且发生率高。因迅速杀灭囊尾蚴，囊节周围的炎症反应和水肿明显加重，可导致脑水肿甚至发生脑疝，因此用该药治疗脑型囊尾蚴病过程中要注意观察颅内压，必要时先降颅内压。不同类型囊尾蚴病采用不同的治疗方案，治疗皮下和肌肉囊尾蚴病，总剂量 120mg/kg，每天 3 次口服，连服 3~5 天为 1 个疗程，必要时 2~3 个月后重复 1 个疗程；脑型囊尾蚴病总剂量 200mg/kg，每天分 3 次口服，连服 10 天为 1 个疗程。

**2. 用药护理** 用药前向患儿及家属说明用药的目的、用法、用量、疗程及可能出现的不良反应。服驱虫药后，应注意观察有无排出虫体头节情况。

### 【健康指导】

**1. 预防指导**

（1）控制传染源 对绦虫病患者进行早期、彻底的治疗，在流行区广泛开展普查、普治工作。

（2）切断传播途径 加强便管理，避免污染牧场，推广粪便无害化处理；搞好环境卫生，防止猪和牛感染；加强肉类检疫，禁止出售含囊尾蚴的肉类。

（3）保护易感人群 加强绦虫病的危害和防治知识宣传，避免食入生或未煮熟的猪肉或牛肉。

**2. 生活指导** 指导注意个人卫生，坚持饭前便后洗手；不吃"米猪肉"，不吃生肉和未煮熟的肉。食物生熟要分开，刀、菜板、菜盒用开水洗刷后使用。

**3. 用药指导** 嘱在家用药者按时、按量服药，驱虫后在大便中未找到头节者，应定期复治疗，半年内无节片排出，虫卵转阴，即为痊愈。

答案解析

## 目标检测

1. 对蛔虫病患者脐周疼痛的处理不正确的是

    A. 注射杜冷丁止痛　　　　B. 轻揉腹部　　　　C. 热敷脐部

    D. 用适当的解痉止痛药　　E. 卧床休息

2. 预防肺吸虫病最主要的措施是

    A. 治疗现症患者、病畜　　　　　　　　B. 不随地吐痰和大便，防止虫卵入水

    C. 不接触疫水　　　　　　　　　　　　D. 杀灭第一中间宿主

    E. 不生食石蟹和蝲蛄，不喝生溪水

3. 蛔虫病患者血常规改变的特点是

    A. 白细胞总数增高　　　　　　　　　　B. 红细胞增高

    C. 淋巴细胞增高　　　　　　　　　　　D. 血小板增高

    E. 嗜酸性粒细胞增高

4. 日本血吸虫的中间宿主是

    A. 淡水蟹　　　　　　B. 豆螺　　　　　　C. 淡水鱼、虾

    D. 钉螺　　　　　　　E. 川卷螺

5. 日本血吸虫的感染方式是

    A. 接触疫水　　　　　B. 生食淡水鱼、虾　　C. 食入未熟的肉

    D. 食入生蟹　　　　　E. 生食水生植物

6. 一农妇，45 岁，从菜地回家后觉二手指间奇痒，局部有红色点状丘疹，遂来就诊，请问最好用

    A. 红汞　　　　　　　B. 龙胆紫　　　　　　C. 左旋咪唑涂肤剂

    D. 75% 酒精　　　　　E. 氧化锌粉剂

7. 患者，40 岁，农民，因慢性血吸虫病史数年，大量呕血 2 小时入院，体检：T 36.5℃，脉细速，神清，心肺（－），脾肋下三指，肝剑突下二指，从护理角度，下列措施不合适的是

    A. 立即建立静脉通道　　　　　　　　　B. 在输液时先抽血查血型和交叉试验

    C. 安慰患者　　　　　　　　　　　　　D. 酌情给镇静剂

    E. 不作任何处理，去寻找医生

8. 钩虫病贫血的主要原因是

    A. 胃肠功能紊乱致吸收障碍　　　　　　B. 虫的有毒物质抑制造血功能

    C. 慢性失血致体内铁储备损耗过多　　　D. 嗜症致营养摄入减少

    E. 以上都不是

（沈　娇）

书网融合……

本章小结　　　　　　微课　　　　　　题库

# 参考文献

［1］汪芝碧，陈吉刚．传染病护理学［M］．2版．北京：中国医药科技出版社，2019.

［2］汪芝碧，传染病护理［M］．北京：中国医药科技出版社，2018.

［3］王明琼，李金成．传染病学［M］．6版．北京：人民卫生出版社，2018.

［4］王美芝，传染病护理学［M］．3版．北京：人民卫生出版社，2018.

［5］李兰娟，任红．传染病学［M］．9版．北京：人民卫生出版社，2018.

［6］王绍峰，彭宏伟．传染病护理［M］．北京：科学出版社，2018.

［7］沈继龙，人体寄生虫学［M］．北京：中国医药科技出版社，2017.

［8］王光西，医学寄生虫学［M］．北京：高等教育出版社，2014.

［9］刘佩梅，医学寄生虫学应试习题集［M］．第1版．北京：北京大学医学出版社，2015.

［10］余森海，缅怀我国血吸虫病防治事业的开拓者毛守白教授——写在毛泽东主席《七律二首·送瘟神》发表60周年之际［J］．中国寄生虫学与寄生虫病杂志，2018，36（05）：429－431.